Examens-Fragen
Chirurgie
Zum Gegenstandskatalog 3

J. Heinzler E. Kasperek F. Schön

Zweite, überarbeitete Auflage

Mit 55 Abbildungen

1095 Fragen
Im Anhang 228 Fragen des IMPP

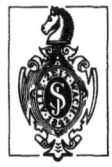

Springer-Verlag
Berlin Heidelberg New York Tokyo 1984

Dr. med. Josef Heinzler
Thaddäus-Eck-Straße 11, 8000 München 60

Dr. med. Eduard Kasperek
Sonnenrain 5, 7136 Ötisheim

Dr. med. Friedhelm Schön
Mintropstraße 49, 4300 Essen-Werden

ISBN-13:978-3-540-09931-4   e-ISBN-13:978-3-642-67599-7
DOI: 10.1007/978-3-642-67599-7

CIP-Kurztitelaufnahme der Deutschen Bibliothek
Heinzler, Josef:
Examens-Fragen Chirurgie : zum Gegenstandskatalog 3 ; 1095 Fragen, im Anh.
228 Fragen d. IMPP / J. Heinzler, E. Kasperek u. F. Schön. – 2., überarb. Aufl. –
Berlin, Heidelberg, New York, Tokyo : Springer, 1984
ISBN-13:978-3-540-09931-4

NE: Kasperek, Eduard:; Schön, Friedhelm:

Das Werk ist urheberrechtlich geschützt. Die dadurch begründeten Rechte, insbesondere die der Übersetzung, des Nachdruckes, der Funksendung, der Wiedergabe auf photomechanischem oder ähnlichem Wege und der Speicherung in Datenverarbeitungsanlagen bleiben, auch bei nur auszugsweiser Verwertung, vorbehalten.
Die Vergütungsansprüche des § 54, Abs. 2 UrhG werden durch die „Verwertungsgesellschaft Wort", München, wahrgenommen.

© Springer-Verlag Berlin Heidelberg 1978, 1984

Die Wiedergabe von Gebrauchsnamen, Handelsnamen, Warenbezeichnungen usw. in diesem Werk berechtigt auch ohne Kennzeichnung nicht zu der Annahme, daß solche Namen im Sinne der Warenzeichen- und Markenschutz-Gesetzgebung als frei zu betrachten wären und daher von jedermann benutzt werden dürften.

2124/3140-543210

Vorwort zur zweiten Auflage

Die nach einem Jahr bereits notwendig gewordene 2. Auflage macht eine völlige Neubearbeitung erforderlich, da nach der Novelle zur Approbationsordnung für Ärzte vom 24.2.1978 die Spezielle Chirurgie in den 2. klinischen Studienabschnitt verlegt worden ist.

Die vorliegende Auflage paßt sich der neuen Gliederung des Stoffgebietes Chirurgie nach der 2. Auflage des Gegenstandskataloges 3 an. Mit insgesamt 1095 multiple-choice-Fragen wird eine möglichst umfassende Abdeckung der geforderten Lernziele angestrebt.

Die klinischen Fälle sowie die Fragen mit Bildmaterial wurden wesentlich erweitert. So haben wir neben 106 Fallbeispielen 33 Abbildungen und 22 Röntgenbilder aufgenommen, um die Anschaulichkeit und den Praxisbezug zu betonen.

Die Fragen entsprechen formal den zur Zeit vom Institut für Medizinische und Pharmazeutische Prüfungsfragen verwendeten Fragentypen.

Auch diesmal werden dem Lösungsschlüssel keine Begründungen beigefügt, da diese Fragensammlung kein Lehrbuchersatz darstellen soll.

Um dem Studenten die Möglichkeit zu geben, bereits vom IMPP gestellte multiple-choice-Fragen kennenzulernen, haben wir als Anhang 228 Original-multiple-choice-Fragen aus bisherigen Prüfungen aufgenommen.

Somit steht dem Studenten des 2. Klinischen Studienabschnittes eine Fragensammlung zur Verfügung, mit der er außerhalb offizieller Wissensüberprüfungen in Klausuren und Kursen sein *kognitives* Wissen überprüfen und den üblichen Prüfungsmodus trainieren kann.

Für weitere Anregungen und Kritik sind wir dankbar.

München	J. Heinzler
Ötisheim	E. Kasperek
Essen, Februar 1984	F. Schön

Inhaltsverzeichnis

Hinweise zur Benutzung der Fragensammlung VII
Liste der verwendeten Abkürzungen IX
1. Topographische Anatomie 1
2. Indikationen und Kontraindikationen des
   operativen Eingriffs 42
3. Asepsis, Antisepsis, Hospitalismus 45
4. Grundprinzipien der Operationstechnik 48
5. Prinzipien der Vor- und Nachbehandlung bei
   operativen Eingriffen und bei Traumen 57
6. Wundheilung und Wundbehandlung 61
7. Pathophysiologische Grundlagen bei operativem
   Eingriff und Trauma 67
8. Chirurgische Infektionslehre 76
9. Schock 89
10. Chirurgische Diagnostik, Klassifikation und
    Behandlung von Tumoren 93
11. Chirurgische Begutachtung 102
12. Kopf, Gehirn, Rückenmark und periphere
    Nerven 109
13. Thorax 169
14. Herz 187
15. Gefäße 200
16. Gesicht und Mundhöhle 224
17. Hals 229
18. Brustdrüse 245
19. Speiseröhre 256
20. Zwerchfell 268
21. Magen, Duodenum 269
22. Dünndarm 281
23. Kolon 287
24. Rektum und Anus 299
25. Akutes Abdomen, Peritonitis und Ileus 308
26. Leber 326
27. Gallenblase und Gallenwege 330
28. Pankreas 336
29. Nebenniere 346
30. Milz 349
31. Hernien, Hydrozelen 352
32. Unfallheilkunde 357
33. Verbandslehre 438
Antwortenschlüssel 442
Anhang:
Fragen des Instituts für Medizinische und Pharmazeutische Prüfungsfragen (IMPP) in Mainz 453

Hinweise für die Benutzung der Fragensammlung*

Zu jeder Aufgabe werden 5 mögliche Antworten A-E angeboten, von denen nur eine zutrifft. Jeder Kandidat soll in der Prüfung auch dann eine der 5 Antworten A-E ankreuzen, wenn er die richtige Lösung nicht kennt. In diesem Fall besteht immerhin die Chance 1:5, aus den vorgegebenen Antworten die richtige zu raten.

Fragentyp A = Einfachauswahl

Auf eine Frage oder unvollständige Aussage folgen 5 Antworten oder Ergänzungen, von denen eine einzige auszuwählen ist, und zwar:
bei Typ A 1: die einzig richtige,
bei Typ A 2: die beste von mehreren möglichen,
bei Typ A 3: die einzig falsche.
Typ A 1 ist der Grundtyp.
Wenn nach der "besten" oder einzig falschen Antwort gefragt wird, so geht dies aus dem Aufgabentext ausdrücklich hervor.

Fragentyp B = Aufgabengruppe mit gemeinsamem Antwortangebot (Zuordnung)

Jede Aufgabe besteht aus

a) einer beliebigen Anzahl von numerierten Begriffen, Fragen oder Aussagen (= Aufgabenliste = Liste 1),
b) 5 durch die Buchstaben A-E gekennzeichneten Antwortmöglichkeiten (= Liste 2).

Eine Fragengruppe enthält so viele - einzeln bewertete - Aufgaben, wie die Aufgabenliste Punkte hat.
Zu jeder numerierten Aufgabe ist die Antwort A-E auszuwählen, die für zutreffend gehalten wird. Jede Antwortmöglichkeit kann einmal, mehrmals oder überhaupt nicht als Lösung vorkommen.

Fragentyp C = kausale Verknüpfung

Dieser Aufgabentyp besteht aus zwei durch das Wort "weil" verknüpften Feststellungen.
Jede der beiden Feststellungen kann unabhängig von der anderen richtig oder falsch sein. Wenn sie beide richtig sind, kann die Verknüpfung durch "weil" richtig oder falsch sein.

*Siehe auch Ausklapptafel am Ende des Buches

Bitte kreuzen Sie die Antwort A-E an, die nach Ihrer Meinung die beiden Feststellungen und ihre Verknüpfung richtig beurteilt:

Antwort	Feststellung 1	Feststellung 2	Verknüpfung
A	richtig	richtig	richtig
B	richtig	richtig	falsch
C	richtig	falsch	---
D	falsch	richtig	---
E	falsch	falsch	---

Fragentyp D = Antworten mit Aussagenkombinationen

Auf eine Frage oder unvollständige Aussage folgen numerierte Begriffe oder Sätze, von denen einer oder mehrere zutreffen können. Für jede Aufgabe nach Typ D werden 5 Kombinationen der numerierten Aussagen vorgegeben.
Aus diesen mit den Buchstaben A-E gekennzeichneten Antworten wählen Sie bitte die Aussagenkombination aus, die Sie für richtig halten.

Fragentyp E = Fragen mit Bildmaterial

Bei diesem Aufgabentyp enthalten die Aufgaben Bildmaterial (graphische Darstellungen, Tabellen, Röntgenbilder usw).
Die Aufgaben selbst können nach Typ A (= Einfachauswahl), Typ B (= Aufgabengruppe mit gemeinsamem Antwortangebot), Typ D (= Aussagenkombinationen) konstruiert sein.

Fragentyp F = Aufgabengruppe mit Fallbeschreibung

Es wird eine charakteristische Fallbeschreibung gegeben. Daran schließen sich Fragen - meist nach Typ A - an über

1. Benennung des vorliegenden Krankheitsbildes,
2. Angabe der sofort erforderlichen ärztlichen Maßnahmen,
3. Benennung von diagnostischen Maßnahmen, die zur definitiven Abklärung der Diagnose führen können,
4. Prognose des Krankheitsbildes.

Liste der verwendeten Abkürzungen

ACD	gerinnungshemmende Lösung zur Konservierung von Frischblut (Acidum citricum purum 2,5 %, Dextrose 2,34 %, Natrium citricum 2,16 %)
ASD	Atriumseptumdefekt
ASR	Achillessehnenreflex
AZ, EZ, KZ	Allgemein-, Ernährungs-, Kräftezustand
BE	Base excess
BSG	Blutkörperchensenkungsgeschwindigkeit
C-Kategorie	Certaintykategorie
CEA	"carcinoembryonic antigen"
CK(-MB)	"creatine kinase" ("muscle brain", Herzmuskeltyp)
CT	Computertomographie
2,3-DPG	2,3-Diphosphoglyzerat
EKG	Elektrokardiogramm
ERCP	endoskopische retrograde Choledochopankreatikographie
hCG	"human chorionic gonadotropin"
KHK	koronare Herzkrankheit
LDH	Laktatdehydrogenase
LH	"luteinizing hormone"
MCL	Medioklavikularlinie
MdE	Minderung der Erwerbsfähigkeit
MDP	Magen-Darm-Passage
NNR	Nebennierenrinde
NYHA	New York Heart Association
PBI	"protein-bound iodine"
PE	Probeexzision
PPSB	Prothrombin, Prokonvertin, Stuart-Faktor, Antihämophilie-B-Faktor

PSR	Patellarsehnenreflex
PSV	proximale selektive Vagotomie
QF	Querfinger
RES	retikuloendotheliales System
RF, RH	"releasing factor", "releasing hormone"
RR	Blutdruck (nach Riva-Rocci)
STH	"somatotropin hormone"
TGA	Transposition der großen Arterien
THAM	Tris-hydroxyl-methyl-aminomethan
TRH	"thyrotropin-releasing hormone"
TSH	"thyroid-stimulating hormone"
VSD	Ventrikelseptumdefekt
ZVD	zentraler Venendruck

1. Topographische Anatomie

1.001　　　　　　　1.1.1　　　　　　Fragentyp A

Zu den Zu- und Abflußgebieten des Sinus cavernosus gehören alle, <u>außer</u>

A. Vv. ophthalmicae superiores
B. V. cerebri magna
C. V. cerebri media
D. Sinus sphenoparietalis
E. Sinus petrosus superior

1.002　　　　　　　1.1.1　　　　　　Fragentyp C

Bei subduralen Hämatomen wird der Liquor cerebrospinalis blutig,

<u>weil</u>

die Spinnwebshaut die Granulationes arachnoidales aufweist.

1.003 1.1.1 Fragentyp D

Welche Aussage über epi- und subdurale Hämatome ist richtig?

1) Epidurale Hämatome entstehen häufig durch eine Verletzung der A. meningea media.
2) Hämatome der A. meningea media können über das Planum temporale angegangen werden.
3) Bei Entfernung des epiduralen Hämatoms wird die Dura mater zwecks Druckentlastung eingeschnitten.
4) Verbindungsäste aus den Aa. cerebri übernehmen nach Unterbindung einer A. meningea die Blutversorgung der Hirnhäute.
5) Subdurale Hämatome entstehen nicht selten durch Einreißen von Brückenvenen an der Einmündung in die Sinus durae matris.

Wählen Sie bitte die zutreffende Aussagenkombination.

A. Nur 1 und 2 sind richtig
B. Nur 2, 4 und 5 sind richtig
C. Nur 1, 2 und 5 sind richtig
D. Nur 1, 3, 4 und 5 sind richtig
E. Alle Aussagen sind richtig

1.004 1.1.1 Fragentyp D

Welche Strukturen werden von der A. carotis interna versorgt?

1) Innenohr
2) Retina
3) Kleinhirn
4) Capsula interna
5) Subkortikale Großhirnkerne
6) Tränendrüse
7) Motorisches Sprachzentrum

Wählen Sie bitte die zutreffende Aussagenkombination.

A. Nur 1, 5 und 7 sind richtig
B. Nur 2, 4, 5, 6 und 7 sind richtig
C. Nur 1, 3, 4 und 7 sind richtig

D. Nur 2, 3 und 6 sind richtig

E. Alle Aussagen sind richtig

1.005   1.1.1   Fragentyp D

Über welche Gefäße bestehen zwischen A. carotis interna und externa Anastomosen? Über

1) A. vertebralis
2) A. angularis
3) A. meningea media
4) A. dorsalis nasi
5) A. lacrimalis

Wählen Sie bitte die zutreffende Aussagenkombination.

A. Nur 1 und 4 sind richtig
B. Nur 1, 2 und 4 sind richtig
C. Nur 3 und 5 sind richtig
D. Nur 2, 3, 4 und 5 sind richtig
E. Alle Aussagen sind richtig

1.006		
1.007		
1.008	1.1.1	Fragentyp E

Ordnen Sie den Gefäßen der Liste 1 die in Liste 2 dargestellten Äste zu.

Liste 1

1.006 A. basilaris
1.007 A. carotis interna
1.008 A. cerebri media

Liste 2

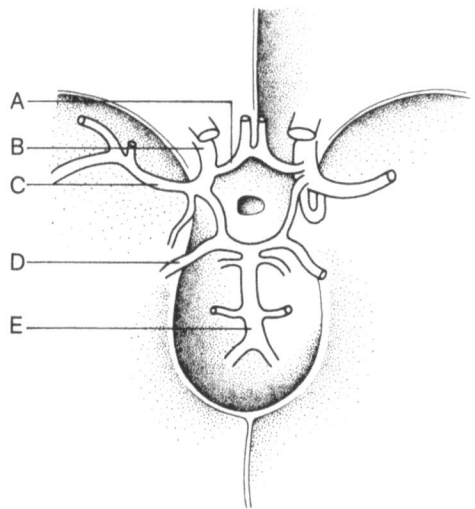

Abb. 1

| 1.009 | 1.1.1 | Fragentyp C |

Bei Schädelbasisfrakturen kann es zu einer Ruptur der A. carotis interna kommen,

weil

die A. carotis interna durch den Sinus cavernosus zieht.

1.010	1.1.1	Fragentyp C

Bei eitrigen Zahn- oder Mandelprozessen kann es zu einer Schwellung der Nodi lymphatici submandibulares kommen,

weil

die Nodi lymphatici submandibulares nur durch die Lamina superficialis der Fascia colli von der Glandula submandibularis getrennt sind.

1.011	1.1.2	Fragentyp C

Die Subokzipitalpunktion dient der Liquorentnahme aus der Cisterna cerebellomedularis,

weil

der Liquordruck in der Cisterna cerebellomedullaris 50 - 150 mm H_2O beträgt.

1.012	1.1.2	Fragentyp A

Welche Aussage über den Liquor cerebrospinalis ist falsch?

A. Die Gesamtmenge des Liquor cerebrospinalis beträgt 500 ml.

B. Die Apertura mediana und die Aperturae laterales des 4. Ventrikels stellen die Verbindung zwischen innerem und äußerem Liquorraum dar.

C. Der Liquordruck beträgt 50 - 150 mm H_2O.

D. Der Abfluß des Liquors von der Hirnoberfläche erfolgt durch die Granulationes arachnoidales in die Sinus durae matris.

E. Der NaCl-Gehalt des Liquors ist höher als der des Blutplasmas.

| 1.013 | 1.1.2 | Fragentyp D |

Welche Aussage(n) über das Chiasma opticum ist (sind) richtig?

1) Im Chiasma opticum kreuzen die lateralen Optikusfasern und ziehen als Tractus opticus zu den primären Sehzentren des Zwischenhirns.
2) Unmittelbar vor dem Chiasma opticum liegt die A. carotis interna.
3) Hinter dem Chiasma opticum liegt die Hypophyse.
4) Vor dem Chiasma opticum münden die Vv. ophthalmicae superiores in den Sinus cavernosus ein.
5) Der Großteil der Fasern des Tractus opticus zieht zum Corpus geniculatum laterale des Zwischenhirns.
6) Neben dem N. opticus verläuft die A. ophthalmica im Canalis opticus.

Wählen Sie bitte die zutreffende Aussagenkombination.

A. Nur 3 ist richtig
B. Nur 1, 2 und 4 sind richtig
C. Nur 2, 4 und 5 sind richtig
D. Nur 3, 5 und 6 sind richtig
E. Alle Aussagen sind richtig

1.014
1.015
1.016   1.1.2   Fragentyp E

Ordnen Sie den in Liste 1 angegebenen Druckpunkten der Trigeminusäste die Nerven der Liste 2 zu!

Liste 1

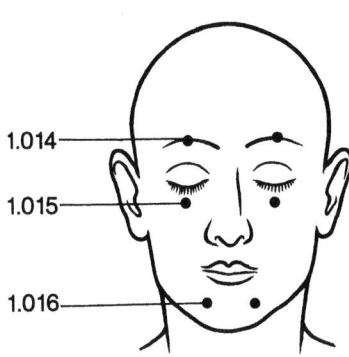

Abb. 2

Liste 2

A. N. nasociliaris
B. N. infraorbitalis
C. N. frontalis lateralis
D. N. frontalis medialis
E. N. mentalis

1.017   1.1.2   Fragentyp D

Welche Aussage(n) über den N. facialis ist (sind) richtig?

1) Das Kerngebiet des motorischen Fazialiskerns in der Rautengrube wird bikortikal innerviert.
2) Bei Ausfall des 1. Neurons der Fazialisbahn einer Seite ist nur das obere Gesichtsgebiet betroffen.
3) Der N. facialis tritt zusammen mit dem N. vestibulocochlearis und dem N. glossopharyngeus am Kleinhirnbrückenwinkel aus dem Gehirn aus.
4) Nach dem äußeren Fazialisknie verläuft der N. facialis in einem knöchernen Kanal an der medialen Wand der Paukenhöhle.
5) Der N. facialis gelangt nach dem Schädelaustritt am Foramen stylomastoideum in die Parotisloge.
6. Als Nerv des 2. Kiemenbogens versorgt der N. facialis den M. stapedius.

Wählen Sie bitte die zutreffende Aussagenkombination.

A. Nur 5 ist richtig
B. Nur 2, 3, 4 und 5 sind richtig
C. Nur 2, 5 und 6 sind richtig
D. Nur 1, 4, 5 und 6 sind richtig
E. Alle Aussagen sind richtig

1.018
1.019
1.020   1.1.2   Fragentyp E

Ordnen Sie den in Liste 1 angegebenen Bahnen in der Capsula interna die entsprechenden Bezeichnungen der Liste 2 zu.

Liste 1

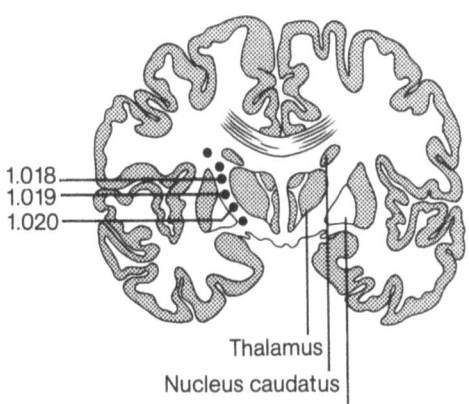

Abb. 3

Liste 2

A. Tractus temporooccipitopontinus
B. Tractus corticonuclearis
C. Tractus frontothalamicus
D. Tractus corticospinalis
E. Tractus thalamoparietalis

1.021   1.1.2   Fragentyp D

Welche Aussage(n) über die Meatus nasi ist (sind) richtig?

1) In den Meatus nasi inferior mündet der Ductus nasolacrimalis
2) Der mittlere Nasengang hat Verbindungen zum Sinus frontalis, Sinus maxillaris und zu den vorderen Siebbeinzellen.
3) In den oberen Nasengang mündet der Sinus sphenoidalis sowie die mittleren und hinteren Siebbeinzellen.
4) Vom unteren Nasengang aus können Spülungen der Oberkieferhöhle vorgenommen werden.

Wählen Sie bitte die zutreffende Aussagenkombination.

A. Nur 2 ist richtig
B. Nur 2 und 3 sind richtig
C. Nur 1 und 4 sind richtig
D. Nur 1, 2 und 4 sind richtig
E. Alle Aussagen sind richtig

1.022   1.1.3   Fragentyp A

Durch die Fissura orbitalis superior ziehen alle, außer

A. N. oculomotorius
B. N. trochlearis
C. N. abducens
D. N. ophthalmicus
E. A. ophthalmica

1.023	1.026		
1.024			
1.025		1.1.3	Fragentyp E

Ordnen Sie den in Liste 1 angegebenen Bezeichnungen die Durchtrittsstellen der Liste 2 zu.

Liste 1

1.023 N. opticus

1.024 A. meningea media

1.025 A. auditiva interna

1.026 N. facialis

Liste 2

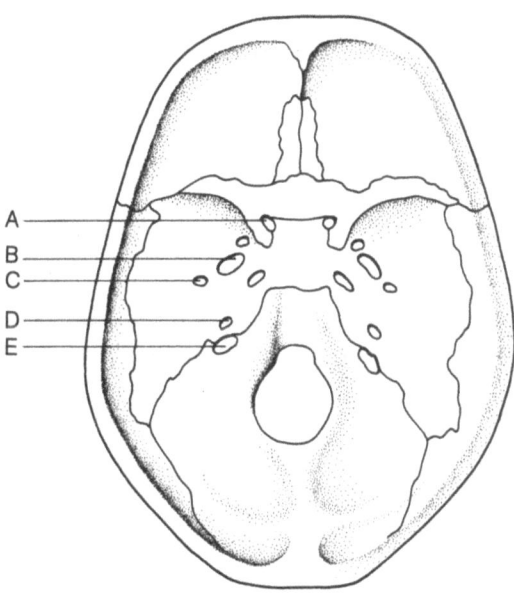

Abb. 4

| 1.027 | 1.1.3 | Fragentyp A |

Welche Aussage ist <u>falsch</u>?
Bei Schädelbasisfrakturen können Verletzungen der an den entsprechenden Durchtrittsstellen ziehenden Gebilde auftreten:

A. Foramen jugulare .... Zungenlähmung
B. Fissura orbitalis superior ... Abduzenslähmung
C. Foramen stylomastoideum ...... Bell-Lähmung
D. Foramen ovale .... Ausfall der Kaumuskulatur
E. Felsenbeinfraktur .... Hyperakusis gegen tiefe Töne

| 1.028 | 1.1.3 | Fragentyp C |

Luxationen im Kiefergelenk erfolgen bevorzugt nach vorne,

<u>weil</u>

es sich beim Kiefergelenk um ein einfaches Schiebegelenk handelt.

| 1.029 | 1.1.4 | Fragentyp A |

Welche der im folgenden genannten Speicheldrüsen mündet <u>nicht</u> in das Cavum oris?

A. Glandula parotis
B. Glandula submandibularis
C. Glandula sublingualis
D. Glandula lingualis anterior
E. Ebner-Spüldrüsen

| 1.030 | 1.2.1
1.2.3 | Fragentyp C |

Die A. carotis communis kann man in Höhe des 6. Halswirbels abdrücken,

weil

die A. carotis communis in Höhe des 6. Halswirbels vor
dem Schildknorpel liegt.

1.031   1.2.1
              1.2.4   Fragentyp D

In welche Regionen können sich Senkungsabszesse der Halswirbelsäule ausbreiten?

1) Vorderes Mediastinum
2) Fossa supraclavicularis
3) Hinteres Mediastinum
4) Axillarregion
5) Fossa jugularis

Wählen Sie bitte die zutreffende Aussagenkombination.

A. Nur 3 und 4 sind richtig
B. Nur 2 und 5 sind richtig
C. Nur 1 und 3 sind richtig
D. Nur 1, 2 und 5 sind richtig
E. Alle Aussagen sind richtig

1.032   1.2.1   Fragentyp D

Die submandibulären Lymphknoten sind regionäre Lymphabflußstationen für

1) Molaren
2) Lippen
3) Zunge
4) Gaumenmandel
5) Wangenschleimhaut

Wählen Sie bitte die zutreffende Aussagenkombination.

A. Nur 1 und 4 sind richtig
B. Nur 2 und 4 sind richtig
C. Nur 2, 3 und 5 sind richtig
D. Nur 3, 4 und 5 sind richtig
E. Alle Aussagen sind richtig

1.033   1.2.1   Fragentyp A

Welche der folgenden Arterien entspringt nicht aus dem Truncus thyreocervicalis?

A. A. cervicalis superficialis
B. A. suprascapularis
C. A. cervicalis ascendens
D. A. thyreoidea inferior
E. A. cervicalis profunda

1.034   1.2.2   Fragentyp A

Der N. vagus verläuft im Halsbereich

A. ventral der A. carotis communis
B. im dorsalen Anteil des M. sternocleidomastoideus
C. im Spatium parapharyngeum
D. zwischen Trachea und Ösophagus
E. im Spatium retropharyngeum

1.035   1.2.2   Fragentyp A

Bei einer Lokalanästhesie am Erb-Punkt wird welcher Nerv nicht getroffen?

A. N. auricularis magnus
B. N. transversus colli
C. N. facialis
D. N. occipitalis minor
E. Nn. supraclaviculares

1.036   1.2.2   Fragentyp A

Welche Aussage über den N. recurrens trifft nicht zu?

A. Er innerviert alle inneren Kehlkopfmuskeln.
B. Er ist ein Ast des N. vagus.
C. Rechts verläuft er um die A. subclavia.
D. Zum Mediastinum hin verläuft er zwischen Ösophagus und Trachea.
E. Links schlingt er sich um den Aortenbogen.

1.037   1.2.2   Fragentyp C

Der N. recurrens kann bei einer Schilddrüsenoperation lädiert werden,

weil

der N. recurrens durch den Isthmus glandulae thyreoideae verläuft.

1.038   1.2.2
          1.2.3   Fragentyp C

Durchblutungsstörungen am Arm können durch eine Halsrippe hervorgerufen werden,

weil

die A. brachialis unterhalb der Klavikula von der A. subclavia abzweigt.

1.039	1.2.4	Fragentyp A

Bei der Tracheotomia inferior wird

A. der Schildknorpel längsgespalten
B. die Trachea in Höhe der 2.-3. Trachealknorpel durchtrennt
C. die Membrana thyreohyoidea eingeschnitten
D. die Trachea in Höhe der 6.-7. Trachealknorpel unterhalb des Schilddrüsenisthmus median durchtrennt
E. das Lig. cricothyreoideum zwischen Ring- und Schildknorpel eingeschnitten

1.040	1.3.1	Fragentyp A

Welche Lymphknotengruppe drainiert nicht Lymphe aus der Brustdrüse?

A. Nodi lymphatici supraclaviculares
B. Nodi lymphatici parasternales
C. Nodi lymphatici cervicales profundi superiores
D. Nodi lymphatici infraclaviculares
E. Nodi lymphatici axillares

1.041	1.3.1	Fragentyp C

Pleurapunktionen sollen grundsätzlich hinter der hinteren Axillarlinie am Rippenoberrand vorgenommen werden,

weil

die V., A. und der N. intercostalis in dem gegen den Unterrand der Rippe gelegenen Sulcus costae verlaufen.

1.042 1.043 1.044	1.3.1	Fragentyp E

Ordnen Sie den in Liste 1 angegebenen Herzklappen die Auskultationsstellen der Liste 2 zu.

Liste 1

1.042 Mitralklappe
1.043 Aortenklappe
1.044 Pulmonalklappe

Liste 2

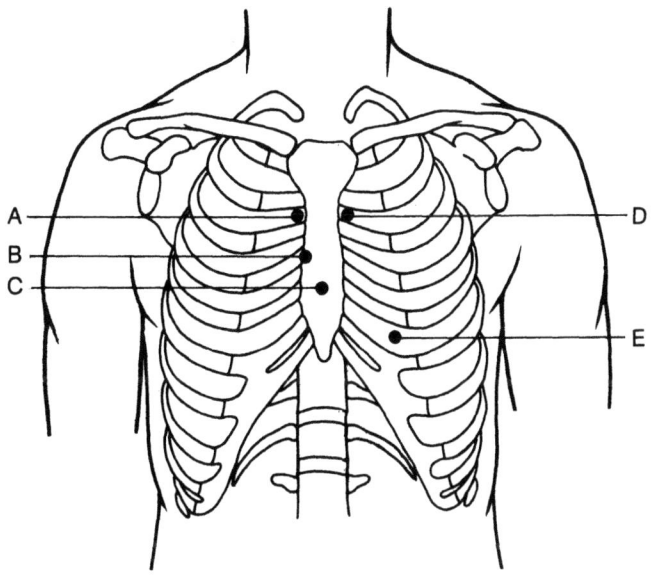

Abb. 5

1.045   1.3.1   Fragentyp C

Bei der Inspiration verschiebt sich die untere Lungengrenze um 2 QF,

weil

die Lunge die mittlere Axillarlinie in Höhe der 10. Rippe schneidet.

1.046   1.3.2   Fragentyp A

Welche der folgenden Strukturen bildet auf einer p.-a.-Röntgenaufnahme nicht die linke Herzkontur?

A. Atrium sinistrum
B. Aorta
C. Truncus pulmonalis
D. V. cava superior
E. linker Ventrikel

1.047   1.3.2   Fragentyp D

Welche Aussagen über die Lunge sind richtig?

1) Der rechte Stammbronchus steht infolge der asymmetrischen Teilung der Trachea steiler als der linke.
2) Hinter der Bifurcatio tracheae liegt die 2. Ösophagusenge, ca. 25 cm von der Zahnreihe entfernt.
3) Die Topik im linken Lungenhilus von kranial nach kaudal ist: linker Stammbronchus, A. pulmonalis (sinistra), Vv. pulmonales sinistrae.
4) Der Mittellappen der rechten Lunge besteht aus den Lungensegmenten 4 und 5.
5) Die Hiluslymphknoten haben ihr Zuflußgebiet aus den intrapulmonalen Lymphknoten und geben ihre Lymphe zu den tracheobronchialen Lymphknoten ab.
6) Der Sammelstamm für die gesamte Thoraxlymphe ist der Ductus thoracicus.

Wählen Sie bitte die zutreffende Aussagenkombination.

A. Nur 1, 2 und 4 sind richtig
B. Nur 1, 3 und 4 sind richtig
C. Nur 2, 4, 5 und 6 sind richtig
D. Nur 2, 3, 5 und 6 sind richtig
E. Nur 1, 2, 4 und 6 sind richtig

1.048　　　　　　　1.3.2　　　　　　Fragentyp D

Welche Aussage(n) über pulmonale Strukturen ist (sind) richtig?

1) Die Lungensegmente stellen bronchovaskuläre Einheiten dar, die an der äußeren Lungenoberfläche sichtbar gegeneinander abgegrenzt sind.
2) Die Segmente werden in beiden Lungen von 1 - 10 numeriert, obgleich das rechte 7. Lungensegment in der Regel fehlt.
3) Die Gefäße des nutritiven und funktionellen Lungenkreislaufs bilden keine streng getrennten Kreislaufeinheiten, so daß geringe Blutmengen aus den Vv. bronchiales in die Vv. pulmonales gelangen.
4) Bei den meisten Menschen bestehen arteriovenöse Anastomosen.

Wählen Sie bitte die zutreffende Aussagenkombination.

A. Nur 1 und 3 sind richtig
B. Nur 3 ist richtig
C. Nur 2, 3 und 4 sind richtig
D. Nur 1 und 4 sind richtig
E. Alle Aussagen sind richtig

1.049　　　　　　　1.3.2　　　　　　Fragentyp A

Welche Aussage über das Perikard ist richtig?

A. Die sensible Versorgung des Perikards erfolgt durch Äste des N. phrenicus und der Nn. intercostales.
B. Der Truncus pulmonalis ist zur Hälfte vom Perikard bedeckt.
C. Die V. azygos mündet von dorsal nach Durchbohrung des Perikards in Höhe des 3. Brustwirbels in die V. cava superior.
D. Die physiologische Menge des Liquor pericardii beträgt 20 - 50 ml.
E. Punktionen des Perikards bei Herzbeutelergüssen werden in der Regel zwischen Processus xiphoideus und dem linken Rippenbogen vorgenommen.

1.050 1.3.2 Fragentyp D

Welche Aussage(n) über die Herzkranzgefäße ist (sind) richtig?

1) Die Koronararterien sind funktionelle Endarterien.
2) Abweichungen vom Normalfall gibt es bei den Herzkranzgefäßen im Gegensatz zu den übrigen Körpergefäßen in der Regel nicht.
3) Die A. coronaria sinistra teilt sich in einen R. circumflexus und einen R. interventricularis anterior.
4) Versorgungsgebiete der A. coronaria sinistra sind: linker Vorhof, Wand des linken Ventrikels samt eines Großteils des Septum interventriculare sowie eines kleinen Anteils der Vorderwand der rechten Kammer.
5) Infolge der diskontinuierlichen Füllung der linken Herzkranzarterie sind Durchblutungsstörungen im linken Ventrikel häufiger als im rechten.

Wählen Sie bitte die zutreffende Aussagenkombination.

A. Nur 1 ist richtig
B. Nur 1 und 4 sind richtig
C. Nur 2, 3 und 5 sind richtig
D. Nur 2, 3, 4 und 5 sind richtig
E. Nur 1, 3, 4 und 5 sind richtig

1.051 1.3.2 Fragentyp A

Welche Aussage über den Ösophagus ist falsch?

A. Der Ösophagus hat eine Länge von ca. 25 cm.
B. Während im oberen Drittel des Ösophagus neben glatter Muskulatur noch quergestreifte vorkommt, haben die unteren 2/3 des Ösophagus glatte Muskulatur.
C. Sowohl die glatte wie die quergestreifte Muskulatur des Ösophagus wird durch motorische Fasern des N. vagus versorgt.
D. Im autonom versorgten Gebiet des Ösophagus läßt sich der Plexus myentericus (Auerbach) nachweisen.
E. Der linke N. vagus liegt an der Vorderseite des Ösophagus.

1.052 1.3.3 Fragentyp D

Welche Aussage über die Topographie des rechten Lungenhilus ist <u>richtig</u>?

1) Die A. pulmonalis liegt dorsal der Vv. pulmonales.
2) Die Äste der V. bronchialis verlaufen ventral.
3) Der Hauptbronchus liegt dorsal der A. pulmonalis
4) Die Vv. pulmonales verlaufen kaudal der A. pulmonalis

Wählen Sie bitte die zutreffende Aussagenkombination.

A. Nur 1 und 2 sind richtig
B. Nur 1, 2 und 3 sind richtig
C. Nur 3 ist richtig
D. Nur 3 und 4 sind richtig
E. Alle Aussagen sind richtig

1.053 1.3.3 Fragentyp A

Welche Lymphknoten bezeichnet man als "Hilusdrüsen"?

A. Nodi lymphatici parasternales
B. Nodi lymphatici tracheales
C. Nodi lymphatici pulmonales
D. Nodi lymphatici supraclaviculares
E. Nodi lymphatici bronchopulmonales

1.054	1.3.3	Fragentyp D

Welche Aussage über die Gefäße im vorderen oberen Mediastinum ist richtig?

1) Der Oberrand des Aortenbogens reicht normalerweise bis zum Angulus sterni.
2) Die Äste des Aortenbogens sind unpaar, woraus sich eine ungleiche Blutversorgung der rechten und linken Körperhälfte ergibt.
3) Der von der V. jugularis interna und V. subclavia gebildete Venenwinkel liegt hinter dem Sternoklavikulargelenk.
4) Der N. recurrens sinister schlingt sich um den Aortenbogen herum, so daß ein Aortenaneurysma zu einer Rekurrenslähmung führen kann.
5) In den rechten Venenwinkel mündet der Ductus thoracicus.
6) Die im Gegensatz zur A. thyreoidea ima konstant vorhandene V. thyreoidea ima mündet in die V. brachiocephalica sinistra.

Wählen Sie bitte die zutreffende Aussagenkombination.

A. Nur 1 und 3 sind richtig
B. Nur 1, 2 und 6 sind richtig
C. Nur 3, 4 und 6 sind richtig
D. Nur 2, 3, 5 und 6 sind richtig
E. Alle Aussagen sind richtig

1.055	1.3.4	Fragentyp A

Zum Versorgungsgebiet des N. phrenicus gehört nicht

A. die Pleura mediastinalis
B. die Pleura visceralis an der mediastinalen Lungenfläche
C. die Pleura diaphragmatica
D. das Peritoneum an der Unterseite des Zwerchfells
E. das die Bauchspeicheldrüse überziehende Peritoneum parietale

1.056	1.3.4	Fragentyp A

Welche der folgenden Strukturen liegt nicht im hinteren Mediastinum?

A. Brustgrenzstrang des Sympathikus
B. Nn. splanchnici
C. N. vagus
D. V. azygos
E. Ductus thoracicus

1.057
1.058
1.059   1.3.4   Fragentyp E

Ordnen Sie den in Liste 1 angegebenen Gebilden die Zwerchfelldurchtrittsstellen der Liste 2 zu.

Liste 1

1.057 Ductus thoracicus

1.058 V. cava inferior

1.059 N. vagus

Liste 2

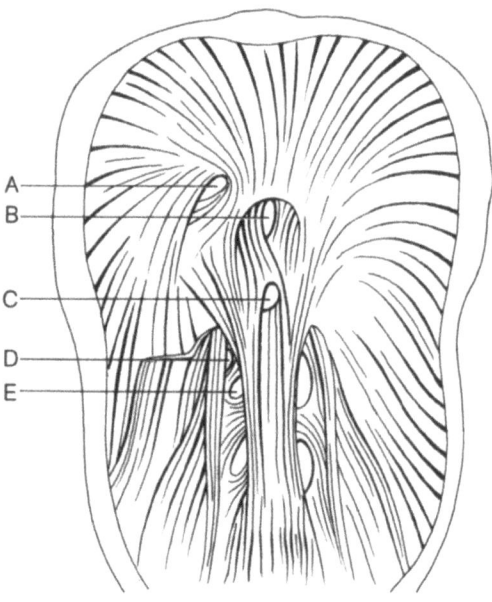

Abb. 6

1.060	1.3.4	Fragentyp C

Mit der A. intercostalis posterior III verlaufen die para-sympathischen Fasern des N. vagus zum Herzen,

weil

die A. intercostalis posterior III den Herzbeutel versorgt.

1.061	1.4.1	Fragentyp A

In welcher Region kommen Zwerchfellhernien nicht vor? Im Bereich

A. des Bochdalek-Dreiecks (Trigonum lubmocostale) ile)
B. des Hiatus aorticus
C. der Larrey-Spalte
D. des Hiatus oesophageus
E. der Morgagni-Spalte

1.062	1.4.1	Fragentyp A

Wo treten direkte und indirekte Leistenhernien aus?

A. Lacuna musculorum
B. innerer Leistenring
C. Falx inguinalis
D. äußerer Leistenring
E. Lacuna vasorum

1.063	1.4.1	Fragentyp C

Bei einer Aszitespunktion wird der Trokar links zwischen Nabel und Spina iliaca anterior superior lateral vom M. rectus eingeführt,

weil

in der Plica umbilicalis medialis die Vasa epigastrica verlaufen.

1.064   1.4.1   Fragentyp A

Welcher Muskel wird bei der Bassini-Leistenbruchoperation an das Leistenband fixiert?

A. M. transversus abdominis
B. M. obliquus abdominis externus
C. M. iliacus
D. M. obliquus abdominis internus
E. M. pectineus

1.065   1.4.1   Fragentyp A

Welche Aussage über Leistenhernien trifft nicht zu?

A. Direkte und indirekte Leistenhernien treten am äußeren Leistenring aus.
B. Interparietalhernien sind indirekte Leistenhernien, die nicht nach außen durchbrechen.
C. Direkte Leistenhernien sind immer erworben.
D. Die häufigsten Leistenhernien sind die indirekten.
E. Die direkten Leistenhernien haben die Fossa inguinalis lateralis als Bruchpforte.

1.066   1.4.2   Fragentyp C

Bei der suprapubischen Punktion einer gefüllten Harnblase erreicht man die Harnblase extraperitoneal,

weil

nur die obere Harnblasenfläche vom Peritoneum überzogen ist.

1.067   1.4.2
         1.4.3   Fragentyp D

Welche Strukturen finden sich im Lig. hepatoduodenale?

1) Ductus choledochus
2) A. gastrica dextra
3) V. epigastrica dextra
4) V. portae
5) A. hepatica propria

Wählen Sie bitte die zutreffende Aussagenkombination.

A. Nur 1, 4 und 5 sind richtig
B. Nur 1, 2 und 3 sind richtig
C. Nur 3, 4 und 5 sind richtig
D. Nur 2 und 3 sind richtig
E. Alle Aussagen sind richtig

1.068   1.4.2   Fragentyp D

Bei der digitalen Rektumuntersuchung können beim Mann palpiert werden

1) Os sacrum
2) Prostata
3) iliakale Lymphknoten
4) pararektale Lymphknoten
5) Kohlrausch-Falte

Wählen Sie bitte die zutreffende Aussagenkombination.

A. Nur 1, 3 und 4 sind richtig
B. Nur 1 und 2 sind richtig
C. Nur 2, 4 und 5 sind richtig
D. Nur 3, 4 und 5 sind richtig
E. Alle Aussagen sind richtig

1.069   1.4.2   Fragentyp D

Wo liegen die physiologischen Ureterengen?

1) Kreuzungsstelle mit dem Ductus deferens bzw. A. uterina
2) Am distalen Nierenbeckenende
3) Kreuzungsstelle mit den Vasa iliaca
4) Im Verlauf durch die Harnblasenwand
5) Unter den Vasa testicularia bzw. Vasa ovarica

Wählen Sie bitte die zutreffende Aussagenkombination.

A. Nur 1 und 5 sind richtig
B. Nur 2 und 4 sind richtig
C. Nur 2, 3 und 4 sind richtig
D. Nur 4 und 5 sind richtig
E. Alle Aussagen sind richtig

1.070   1.4.2   Fragentyp A

Welche Aussage über die Uterustopographie trifft nicht zu?

A. Der Anteflexionswinkel des Uterus ändert sich in Abhängigkeit von der Harnblasen- und Rektumfüllung.
B. Der Douglas-Raum projiziert sich auf den Uterusfundus.
C. Bei aufrechter Körperhaltung liegt der Uterus fast horizontal.
D. Die Neigung des Uterus gegen die Vagina bezeichnet man als Anteversio.
E. Die Lage der Portio zum Scheidengewölbe zeigt die Uterusstellung an.

1.071   1.4.3   Fragentyp D

Ausschließlich von der A. mesenterica superior werden versorgt:

1) das Sigmoid
2) der linke Leberlappen

3) das Colon ascendens
4) die Appendix vermiformis
5) das Duodenum

Wählen Sie bitte die zutreffende Aussagenkombination.

A. Nur 1, 2 und 3 sind richtig
B. Nur 3 und 4 sind richtig
C. Nur 1, 2 und 5 sind richtig
D. Nur 2 und 5 sind richtig
E. Alle Aussagen sind richtig

1.072 1.4.3 Fragentyp D

Die kleine Magenkurvatur wird arteriell versorgt von

1) A. gastroduodenalis
2) A. gastrica dextra
3) A. gastroepiploica dextra
4) A. gastrica sinistra
5) Aa. gastricae breves

Wählen Sie bitte die zutreffende Aussagenkombination.

A. Nur 2 und 4 sind richtig
B. Nur 1 und 3 sind richtig
C. Nur 3 und 5 sind richtig
D. Nur 1 und 5 sind richtig
E. Alle Aussagen sind richtig

1.073	1.4.3	Fragentyp D

Aus welchen Venen erhält die Pfortader Blut?

1) V. gastrica dextra
2) V. lienalis
3) V. mesenterica superior
4) V. praepylorica
5) V. suprarenalis

Wählen Sie bitte die zutreffende Aussagenkombination.

A. Nur 1, 3, 4 und 5 sind richtig
B. Nur 2 und 3 sind richtig
C. Nur 1, 3 und 5 sind richtig
D. Nur 2 und 4 sind richtig
E. Nur 1, 2, 3 und 4 sind richtig

1.074	1.4.3	Fragentyp D

Über welche Kollateralgefäße kann das Blut bei portaler Hypertension abfließen?

1) Vv. epigastricae superficiales
2) Kardia- und Ösophagusvenen
3) Vv. gastricae und V. praepylorica
4) Vv. paraumbilicales

Wählen Sie bitte die zutreffende Aussagenkombination.

A. Nur 1 und 3 sind richtig
B. Nur 2 und 4 sind richtig
C. Nur 2 ist richtig
D. Nur 3 und 4 sind richtig
E. Alle Aussagen sind richtig

1.075	1.5.1	Fragentyp C

Varietäten der Wirbelsäule sind keine Seltenheit,

weil

mehr Ursegmente angelegt sind, als Wirbel entstehen.

1.076   1.5.1   Fragentyp C

Halsrippen stellen eine embryonale Fehlentwicklung dar,

weil

Halsrippen zu Innervations- und Durchblutungsstörungen am Arm führen können.

1.077   1.5.1   Fragentyp C

Welche Aussage(n) über Assimilation im Bereich der Wirbelsäule ist (sind) richtig?

1) Übergangswirbel stellen eine Form der Assimilation dar.
2) Bei der Sakralisation wird der 5. Lendenwirbel in das Becken einbezogen.
3) Die Lumbalisation führt zur Bildung eines anthropoiden Beckens.
4) Das bei der Sakralisation entstehende lange Becken kann zu Störungen im Geburtsmechanismus führen.
5) Eine Assimilation des Atlas ist nicht möglich.

Wählen Sie bitte die zutreffende Aussagenkombination.

A. Nur 2 ist richtig
B. Nur 2, 3 und 5 sind richtig
C. Nur 1, 2 und 4 sind richtig
D. Nur 1, 2, 4 und 5 sind richtig
E. Alle Aussagen sind richtig

1.078   1.5.1   Fragentyp A

Welche Aussage über die Spina bifida ist richtig?

A. Die Spina bifida ist eine Folge von Assimilationsvorgängen an der Wirbelsäule.
B. Bei der Spina bifida ist das Rückenmark sichtbar.
C. Die Spina bifida ist die häufigste Ursache einer Enuresis nocturna.
D. Bei der Spina bifida ist die Anzahl der Wirbel reduziert.
E. Bei Vorliegen einer Spina bifida partialis besteht eine Wirbelspalte mit Bruchbildung.

1.079   1.5.1   Fragentyp C

Der operative Zugang zur Articulatio sacroiliaca ist von dorsal,

weil

sich ventral unterhalb der Articulatio sacroiliaca die A. iliaca communis in die A. iliaca externa und interna gabelt.

1.080   Fragentyp C

Rotationsbewegungen in der Lendenwirbelsäule sind nicht möglich,

weil

die Gelenkflächen in der Lendenwirbelsäule frontal stehen.

1.081
1.082
1.083   1.5.2   Fragentyp E

Ordnen Sie den in Liste 1 gezeigten Rückenmarksarealen die jeweils richtige Bahn der Liste 2 zu.

Liste 1

1.081 ----------

1.082 ----

1.083 --------

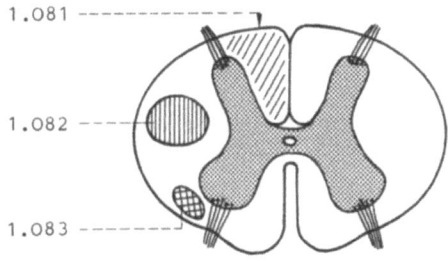

Abb. 7

Liste 2

A. Schmerz- und Temperaturleitung
B. Tast- und Tiefensensibilität
C. Pyramidenseitenstrangbahn
D. Lage- und Gleichgewichtssinn
E. Kleinhirnseitenstrangbahn

1.084   1.5.2   Fragentyp D

Welche Aussage(n) über das Rückenmark ist (sind) richtig?

1) Bei Kindern reicht das Rückenmark bis zum 3. Lendenwirbel, so daß Lumbalpunktionen unterhalb der Verbindungslinie der beiden Cristae iliacae vorgenommen werden müssen.
2) Durch die ab Lendenwirbelsäule steil kaudalwärts verlaufenden Nervenwurzeln entsteht die Cauda equina.
3) Eine Lamina externa und eine Lamina interna der Dura mater spinalis begrenzen den Epi- oder Periduralraum.
4) Bei Epi- und Periduralanästhesien kann das Anästhetikum in den Plexus venosus vertebralis internus gelangen.

Wählen Sie bitte die zutreffende Aussagenkombination.

A. Nur 1 ist richtig
B. Nur 4 ist richtig
C. Nur 2, 3 und 4 sind richtig
D. Nur 1, 2 und 4 sind richtig
E. Alle Aussagen sind richtig

1.085	1.6.1	
	1.6.2	Fragentyp C

Bei einer Humerusschaftfraktur ist die A. profunda brachii besonders gefährdet,

weil

die A. profunda brachii mit dem N. musculocutaneus dem Humerus eng anliegt.

1.086	1.6.1	Fragentyp A

Welche der folgenden Venen zieht durch den Sulcus deltoideopectoralis (in Fortsetzung der Mohrenheim-Grube)?

A. V. subclavia
B. V. cephalica
C. V. brachialis
D. V. basilica
E. V. mediana cubiti

1.087	1.6.2	Fragentyp D

Welche der folgenden Strukturen ziehen durch die laterale Achsellücke?

1) N. axillaris
2) A. circumflexa humeri posterior
3) N. dorsalis scapulae
4) A. circumflexa scapulae
5) N. thoracodorsalis

Wählen Sie bitte die zutreffende Aussagenkombination.

A. Nur 4 und 5 sind richtig
B. Nur 3 und 4 sind richtig
C. Nur 1 und 2 sind richtig
D. Nur 1 und 4 sind richtig
E. Nur 2 und 3 sind richtig

| 1.088 | 1.6.2 | Fragentyp C |

Bei einer Humerusschaftfraktur mit Läsion des N. radialis kommt es meist nicht zu einer Lähmung der Oberarmstrecker,

weil

die motorischen Nervenäste des N. radialis für den M. triceps brachii proximal vom Verlauf des N. radialis im Sulcus nervi radialis abgehen.

| 1.089 | 1.6.2 | Fragentyp C |

Bei Humerusfrakturen am Collum chirurgicum ist der N. axillaris gefährdet,

weil

der N. axillaris durch die mediale Achsellücke verläuft.

| 1.090 | 1.6.2 | Fragentyp C |

Bei proximaler Radiusfraktur mit Verletzung des Ramus profundus des N. radialis tritt keine Sensibilitätsstörung am Unterarm auf,

weil

der Ramus profundus n. radialis nur motorische Fasern führt.

1.091
1.092
1.093   1.6.2   Fragentyp B

Ordnen Sie den in Liste 1 angeführten typischen Lähmungen den jeweils betroffenen Nerven der Liste 2 zu.

Liste 1	Liste 2
1.091 Krallenhand	A. N. ulnaris
1.092 Fallhand	B. N. axillaris
1.093 Schwurhand	C. N. radialis
	D. N. medianus
	E. N. musculocutaneus

1.094
1.095   1.6.3   Fragentyp E

Durch welche der in der Abb. 8 mit A-E bezeichneten Sehnenscheiden zieht die Sehne des

1.094 M. extensor pollicis longus?

1.095 M. extensor digitorum communis?

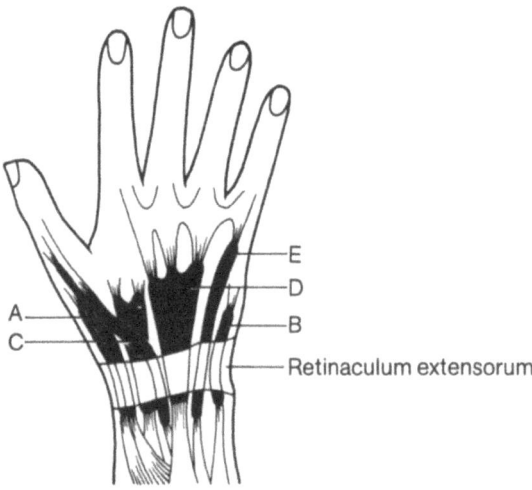

Abb. 8

1.096   1.6.3   Fragentyp D

Welche der folgenden Bänder verstärken die Schultergelenkkapsel?

1) Lig. conoideum
2) Lig. acromioclaviculare
3) Lig. coracohumerale
4) Lig. glenohumeralia
5) Lig. trapezoideum

Wählen Sie bitte die zutreffende Aussagenkombination.

A. Nur 3 und 4 sind richtig
B. Nur 1, 2 und 3 sind richtig
C. Nur 2, 4 und 5 sind richtig
D. Nur 1, 2 und 5 sind richtig
E. Alle Aussagen sind richtig

1.097   1.6.3   Fragentyp D

Welche Schleimbeutel stellen ein "funktionelles Nebengelenk" des Schultergelenks dar?

1) Bursa subdeltoidea
2) Bursa subacromialis
3) Bursa m. infraspinati subtendinea
4) Bursa m. latissimi dorsi
5) Bursa m. teretis majoris subtendinea

Wählen Sie bitte die zutreffende Aussagenkombination.

A. Nur 3, 4 und 5 sind richtig
B. Nur 1 und 2 sind richtig
C. Nur 4 und 5 sind richtig
D. Nur 1, 2, 3 und 5 sind richtig
E. Alle Aussagen sind richtig

1.098   1.6.4   Fragentyp A

Welchen der folgenden Knochenpunkte kann man an der oberen Extremität <u>nicht</u> palpieren?

A. Akromion
B. Klavikula
C. Collum anatomicum humeri
D. Spina scapulae
E. Epicondylus humeri lateralis

1.099   1.7.1   Fragentyp C

Die A. femoralis darf distal des Abgangs der A. profunda femoris unterbunden werden,

<u>weil</u>

die A. profunda femoris reichlich Kollateralen mit der A. iliaca interna hat.

1.100   1.7.1   Fragentyp D

Welche der folgenden Strukturen tritt durch die Lacuna vasorum?

1) V. femoralis
2) N. cutaneus femoris lateralis
3) A. femoralis
4) M. iliopsoas
5) N. femoralis

Wählen Sie bitte die zutreffende Aussagenkombination.

A. Nur 3, 4 und 5 sind richtig
B. Nur 1 und 5 sind richtig
C. Nur 1 und 3 sind richtig
D. Nur 1, 3 und 4 sind richtig
E. Nur 2, 3 und 4 sind richtig

1.101 1.7.2 Fragentyp A

Welcher Muskel wird nicht vom N. femoralis innerviert?

A. M. quadriceps
B. M. gracilis
C. N. sartorius
D. M. rectus femoris
E. M. pectineus

1.102
1.103
1.104 1.7.2 Fragentyp B

Ordnen Sie den verschiedenen Fußfehlstellungen der Liste 1 den jeweiligen paretischen Nerven der Liste 2 zu!

Liste 1   Liste 2

1.102 Spitzfuß   A. N. tibialis
1.103 Klumpfuß   B. N. obturatorius
1.104 Hackenfuß   C. N. peronaeus profundus
                      D. N. suralis
                      E. Keiner der genannten Nerven

1.105   1.7.2   Fragentyp D

Welche Angaben über Innervation und Verlauf des
N. ischiadicus sind richtig?
Der N. ischiadicus

1) stammt aus dem Plexus lumbalis ($Th_{12} - L_{3\ 1/2}$)
2) innerviert u.a. M. adductor brevis und M. adductor longus
3) teilt sich hinter dem langen Bizepskopf in N. tibialis und N. peronaeus communis
4) verläßt das Becken durch das Foramen infrapiriforme
5) verläuft unter dem M. glutaeus medius

Wählen Sie bitte die zutreffende Aussagenkombination.

A. Nur 1, 2 und 5 sind richtig
B. Nur 4 und 5 sind richtig
C. Nur 3 und 4 sind richtig
D. Nur 1 und 2 sind richtig
E. Alle Aussagen sind richtig

1.106   1.7.3   Fragentyp A

Welche Aussage ist falsch?
Die Gelenkkapsel des Hüftgelenks

A. setzt ventral an Trochanter minor und Trochanter major an
B. ist bei leichter Flexion, Abduktion und Außenrotation weniger stark gespannt als in anderen Stellungen
C. setzt dorsal in der Mitte des Schenkelhalses an
D. umschließt ventral den gesamten Schenkelhals
E. entspringt vom Rand des faserknorpeligen Labrum acetabulare

| 1.107 | 1.7.3 | Fragentyp C |

Im Gegensatz zum medialen Meniskus wird der laterale Meniskus häufiger lädiert,

weil

der laterale Meniskus mit dem Lig. collaterale fibulare verwachsen ist.

2. Indikationen und Kontraindikationen des operativen Eingriffs

2.001	2.2.1	
2.002	2.2.2	
2.003		Fragentyp B

Ordnen Sie den Erkrankungen der Liste 1 die jeweils richtige Indikation der Liste 2 zu.

Liste 1	Liste 2
2.001 Karotisstenose Stadium I	A. Absolute Indikation zur Operation
2.002 Phimose	B. Relative Indikation zur Operation
2.003 Magenperforation	C. Kosmetische Indikation zur Operation
	D. Soziale Indikation zur Operation
	E. Operationskontraindikation

2.004	2.2.1	
2.005	2.2.2	Fragentyp B

Ordnen Sie den Erkrankungen der Liste 1 die jeweils richtige Operationsindikation der Liste 2 zu.

Liste 1	Liste 2
2.004 Strangulierte Hernie	A. Absolute Indikation zur Operation
2.005 Narbenkeloid	B. Relative Indikation zur Operation
	C. Kosmetische Indikation zur Operation
	D. Soziale Indikation zur Operation
	E. Kontraindikation zur Operation

2.006   2.2.2
              2.2.3   Fragentyp C

Die operative Versorgung einer offenen Unterschenkelfraktur 1. Grades ist dringlich,

weil

nur die operative Stabilisierung einer offenen Unterschenkelfraktur die für die Wundheilung notwendige Immobilisierung garantiert.

2.007   2.2.2   Fragentyp A

Eine absolute Operationsindikation ist gegeben bei allen folgenden Erkrankungen, außer

A. der Milzruptur
B. dem hochsitzenden Ösophaguskarzinom
C. der perforierten Appendix
D. der Hodentorsion
E. der Tibiafraktur mit Gelenkbeteiligung

2.008   2.4
              2.5   Fragentyp C

Die operative Entfernung eines Primärtumors bei bereits vorhandenen Metastasen ist beim Neuroblastom ohne lebensverlängernden Effekt,

weil

bei der Kombination zytostatischer Tumortherapie mit chirurgischen und strahlentherapeutischen Maßnahmen in der Regel der Grundsatz gilt: Tumor lokalisiert - Therapie lokalisiert, Tumor generalisiert - Therapie generalisiert.

2.009 2.5 Fragentyp C

Bei Querschnittslähmungen sind Rehabilitationsmaßnahmen vom ersten Tag an durchzuführen,

weil

bei Patienten mit Querschnittssymptomatik durch frühzeitige physikalische und krankengymnastische Therapie die Ausbildung eines erhöhten Muskeltonus verhindert werden kann.

2.010 2.5 Fragentyp D

Welche Aussage(n) über physikalische und krankengymnastische Maßnahmen im Rahmen der Rehabilitation trifft (treffen) zu?

1) Ein spastischer Muskeltonus wird durch Entspannungsübungen behandelt, welche die aktive Mitarbeit des Patienten erfordern.
2) Isometrische Spannungsübungen sind bei schweren Durchblutungsstörungen indiziert.
3) Isometrische Spannungsübungen dürfen nicht an einer mit AO-Platte versorgten Tibiafraktur durchgeführt werden.
4) Beim Schädel-Hirn-Trauma sollen die Gelenke früh passiv mobilisiert werden.

Wählen Sie bitte die zutreffende Aussagenkombination.

A. Nur 1, 2 und 4 sind richtig
B. Nur 1 und 4 sind richtig
C. Nur 1 ist richtig
D. Nur 1, 3 und 4 sind richtig
E. Alle Aussagen sind richtig

3. Asepsis, Antisepsis, Hospitalismus

3.001	3.1	Fragentyp A

Mit welcher Methode erzielt man <u>keine</u> Sterilisation?

A. Autoklavieren
B. Bestrahlung mit β- und γ-Strahlen
C. Milliporefilter
D. Formaldehydvernebler
E. Äthylenoxidbehandlung

3.002	3.1	Fragentyp C

Durch Auskochen von Instrumenten werden Gasbrand-, Milzbrand- und Tetanuserreger abgetötet,

<u>weil</u>

anaerobe Bakterien der Resistenzstufe I zuzuordnen sind.

3.003   3.1   Fragentyp D

Im Autoklaven sind Sporen der Resistenzstufe III bei folgenden Bedingungen abgetötet:

	Temperatur [°C]	Druck [at]∿[kPa]	Dauer [h]
1)	100	1 (98)	1 - 2
2)	100	1 (98)	10 - 20
3)	110	0,5 (49)	1,5
4)	121	1 (98)	0,33
5)	134	2 (196)	2

Wählen Sie bitte die zutreffende Aussagenkombination.

A. Nur 2, 3, 4 und 5 sind richtig
B. Nur 1, 2, 4 und 5 sind richtig
C. Nur 2, 4 und 5 sind richtig
D. Nur 5 ist richtig
E. Nur 2 ist richtig

3.004   3.1   Fragentyp A

Im Autoklaven können nicht sterilisiert werden

A. Plastikspritzen
B. Metallinstrumente
C. Gummischuhe
D. Glasgefäß
E. Tupfer

3.005   3.1   Fragentyp D

Mit Heißluft läßt (lassen) sich sterilisieren

1) Glas
2) Metall
3) Textilien
4) Porzellan
5) Gummi

Wählen Sie bitte die zutreffende Aussagenkombination.

A. Nur 1, 2 und 4 sind richtig
B. Nur 2 und 3 sind richtig
C. Nur 1 und 4 sind richtig
D. Nur 3 und 5 sind richtig
E. Alle Aussagen sind richtig

4. Grundprinzipien der Operationstechnik

4.001
4.002
4.003   4.2.1   Fragentyp E

Ordnen Sie den verschiedenen Wundhaken der Liste 1 die jeweils richtige Abbildung der Liste 2 zu.

Liste 1

4.001 Wundhaken nach v. Langenbeck

4.002 Fritzsch-Haken

4.003 Wundhaken nach Roux

Liste 2

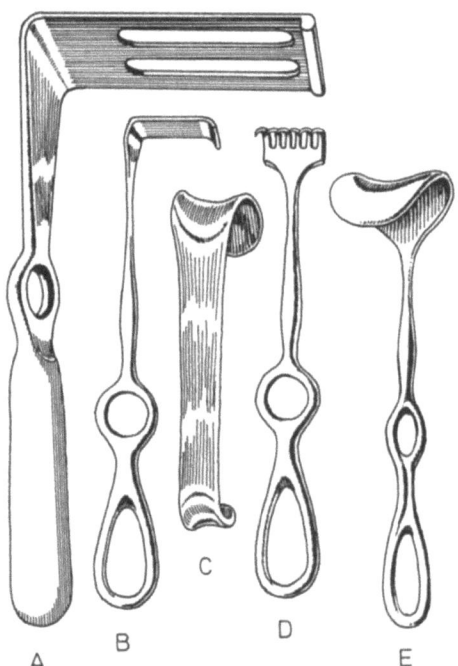

Abb. 9

4.004	4.2.1	Fragentyp D

Für den Blasenkatheterismus ist (sind) geeignet:

1) Swan-Ganz-Katheter
2) Tieman-Katheter
3) Nélaton-Katheter
4) Judkins-Katheter

Wählen Sie bitte die zutreffende Aussagenkombination.

A. Nur 1 ist richtig
B. Nur 2 und 3 sind richtig
C. Nur 2, 3 und 4 sind richtig
D. Nur 1 ist richtig
E. Nur 3 ist richtig

4.005	4.2.1	Fragentyp A

Die Rotanda-Spritze findet Verwendung bei der

A. Liquorpunktion
B. Pleurapunktion
C. Perikardpunktion
D. Kniegelenkpunktion
E. Subklaviapunktion

4.006   4.2.1   Fragentyp E

Bei dem nebenstehend abgebildeten Instrument handelt es sich um

A. eine Darmklemme nach Doyen
B. eine Overholt-Gefäßklemme
C. die Gefäßklemme nach Satynski
D. den Nadelhalter nach Hegar
E. eine Kornzange

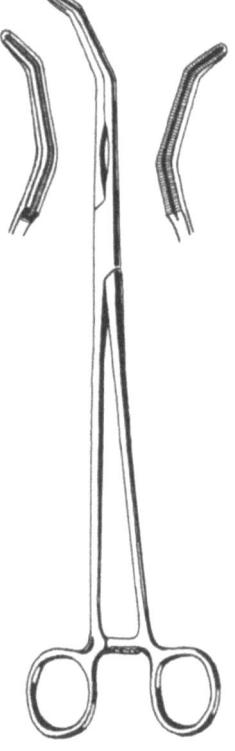

Abb. 10

4.007   4.2.1   Fragentyp D

Für die einfache Wundversorgung einer unkomplizierten Kopfplatzwunde werden u.a. folgende Instrumente bzw. Materialien benötigt mit Ausnahme von

1) Nadelhalter, Schere
2) anatomischer und chirurgischer Pinzette
3) Katgut, Arterienklemmen
4) mit Hämostyptika getränkte Tupfer
5) Merseline mit 3/0- oder 4/0-Nadel
6) sterile Tupfer, Schlitztuch

Wählen Sie bitte die zutreffende Aussagenkombination.

A. Nur 2 und 6 sind richtig
B. Nur 3 und 4 sind richtig
C. Nur 1, 2 und 3 sind richtig
D. Nur 2 und 5 sind richtig
E. Nur 4 und 6 sind richtig

4.008 4.3.2 Fragentyp A

Der Kocher-Kragenschnitt ist typisch für die

A. Splenektomie
B. Mammaplastik nach Garcia
C. Hysterektomie
D. Schilddrüsenresektion
E. Cholezystektomie

4.009 4.3.2 Fragentyp E

Welche der in der Abb. 11 gezeigten Schnittführungen ist immer zu vermeiden?

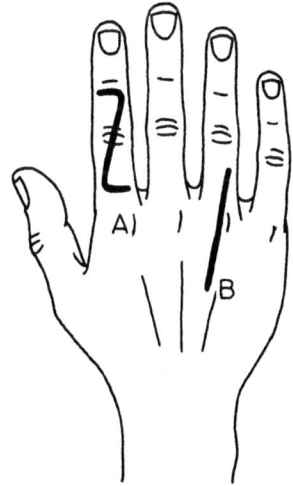
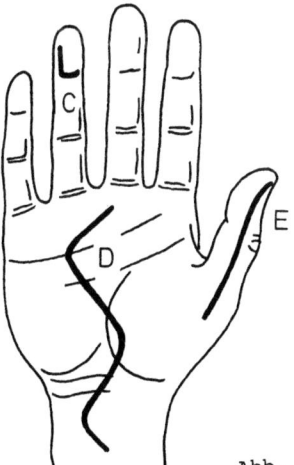

Abb. 11

4.010   4.3.2
         4.3.4   Fragentyp A

Zur Entlastung von Narbenkontrakturen verwendet man

A. die Hautnaht nach Allgöwer
B. eine Z-Plastik
C. eine Röntgenbestrahlung
D. eine Verlängerung der Narbe mit anschließender atraumatischer Naht
E. eine bogenförmige ausgedehnte Plastik mit Raffung

4.011   4.3.3   Fragentyp A

Die Methode der Wahl zur Blutstillung einer stark blutenden Kopfschwartenwunde ist

A. nach eventueller kurzfristiger Abklemmung der Gefäße bei stärkerer Blutung sowie Austastung und Reinigung der Wunde die tiefgreifende Naht, bei der die Galea aponeurotica, nicht aber das Periost, miterfaßt wird.
B. das Aufsuchen der subkutanen Blutgefäße und Unterbindung, anschließend Hautnaht
C. die Elektrokoagulation der spritzenden Gefäße und anschließender Druckverband
D. die durchgreifende Naht mit Erfassung des Periosts
E. die Blutstillung mit heißen Tüchern und anschließendem Wundverschluß mit Drainage

4.012   4.3.3   Fragentyp D

Bei direkter Blutstillung mit Abklemmen und anschließender Gefäßnaht lassen sich folgende Klemmen verwenden:

1) Péan-Klemme
2) Kocher-Klemme
3) Mikulicz-Klemme
4) Satynski-Klemme
5) Backhaus-Klemme
6) Pott-Klemme

Wählen Sie bitte die zutreffende Aussagenkombination.

A. Nur 3, 4 und 6 sind richtig
B. Nur 1, 3 und 6 sind richtig
C. Nur 4 und 6 sind richtig
D. Nur 1, 3 und 4 sind richtig
E. Nur 2, 3, 4 und 5 sind richtig

4.013 4.016
4.014
4.015   4.3.4   Fragentyp B

Ordnen Sie den Nahtformen der Liste 1 das jeweils typische Anwendungsgebiet der Liste 2 zu.

Liste 1

4.013 Lembert-Naht
4.014 Donati-Naht
4.015 Durchflechtungsnaht nach Bunnell
4.016 Lengemann-Naht

Liste 2

A. Epidermis
B. Sehnen
C. Nerven
D. Arterielle Gefäße
E. Magen-Darm-Kanal

4.017
4.018
4.019   4.3.4   Fragentyp E

Ordnen Sie den verschiedenen Hautnahtarten der Liste 1
die jeweils richtige Skizze der Liste 2 zu.

Liste 1

4.017 Intrakutannaht nach Allgöwer

4.018 Knopfnaht

4.019 U-Naht

Liste 2

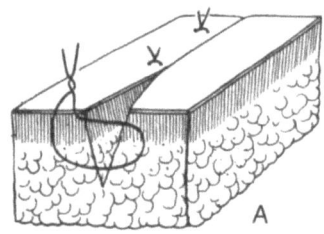

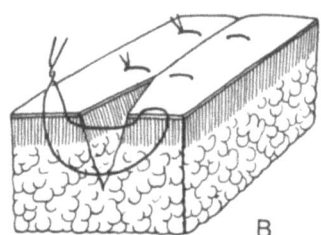

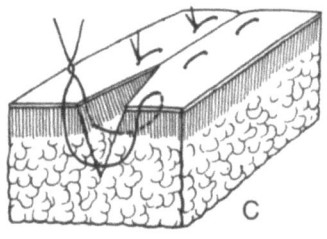

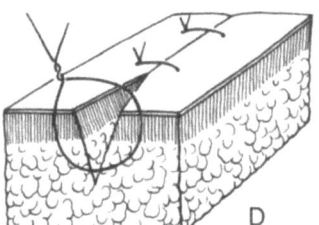

E. keine der Abbildungen

Abb. 12

4.020
4.021
4.022   4.3.4   Fragentyp B

Ordnen Sie den Nähten der Liste 1 die jeweils richtige
Indikation der Liste 2 zu.

Liste 1	Liste 2
4.020 Bassini-Naht	A. Leberrevision wegen Trauma
4.021 Flaschenzugnaht	B. Pankreasrevision wegen Trauma
4.022 Tabaksbeutelnaht	C. Subtotale Strumektomie
	D. Appendektomie
	E. Inguinalhernienoperation

4.023　　　　　　　　4.3.5　　　　　　　　Fragentyp E

Welche Einstichstelle eignet sich am besten zur Perikardpunktion?

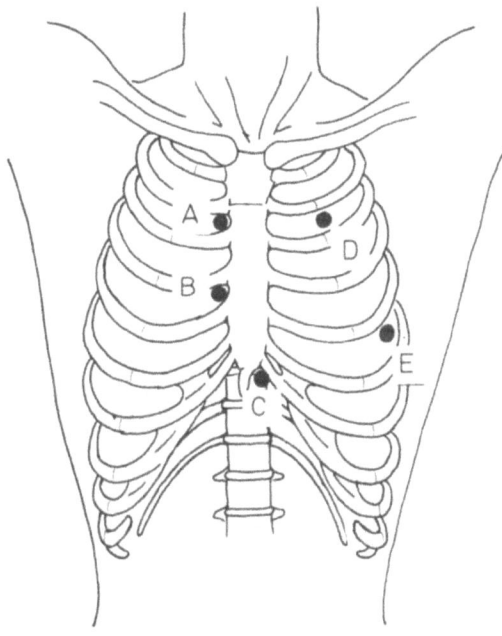

Abb. 13

4.024   4.3.5   Fragentyp C

Bei der Punktion eines Pleuraergusses soll am Oberrand der Rippe punktiert werden,

weil

dadurch die im Sulcus costae verlaufenden Interkostalgefäße nicht gefährdet werden.

4.025   4.3.6   Fragentyp D

Eine Bülau-Drainage ist indiziert

1) nach jeder Thorakotomie
2) bei einem Hämatothorax infolge Rippenserienfraktur
3) bei rezidivierendem Pneumothorax
4) bei einem Pleuraempyem

Wählen Sie bitte die zutreffende Aussagenkombination.

A. Nur 1, 2 und 3 sind richtig
B. Nur 1, 2, und 4 sind richtig
C. Nur 1, 3 und 4 sind richtig
D. Nur 2, 3 und 4 sind richtig
E. Alle Aussagen sind richtig

4.026   4.4   Fragentyp A

Die Abstoßung von - relativ selten angewandten - allogenen Hauttransplantaten beruht in erster Linie auf

A. einer bakteriellen Infizierung des Transplantats
B. einer insuffizienten Vaskularisierung des Transplantats
C. humoralen Immunreaktionen seitens des Empfängers
D. einer zytotoxischen Aktivierung spezifisch reagierender T-Lymphozyten des Empfängers
E. einer zu lockeren Naht des Transplantats

5. Prinzipien der Vor- und Nachbehandlung bei operativen Eingriffen und bei Traumen

5.001 5.1.1
5.1.2 Fragentyp D

Welche Routineuntersuchungen sollten vor allen Operationen durchgeführt werden?

1) Urinuntersuchung auf Eiweiß und Zucker sowie Urinsedimentuntersuchung
2) Thoraxübersichtsaufnahme
3) Hämatokrit, Hämoglobin und Erythrozytenzahl
4) Bestimmung der Leukozytenzahl im Blut
5) Belastungs-EKG

Wählen Sie bitte die zutreffende Aussagenkombination.

A. Nur 1, 2, 3 und 4 sind richtig
B. Nur 2, 3 und 5 sind richtig
C. Nur 1, 2 und 5 sind richtig
D. Nur 2, 3 und 4 sind richtig
E. Alle Aussagen sind richtig

5.002 5.1.3
5.2.2 Fragentyp A

Sie behandeln eine tiefe Thrombophlebitis mit Heparin und danach mit Dicumarol. Eine dabei auftretende Blutung therapieren Sie mit

A. Protaminsulfat i.v. und Vitamin K
B. Umstechung der blutenden Vene
C. Drucktamponade des betroffenen Areals
D. Heparingel und feuchten Umschlägen
E. Kortisongabe i.v.

5.003 5.1.3 Fragentyp A

Welche Maßnahme eignet sich nicht zur postoperativen Thromboseprophylaxe?

A. Postoperative Mobilisation des Patienten vom ersten Tag an
B. Atemübungen des Patienten mit In- und Exspiration
C. Hochstellung des Bettfußendes
D. Colfarit- oder Heparingabe
E. Senkung des Quick-Werts unter 20%

5.004 5.1.3
       5.2.2 Fragentyp A

Ein 54jähriger Patient wurde vor 8 Tagen cholezystektomiert. Seit einigen Stunden ist sein linker Unterschenkel angeschwollen; bei der Untersuchung gibt er Plantar- und Wadendruckschmerz an. Der Puls ist beschleunigt, die Temperatur erhöht. Welche Diagnose stellen Sie?

A. Postoperatives Immobilisationsödem
B. Akutes Nierenversagen
C. Septischer Schock mit Lymphadenitis
D. Tiefe Thrombophlebitis
E. Myogelose

5.005 5.2.2 Fragentyp A

Als Antidot bei einer Blutung unter Streptokinasetherapie verwendet man

A. Konakion
B. Protaminsulfat
C. Heparin i.v.
D. polyvalentes γ-Globulin
E. ε-Aminocapronsäure (EAC)

5.006   5.2.2
         9.2.1   Fragentyp D

Welche Behandlung ist bei einer fulminanten Lungenmakroembolie am erfolgreichsten?

1) Sofortige hochdosierte Streptokinasetherapie
2) Beine hochlagern, Plasmaexpander infundieren
3) Trendelenburg-Operation
4) Ausräumen des Thrombus mit dem Fogarthy-Katheter
5) Sofortige Heparinisierung

Wählen Sie bitte die zutreffende Aussagenkombination.

A. Nur 1, 2 und 4 sind richtig
B. Nur 3 ist richtig
C. Nur 5 ist richtig
D. Nur 4 und 5 sind richtig
E. Alle Aussagen sind richtig

5.007   5.2.2   Fragentyp A

Am 9. postoperativen Tag klagt ein 45jähriger Patient nach einer Billroth-II-Operation über plötzliche Atemnot und Brustschmerzen. Sie stellen eine Tachykardie, eine starke Dyspnoe, einen Blutdruckabfall und einen Galopprhythmus fest.
An welche Diagnose müssen Sie denken?

A. Insuffizienz der Operationsnaht mit Wunddehiszenzen
B. Roemheld-Syndrom
C. Fulminante Lungenembolie
D. Dumpingsyndrom
E. Disseminierte intravasale Gerinnung

5.008   5.2.2   Fragentyp D

Welche Symptome charakterisieren eine Fettembolie?

1) Hautpetechien
2) Hustenreiz
3) Tachykardie
4) Somnolenz
5) Atemnot

Wählen Sie bitte die zutreffende Aussagenkombination.

A. Nur 1, 2, 4 und 5 sind richtig
B. Nur 2, 3 und 4 sind richtig
C. Nur 1, 4 und 5 sind richtig
D. Nur 2, 3 und 5 sind richtig
E. Alle Aussagen sind richtig

5.009   5.2.2   Fragentyp C

Eine Emboliegefahr besteht bis zum 4. postoperativen Tag,

weil

die bindegewebige Organisation eines Thrombus vorwiegend die Ursache einer Embolie ist.

5.010   5.2.2   Fragentyp A

Postoperativ stellt sich bei einer 64jährigen Patientin mit Totalendoprothese beider Hüftgelenke ein akutes Nierenversagen ein. Welche Angabe aus dem Anästhesistenprotokoll läßt die Ursache des Nierenversagens vermuten?

A. Halothannarkose
B. Infusion von 500 ml Blut
C. Neuroleptanalgesie
D. Intraoperativer Blutverlust von 700 ml
E. Systolischer Blutdruck über 20 min < 70 mm Hg

6. Wundheilung und Wundbehandlung

6.001
6.002   6.2.1   Fragentyp B

Ordnen Sie den verschiedenen Wundheilungsphasen der Liste 1 die richtigen Beschreibungen der Liste 2 zu.

Liste 1

6.001 Proliferationsphase

6.002 Exsudative Phase

Liste 2

A. Interzellularsubstanzbildung und Aggregation der Kollagenmoleküle

B. Kapillar- und Fibroblastensprossung, Retikulinfaserbildung

C. Austritt von Blut; Kinin- und Histaminfreisetzung, Phagozytendiapedese

D. Schorfbildung mit Blutaustritt in die Subkutis

E. Langsame Kontraktion der Wundränder und Ödemausschwemmung

6.003   6.2.1   Fragentyp A

Ein flächenhafter Substanzverlust der oberen Hautschichten mit Heilung ohne Narbenbildung ist typisch für

A. ein Geschwür

B. eine Schürfwunde

C. eine Prellung

D. ein Décollement

E. keines der Genannten

6.004　　　　　　　6.2.1　　　　　　　Fragentyp C

Die Wundkontraktion erfolgt v.a. quer zu den Langer-Linien,

weil

die Haut quer zu den Langer-Linien die beste Verschieblichkeit zeigt.

6.005　　　　　　　6.2.1
　　　　　　　　　32.3.5　　　　　　　Fragentyp A

Bei der Heilung einer traumatisch bedingten Fraktur wird röntgenologisch Kallus sichtbar, wenn

A. die lamellären Strukturen erscheinen
B. sich das Hämatom um die Fraktur bildet
C. das Hämatom organisiert wird
D. sich am Frakturspalt Mineralsalze ablagern
E. Kapillaren in den Frakturbereich einsprossen

6.006　　　　　　　6.2.1　　　　　　　Fragentyp C

Die Wundheilung dauert bei Sehnen- und Faszienverletzungen länger als bei Verletzungen der Haut,

weil

Sehnen und Faszien zu den bradytrophen Geweben gehören.

6.007　　　　　　　6.2.2　　　　　　　Fragentyp A

Welcher Faktor stört den normalen Wundheilungsprozeß nicht?

A. Fehlen des Faktors XIII
B. Juveniler Diabetes
C. Anabole Hormone
D. Vitamin-C- und -K-Mangel
E. Dermatomyositis

6.008   6.2.2   Fragentyp C

Stark belastete Narben können zu Narbenbrüchen führen,

weil

Narbengewebe arm an elastischen Fasern ist.

6.009   6.2.2   Fragentyp A

Die Wundheilung wird nicht verzögert durch

A. hohes Alter
B. Vitamin C-Mangel
C. Kortikoidmedikation
D. lokale Hyperämie
E. erniedrigten Serumeiweißspiegel

6.010   6.2.2
              6.3   Fragentyp D

Nach primärer Wundversorgung einer 4 cm langen Schnittwunde am rechten Daumenballen kommt es nach 4 Tagen zu einer schmerzhaften Rötung mit Fluktuation im Nahtbereich. Welche Maßnahme(n) befürworten Sie?

1) Ruhigstellung der rechten Hand auf einer Gipsschiene und Reparilgel lokal
2) Ziehen der Fäden und Handbäder in Kamillosan oder Rivanol
3) Tetanusprophylaxe wiederholen und hochdosierte Penicillingabe
4) Nach Wiedereröffnung der Wunde und Anfrischen der Wundränder spannungsfreie Naht
5) kleine Stichinzision zur Entlastung der Eiteransammlung

Wählen Sie bitte die zutreffende Aussagenkombination.

A. Nur 3 und 5 sind richtig
B. Nur 1 und 3 sind richtig
C. Nur 1, 3 und 4 sind richtig
D. Nur 2 ist richtig
E. Nur 4 ist richtig

6.011   6.2.2   Fragentyp D

Treten nach einer lege artis durchgeführten Laparotomie ca. 3 - 9 Tage später Wunddehiszenzen auf, so können diese Folgen sein einer

1) Hypovitaminose
2) Störung im Elektrolyt- oder Wasserhaushalt
3) chronischen Leberzirrhose
4) Antikoagulanzientherapie

Wählen Sie bitte die zutreffende Aussagenkombination.

A. Alle Aussagen sind richtig
B. Nur 2, 3 und 4 sind richtig
C. Nur 1, 2 und 3 sind richtig
D. Nur 4 ist richtig
E. Nur 1 und 3 sind richtig

6.012   6.3   Fragentyp A

Eine Wundrandanfrischung erfolgt nicht bei Verletzungen der

A. Unterarme
B. Finger und des Gesichts
C. Fußsohlen
D. Oberschenkel
E. Gesäßregion

6.013   6.3   Fragentyp D

Welche Voraussetzungen müssen erfüllt sein, um eine Wunde per primam zu versorgen? Die Wunde darf

1) nicht älter als 6 - 8 h sein
2) keine Bißwunde sein
3) nicht größer als 3 cm sein
4) keine livide Verfärbung zeigen
5) nicht mit menschlichem Eiter Kontakt gehabt haben

Wählen Sie bitte die zutreffende Aussagenkombination.

A. Nur 1, 3 und 5 sind richtig
B. Nur 2, 3 und 4 sind richtig
C. Nur 1, 2 und 5 sind richtig
D. Nur 2 und 5 sind richtig
E. Nur 3, 4 und 5 sind richtig

6.014 6.3 Fragentyp A

Bei der chirurgischen Wundversorgung kann am ehesten verzichtet werden auf

A. lokale Salbenapplikation
B. Ruhigstellung und Hochlagern der Extremität
C. Tetanusprophylaxe
D. Ausschneiden der Wundränder im Gesunden
E. sterilen Verband

6.015 6.3 Fragentyp C

Antibiotika eignen sich nicht zur Tetanusprophylaxe,

weil

Antibiotika die Tetanustoxine nicht neutralisieren und die in den Wundtaschen liegenden Sporen nicht angreifen können.

6.016 6.3 Fragentyp D

Welche Wundart soll nicht mit einer Primärnaht versorgt werden (auch wenn diese Wunde nicht älter als 8 h ist)?

1) Taschenreiche Wunde
2) Schußwunde
3) Entzündete Wunde
4) Bißwunde

Wählen Sie bitte die zutreffende Aussagenkombination.

A. Nur 1 und 3 sind richtig
B. Nur 2 und 4 sind richtig
C. Nur 2 und 3 sind richtig
D. Nur 4 ist richtig
E. Alle Aussagen sind richtig

7. Pathophysiologische Grundlagen beim operativen Eingriff und Trauma

7.001　　　　　　　7.1.1　　　　　　　Fragentyp C

Bei der isotonen Dehydratation bleibt das Intrazellulärvolumen gleich groß,

weil

bei der isotonen Dehydratation der ZVD niedrig ist und ein sog. Volumendurst besteht.

7.002　　　　　　　7.1.1　　　　　　　Fragentyp C

Bei der hypotonen Dehydratation zeigen sich Symptome wie zerebrale Krämpfe sowie Verwirrtheit bis zum Koma,

weil

das Intrazellularvolumen sich bei hypotoner Dehydratation verringert.

7.003　　　　　　　7.1.1　　　　　　　Fragentyp A

Unmittelbar nach einem Trauma werden folgende Elektrolyte vermindert ausgeschieden, mit Ausnahme von

A. Natrium

B. Kalium

C. Chlor

D. Kalzium

E. NaHCO$_3$

7.004
7.005   7.1.1   Fragentyp B

Ordnen Sie den Hydratationszuständen der Liste 1 die jeweils richtige Symptomatik der Liste 2 zu.

Liste 1

7.004 Isotone Dehydratation

7.005 Hypotone Hyperhydratation

Liste 2

A. Ödeme, Ergüsse

B. Nausea, Erbrechen, Bradykardie, Durchfälle, Muskelkrämpfe

C. Durst, Unruhe, Verwirrung, Fieber

D. Oligurie, Schocksymptomatik

E. Keine der genannten

7.006   7.1.1   Fragentyp D

Natriumbestand und Serumosmolarität sind erniedrigt bei der

1) hypotonen Dehydratation
2) isotonen Hyperhydratation
3) hypotonen Hyperhydratation
4) hypertonen Hyperhydratation
5) isotonen Dehydratation

Wählen Sie bitte die zutreffende Aussagenkombination.

A. Nur 2, 3 und 4 sind richtig

B. Nur 1 und 3 sind richtig

C. Nur 4 ist richtig

D. Nur 1 und 5 sind richtig

E. Nur 2 und 5 sind richtig

7.007   7.1.1   Fragentyp D

Die Serumnatriumkonzentration

1) ist ein Parameter der Osmolarität der Körperflüssigkeit

2) geht mit dem Natriumbestand des Körpers parallel
3) zeigt an, ob eine Retention oder ein Defizit an Wasser vorliegt
4) ist immer erniedrigt bei Verkleinerung des Intrazellularvolumens

Wählen Sie bitte die zutreffende Aussagenkombination.

A. Alle Aussagen sind richtig
B. Nur 1 und 4 sind richtig
C. Nur 1 und 3 sind richtig
D. Nur 2 ist richtig
E. Nur 2 und 4 sind richtig

7.008　　　　　　　　7.1.1　　　　　　　Fragentyp A

Die Infusionstherapie eines Schockpatienten läßt sich am besten kontrollieren mit einer

A. stündlichen Serumnatriumbestimmung
B. Messung von Blutdruck und Puls
C. Registrierung des ZVD
D. Messung des Körpergewichts mit einer Bettwaage
E. Bilanzierung von Ein- und Ausfuhr

7.009　　　　　　　　7.1.1　　　　　　　Fragentyp A

Welche Infusionslösung wird als Plasmaexpander eingesetzt?

A. 0,9% NaCl-Lösung
B. Ringer-Laktatlösung
C. Dextran 40-Lösung
D. 5%-Glukoselösung
E. Keine der genannten Lösungen

7.010   7.1.1
        7.1.2   Fragentyp D

Welche Aussage über die ACD-Blutkonserven sind richtig?

1) Mit zunehmender Lagerzeit der ACD-Konserve steigt der Kaliumspiegel in der Konserve.
2) Der Ammoniakgehalt einer älteren Blutkonserve ist niedriger als der einer frischen.
3) Mit zunehmender Lagerzeit sinkt der pH des Serums.
4) Während der Lagerung sinkt der 2,3-DPG-Gehalt der Konserve.

Wählen Sie bitte die zutreffende Aussagenkombination.

A. Nur 1, 2 und 3 sind richtig
B. Nur 1 und 4 sind richtig
C. Nur 1, 2 und 4 sind richtig
D. Nur 2 und 3 sind richtig
E. Nur 1, 3 und 4 sind richtig

7.011   7.1.2   Fragentyp A

Welche Angaben über den Normbereich der Säure-Basen-Werte nach der Astrup-Methode sind richtig?

	pH	pCO_2 (mmHg)	Standard-$NaHCO_3$ (mmol/l)	BE
A.	7,4 ± 0,04	40 ± 4	23 ± 2	± 2,5
B.	7,1 ± 0,03	40 ± 4	23 ± 2	± 2,5
C.	7,4 ± 0,03	23 ± 3	40 ± 4	± 2,5
D.	7,4 ± 0,03	abhängig vom Lebensalter 70 - 100	23 ± 2	± 2,5
E.	7,4 ± 0,03	6 - 10	40 ± 4	2,5

7.012	7.015
7.013	
7.014	7.1.2 Fragentyp B

Ordnen Sie den Befunden der Liste 1 die jeweils richtige
Interpretation der Liste 2 zu.

Liste 1

	Hb	Hk ±	Serumeiweiß	Serumnatrium
7.012	↓	n-↓	↓	n-↓
7.013	↓	↓ ↓	↓	↑
7.014	↑	↑ ↑	↑	↓
7.015	↑	↑	↑	n-↑

Liste 2

A. Hypotone Dehydratation
B. Hypertone Dehydratation
C. Hypotone Hyperhydratation
D. Hypertone Hyperhydratation
E. Isotone Dehydratation

7.016	
7.017	
7.018	7.1.2 Fragentyp B

Ordnen Sie den Therapiezielen der Liste 1 die jeweils
richtige Auswahl an Infusionslösungen der Liste 2 zu.

Liste 1	Liste 2
7.016 Acidosepufferung	A. PPSB, Cohn-Fraktion
7.017 Alkalosepufferung	B. NH_4Cl, Arginin-HCl
7.018 Erhöhung des kolloid- osmotischen Drucks im Blut	C. Dextran 40, Dextran 70
	D. Mannit, Sorbit, Rheoma-krodex
	E. THAM, $NaHCO_3$

7.019
7.020
7.021   7.1.2   Fragentyp B

Ordnen Sie den Befunden des Säure-Basen-Haushalts der Liste 1 die jeweils richtige Diagnose der Liste 2 zu.

Liste 1

	pH	pCO_2 (mmHg)	Standard-$NaHCO_3$ (mmol/l)
7.019	7,33	32	18
7.020	7,29	60	24,4
7.021	7,22	38	15,5

Liste 2

A. Dekompensierte metabolische Azidose
B. Dekompensierte respiratorische Azidose
C. Metabolische Acidose, teilweise kompensiert
D. Respiratorische Acidose, teilweise kompensiert
E. Fehlbestimmung im Labor

7.022   7.1.2   Fragentyp A

Gegen eine Dehydratation spricht

A. ein Lungenödem
B. eine geschwollene Zunge
C. Trockenheit der Schleimhäute
D. ein hohes spezifisches Gewicht des Urins
E. ein schlaffer Hautturgor

7.023
7.024
7.025   7.1.2   Fragentyp F

Bei einem 25jährigen, 70 kg schweren Patienten mit einer Oberschenkeltrümmerfraktur, der sich im hämorrhagischen Schock befindet, wird eine Blutgasanalyse im arteriellen Blut durchgeführt (Methode nach Astrup).

Werte im arteriellen Blut:
pH: 7,29; pCO_2: 37 mmHg; Standard-$NaHCO_3$ 18 mmol/l;
BE: -8,2

7.023

Wie ist dieser Befund zu interpretieren?

1) Infolge des Schockereignisses hat der Patient hyperventiliert, kompensatorisch erniedrigte sich das Standard-$NaHCO_3$.
2) Es liegt eine kompensierte respiratorische Acidose vor.
3) Es liegt eine dekompensierte Acidose vor.
4) Durch die sauren Stoffwechselprodukte ist der BE negativ, es liegt folglich eine Additionsacidose vor.
5) Die Acidose ist metabolisch bedingt, der leicht erhöhte pCO_2 zeigt an, daß eine respiratorische Kompensation begonnen hat.

Wählen Sie bitte die zutreffende Aussagenkombination.

A. Nur 1 und 2 sind richtig
B. Nur 3 ist richtig
C. Nur 3 und 4 sind richtig
D. Nur 3 und 5 sind richtig
E. Nur 4 und 5 sind richtig

7.024

Wenn Sie in diesem Falle zur Säure-Basen-Korrektur eine 0,3molare THAM-Lösung infundieren wollen, so müßten Sie substituieren

A. 200 ml
B. 300 ml
C. 600 ml
D. 1000 ml
E. 1800 ml

7.025

Wenn Sie in diesem Falle zur Korrektur des Säure-Basen-Haushalts eine 8,4%ige NaHCO$_3$-Lösung infundieren wollten, müßten Sie infundieren ca.

A. 200 ml
B. 300 ml
C. 600 ml
D. 1000 ml
E. 2500 ml

7.026　　　　　　　7.1.2　　　　　　　Fragentyp A

Im EKG diagnostizieren Sie eine Senkung der ST-Strecke, U-Wellen und Arrhythmien. Der Patient bietet postoperativ ferner eine Ileussymptomatik mit Reflexausfällen. Welche Störung liegt vor?

A. Hyperthyreose
B. Azidotisches Koma eines Diabetikers
C. Alkoholintoxikation
D. Hypokaliämie
E. Hyperventilationssyndrom

7.027　　　　　　　7.1.2　　　　　　　Fragentyp A

Typische Symptome einer Hyperkapnie sind alle, außer

A. Kopfschmerzen
B. warme, schwitzige Haut
C. arterielle Hypotonie
D. Muskelzuckungen ("Flapping")
E. Miosis

7.028　　　　　　　7.1.2　　　　　　　Fragentyp D

Bei einer metabolischen Alkalose

1) wird die Sauerstoffbindungskurve nach links verschoben
2) steigt der Chloridspiegel im Blut
3) steigt der Kaliumspiegel im Blut
4) ist der Base excess positiv
5) erscheinen im Harn vermehrt Ammonium-Ionen

Wählen Sie bitte die zutreffende Aussagenkombination.

A. Nur 1 und 4 sind richtig
B. Nur 2, 3 und 4 sind richtig
C. Nur 1, 3 und 4 sind richtig
D. Nur 1, 3 und 5 sind richtig
E. Nur 1, 2, 4 und 5 sind richtig

7.029　　　　　　　7.1.3　　　　　　　Fragentyp C

Im Postaggressionsstoffwechsel ist der Hauptlieferant der postoperativen Energie in den ersten 3 Tagen das Fettgewebe,

weil

postoperativ vermehrt ACTH, Katecholamine und Kortikoide ausgeschüttet werden.

7.030　　　　　　　7.1.3　　　　　　　Fragentyp A

Nach einer Cholezystektomie kommt es in den ersten 48 h postoperativ nicht zu

A. einem Harnstoffanstieg im Blut
B. einer erhöhten ADH-Inkretion
C. einer Hyperkaliämie
D. einer metabolischen Azidose infolge Katabolie
E. einer Temperaturerhöhung

8. Chirurgische Infektionslehre

8.001	8.1		
8.002	8.2.1		
8.003	8.2.2	8.2.3	Fragentyp F

Ein 43jähriger Patient kommt in Ihre Sprechstunde und klagt über eine schmerzhafte, rötliche Schwellung am rechten Fuß, die gestern aufgetreten sei; heute nacht habe er "Schüttelfrost" gehabt.
Befund: hypertherme, scharf zur gesunden Haut abgegrenzte flammend rote Schwellung am rechten lateralen Fußrücken bis zum lateralen Unterschenkeldrittel aufsteigend.
Temperatur: 38,8 °C axillar; RR: 150/80 mm Hg; Puls: 100/min

8.001

Welche Diagnose ist am wahrscheinlichsten?

A. Akuter Oberschenkelarterienverschluß

B. Erysipelas rubeosum

C. Gangrän des rechten Unterschenkels

D. Gasbrand am rechten Unterschenkel

E. Tiefe Beinvenenthrombose

8.002

Wodurch wird diese Krankheit verursacht?

A. Erysipelothrix rhusiopathiae

B. Hämolysierende Streptokokken

C. Clostridien

D. Embolie

E. Keine der genannten

8.003

Welche therapeutischen Maßnahmen schlagen Sie vor?

A. Penicillin in hohen Dosen, Bettruhe und feuchte Umschläge
B. Exzision und Drainage des nekrotischen Gewebes, Antibiotika nach Antibiogramm
C. Primäre hyperbare Sauerstoffapplikation
D. Bettruhe, Nebacetinpuder lokal und Fortral i.v.
E. Kompressionsverband und Heparingabe

8.004　　　　　　　　8.2.2　　　　　　　　Fragentyp A

Bei der Visite fällt Ihnen bei einer 63jährigen Diabetikerin ein blau-grünlich gefärbter Unterschenkelverband auf, der süßlich riecht.
An welche Infektion denken Sie?

A. Ecthyma gangraenosum
B. Furunkulose
C. Wundinfekt durch Pseudomonas aeruginosa
D. Gasbrand
E. Erysipeloid

8.005　　　　　　　　8.2.3
　　　　　　　　　　　6.3　　　　　　　　Fragentyp D

Die Therapie einer putriden Wunde kann umfassen

1) Exzision der Nekrosen
2) geschlossene Wundbehandlung
3) Spülung und Drainage
4) Gabe von Antibiotika nach Resistenzbestimmung

Wählen Sie bitte die zutreffende Aussagenkombination.

A. Alle Aussagen sind richtig
B. Nur 1 und 4 sind richtig
C. Nur 1, 3 und 4 sind richtig
D. Nur 1, 2 und 3 sind richtig
E. Nur 1 und 3 sind richtig

8.006   8.3   Fragentyp D

Welche therapeutischen Maßnahmen ergreifen Sie bei einer Infektion mit Clostridium perfringens?

1) Primärer Wundverschluß
2) Antitoxin ab 4. Tag 30 000 E täglich
3) Ausgedehnte Spaltung von Haut, Muskeln und Faszien
4) Drainage der Wunde und Perfusion mit H_2O_2 und Antibiotika
5) Behandlung in hyperbarer Sauerstoffkammer

Wählen Sie bitte die zutreffende Aussagenkombination.

A. Nur 3, 4 und 5 sind richtig
B. Nur 1, 2 und 4 sind richtig
C. Nur 2, 4 und 5 sind richtig
D. Nur 1, 3 und 4 sind richtig
E. Alle Aussagen sind richtig

8.007   8.3   Fragentyp D

Wann sollte eine Simultanimpfung mit Tetanusadsorbatimpfstoff und Tetanus-IG durchgeführt werden?

1) Als Auffrischungsimpfung nach 5 Jahren
2) Bei einer Schürfwunde am Unterarm im 2. Jahr nach abgeschlossener Grundimmunisierung
3) Bei der Präventivmehrfachimpfung im 1. Lebensjahr
4) Bei einem bewußtlosen Patienten mit einer 2 cm langen Platzwunde am rechten Oberarm

Wählen Sie bitte die zutreffende Aussagenkombination.

A. Nur 1, 2 und 4 sind richtig
B. Nur 2 und 3 sind richtig
C. Nur 1 und 4 sind richtig
D. Nur 3 und 4 sind richtig
E. Nur 4 ist richtig

8.008	8.3	
8.009	8.7	Fragentyp F

Ein 30jähriger Pkw-Fahrer zieht sich bei einem Unfall eine gelappte, etwa 6 cm lange Wunde am linken Oberschenkel zu. 7 h später ist die Wunde auffallend schmerzhaft und zeigt blaß-livide Wundränder. Die Muskulatur sieht aus wie "gekochter Schinken", beim Druck auf die Muskulatur treten kleine Bläschen aus. Im Röntgenbild zeigt die Muskulatur eine gefiederte Struktur.

8.008

An welche Diagnose müssen Sie denken?

A. Pyocyaneusinfekt
B. Anaerobierinfektion
C. Phlegmone
D. Tetanusinfektion
E. Erysipel

8.009

Welche Therapiemaßnahmen schlagen Sie vor?

A. Operative Revision mit breiter Freilegung der Wunde, Drainage und hochdosierte Antibiotikagabe
B. Antibiotika i.v. nach Antibiogramm
C. H_2O_2-Spülung, offene Wundbehandlung, Bettruhe
D. Sedierung mit Diazepam und Hyperimmunglobulingabe
E. Ruhigstellung des Beins und Antiphlogistikagabe

8.010　　　　　　　8.3　　　　　　　Fragentyp D

Durch welche Bedingungen wird das Auskeimen der Sporen von Tetanus- oder Gasbrandkeimen in einer Wunde begünstigt?

1) Starke Blutung
2) Mischinfektion mit sauerstoffreduzierenden Keimen
3) Tiefe Wunde mit Wundtaschen
4) Muskelzertrümmerungen
5) Ausgedehnte Hämatome

Wählen Sie bitte die zutreffende Aussagenkombination.

A. Nur 3, 4 und 5 sind richtig
B. Nur 2, 3 und 4 sind richtig
C. Nur 1, 2 und 5 sind richtig
D. Nur 2, 3, 4 und 5 sind richtig
E. Alle Aussagen sind richtig

8.011　　　　　　　8.3　　　　　　　Fragentyp D

Zu den Frühsymptomen des Gasbrands gehören

1) hohes Fieber
2) deutliche Rötung der ödematösen Haut
3) Tachykardie
4) Hypotonie
5) akut einsetzende Schmerzen im Wundbereich

Wählen Sie bitte die zutreffende Aussagenkombination.

A. Nur 3, 4 und 5 sind richtig
B. Nur 1, 3 und 4 sind richtig
C. Nur 2, 3 und 4 sind richtig
D. Nur 2, 4 und 5 sind richtig
E. Alle Aussagen sind richtig

8.012   8.3   Fragentyp D

Welche Symptome kann man bei einer Tetanusintoxikation beobachten?

1) Kopfschmerzen, Schwindel
2) Babinski-Reflex positiv
3) Hyperthermie
4) Trismus
5) "Risus sardonicus"

Wählen Sie bitte die zutreffende Aussagenkombination.

A. Nur 1, 2 und 5 sind richtig
B. Nur 2, 3 und 4 sind richtig
C. Nur 2, 4 und 5 sind richtig
D. Nur 1, 3 und 4 sind richtig
E. Alle Aussagen sind richtig

8.013   8.3
8.014   8.8.1   Fragentyp B

Ordnen Sie den Symptomen der Liste 1 die sie verursachende Krankheit der Liste 2 zu.

Liste 1	Liste 2
8.013 "Risus sardonicus"	A. Tetanusintoxikation
8.014 Schlingkrämpfe und Hydrophobie	B. Lyssa
	C. Gasbrand
	D. Erysipel
	E. Milzbrand

8.015		
8.016	8.4	Fragentyp F

Sie sehen bei einem Patienten eine hochrote Hautinfiltration am Hals. Unter der Haut ist eine Verhärtung zu tasten. In dem angefertigten Präparat sehen Sie im Mikroskop drusenartige Strukturen.

8.015

An welchen Erreger müssen Sie denken?

A. Candida albicans

B. Actinomyces Wolff-Israeli

C. Bacillus anthracis

D. Trichophyton rubrum

E. Mycosis fungoides

8.016

Welche Therapie erachten Sie als die richtige?

A. Röntgenbestrahlung

B. Exzision des Herdes, anschließend Bestrahlung mit dem Betatron

C. Prednisongabe

D. Methotrexatinfusion

E. Keine der genannten

8.017	8.6	Fragentyp A

Welcher der aufgeführten Tests ist am spezifischsten für den Nachweis einer Lues?

A. Wassermann-Reaktion mit Cardiolipin

B. Cardiolipin-Mikroflockungstest

C. Treponemen-Immobilisationstest nach Nelson

D. Meinicke-Flockungsreaktion

E. Wassermann-Reaktion mit Proteinantigen der Reiter-Spirochäte

8.018   8.7   Fragentyp A

Eine gefährliche Komplikation eines Oberlippenfurunkels ist

A. die Thrombose einer V. ophthalmica
B. die Sinusitis maxillaris
C. das Rhinophym
D. ein Lungeninfarkt
E. der Retropharyngealabszeß

8.019   8.7   Fragentyp A

Welche Komplikation tritt beim Erysipel nicht auf?

A. Endokarditis
B. Somnolenz und Delir beim Gesichtserysipel
C. Elephantiasis
D. Staphylokokkensepsis
E. Metastatische Pyelonephritis

8.020   8.7   Fragentyp D

Wie behandelt man zunächst einen Oberlippenfurunkel?

1) Penicillin hochdosiert
2) Exzision des Furunkels nach lokaler Vereisung
3) Kau- und Sprechverbot
4) pürierte Kost
5) 2mal täglich Rotlicht

Wählen Sie bitte die zutreffende Aussagenkombination.

A. Nur 1, 2 und 4 sind richtig
B. Nur 3 und 5 sind richtig
C. Nur 1, 3, 4 und 5 sind richtig
D. Nur 2 und 4 sind richtig
E. Alle Aussagen sind richtig

8.021
8.022   8.7   Fragentyp F

Ein 30jähriger Metzger kommt zu Ihnen mit einer Hiebverletzung am linken Oberschenkel, die er sich vor 6 Tagen zugezogen hat. Proximal von der Wunde sieht man eine scharf begrenzte Rötung und Schwellung des Oberschenkels. Welche Verdachtsdiagnose stellen Sie?

8.021

A. Posttraumatisches, hämorrhagisches Wundödem
B. Erysipelothrix rhusiopathiae-Infekt
C. Staphylodermie
D. Phlegmasia coerulea dolens
E. Abszeß der unzureichend behandelten Wunde

8.022

Welche therapeutische Maßnahme befürworten Sie bei obiger Verletzung nicht?

A. Ruhigstellung des betroffenen Körperteils
B. Gabe von Rotlaufserum
C. Hyperbare, lokale O_2-Applikation
D. Penicillin G hochdosiert oder Tetrazykline über 6 - 10 Tage
E. Wundöffnung

8.023
8.024   8.7   Fragentyp F

Ein 35jähriger Patient klagt über Schmerzen im rechten unteren Thoraxbereich mit Ausstrahlung in die rechte Schulter und die rechte Supraklavikulargrube.
Temperatur: 38,8°C axillar
Leukozyten: 14000/mm^3 (14 · 10^9/l).
Röntgenübersichtsaufnahme des Thorax: rechtsseitiger Zwerchfellhochstand mit Zeichen eines Ergusses auf dieser Seite, kein Hinweis auf pneumonische Infiltrate.

8.023

Welche Verdachtsdiagnose stellen Sie?

A. Rechts-basale Pneumonie
B. Cholezystitis
C. Perforierte Appendix mit Peritonitis und Pneumonie
D. Subphrenischer Abszeß
E. Lungenembolie

8.024

Womit würden Sie Ihre Verdachtsdiagnose sichern?

A. Cholangiographie
B. Untersuchung des Punktats
C. Abdomenübersichtsaufnahme
D. Laparatomie
E. Keine der genannten

8.025	8.7	Fragentyp C

Oberlippenfurunkel soll man grundsätzlich zunächst konservativ behandeln,

weil

bei Oberlippenfurunkeln die Gefahr einer septischen Thrombose des Sinus cavernosus besteht.

8.026	8.029		
8.027			
8.028		8.7	Fragentyp B

Ordnen Sie den Krankheiten der Liste 1 die richtigen Beschreibungen der Liste 2 zu.

Liste 1   Liste 2

8.026 Abszeß   A. Haarwurzelentzündung

8.027 Phlegmone   B. Intrakutaner Infekt mit scharf begrenzter flammender Rötung

8.028 Furunkel

8.029 Erysipel   C. Abgeriegelter, geschlossener Eiterherd

D. Eiterherd in einer präformierten Körperhöhle

E. Diffuse, eitrige, nicht abgegrenzte, fortschreitende Entzündung

8.030	8.7	Fragentyp C

Bei rezidivierenden Furunkeln sollte eine Urin- und Blutzuckerkontrolle durchgeführt werden,

weil

bei rezidivierenden Furunkeln eine allgemeine Abwehrschwäche mit einer Nierenschädigung vorliegen kann.

8.031	8.7	Fragentyp D

Karbunkel können entstehen aus

1) Furunkeln

2) Phlegmonen

3) einem Erysipel

4) traumatisierten, ausgedrückten Follikulitiden

5) Abszessen

Wählen Sie bitte die zutreffende Aussagenkombination.

A. Nur 1, 3 und 5 sind richtig

B. Nur 1 und 4 sind richtig

C. Nur 2, 3 und 4 sind richtig
D. Nur 3 und 5 sind richtig
E. Alle Aussagen sind richtig

8.032   8.8.1   Fragentyp A

Die Diagnose einer Lyssa beim Menschen wird gestellt

A. durch positive Blutkultur
B. mit dem direkten Erregernachweis im Elektronenmikroskop
C. durch Nachweis von Negrikörpern oder positivem Fluoreszenztest im Quetschpräparat des Gehirns vom getöteten Tier
D. durch Komplementbindungsreaktion
E. durch einen Wundabstrich

8.033   8.9.1   Fragentyp A

Welches Organ ist von Echinokokken am häufigsten befallen?

A. Gehirn
B. Leber
C. Milz
D. Lungen
E. Dünn- und Dickdarm

8.034　　　　　　　　8.9.1　　　　　　　　Fragentyp A

Bei einem 43jährigen Landarbeiter wird in der Leber mittels Sonogramm eine Zyste entdeckt; es handelt sich um eine Echinokokkuszyste, die keine Verbindung zu den extrahepatischen Gallenwegen besitzt. Welche Therapie befürworten Sie?

A. Lebertransplantation

B. Resektion des gesamten befallenen Leberlappens

C. Enukleation der Zyste

D. Zystenenukleation, Cholezystektomie und Choledochotomie

E. Laparoskopie und Punktion der Zyste

9. Schock

9.001　　　　　9.1.1　　　　　　Fragentyp C

Im Verlauf eines Schocks kann eine Verbrauchskoagulopathie auftreten,

weil

im initialen Schockzustand das RES-System eine verminderte Aktivität zeigt.

9.002　　　　　9.1.2
　　　　　　　　9.3　　　　　　　Fragentyp D

Zum typischen Bild der globalen Kreislaufinsuffizienz bei einem fortgeschrittenen Kreislaufschock gehört

1) eine erniedrigte Standard-$NaHCO_3$-Konzentration im Blut
2) eine Oligurie infolge gedrosselter Nierendurchblutung
3) eine ausgeprägte Tachykardie
4) ein pO_2, der in der Aorta größer ist als in der A. pulmonalis
5) eine verminderte Kontraktionskraft des Ventrikelmyokards

Wählen Sie bitte die zutreffende Aussagenkombination.

A. Nur 2, 3 und 5 sind richtig
B. Nur 1, 3, 4 und 5 sind richtig
C. Nur 2, 3, 4 und 5 sind richtig
D. Nur 1, 2, 3 und 5 sind richtig
E. Alle Aussagen sind richtig

9.003   9.1.2   Fragentyp A

Die Messung des ZVD im Schock gibt Auskunft über

A. die Druckverhältnisse im Thorax bei In- und Exspiration
B. die Venokonstriktion
C. das Ausmaß des venösen Rückflusses und der Auswurfleistung des rechten Herzens
D. das Ausmaß der pulmonalen Hyperzirkulation
E. keinen der genannten Parameter

9.004   9.1.2   Fragentyp A

Der Schockindex ist definiert als

A. Pulsfrequenz / Herzfrequenz
B. systolischer Blutdruck / ZVD
C. systolischer Blutdruck minus diastolischer Blutdruck
D. systolischer Blutdruck / Pulsfrequenz
E. keine der genannten Definitionen

9.005   9.1.2   Fragentyp A

Der Schockindex ist 1,0, wenn

	Puls	Blutdruck (mm Hg)
A.	100	100/80
B.	80	180/80
C.	60	100/60
D.	140	80/40
E.	120	60/20

9.006   9.2.1   Fragentyp D

Beim bakteriellen Endotoxinschock ist

1) das HMV vermindert
2) die Sauerstoffsättigung erniedrigt
3) die Durchblutung der Nieren, Lungen und des Splanchnikusgebiets gedrosselt
4) der ZVD erhöht oder erniedrigt

Wählen Sie bitte die zutreffende Aussagenkombination.

A. Nur 1, 2 und 3 sind richtig
B. Nur 1 und 3 sind richtig
C. Nur 1 und 4 sind richtig
D. Nur 3 und 4 sind richtig
E. Alle Aussagen sind richtig

9.007　　　　　　　　9.2.1　　　　　　　　Fragentyp A

Zu einer massiven Gastrointestinalblutung kann es nicht kommen bei

A. Magenschleimhauterosionen
B. Ösophagusvarizen
C. Duodenalulkus
D. der Urämie
E. der chronischen atrophischen Gastritis

9.008　　　　　　　　9.2.2　　　　　　　　Fragentyp A

Bei einem anaphylaktischen Schock mit heftigstem Juckreiz an Kopfhaut und Zunge sowie großflächiger Hautrötung gehört nicht zum Behandlungsplan die Gabe von

A. Glukokortikoiden
B. Aminophyllin
C. Antihistaminika
D. Kalzium
E. Sympathomimetika

9.009 9.3 Fragentyp A

Zum Vollbild eines hypovolämischen Schocks paßt alles, außer

A. Oligurie
B. periphere Vasokonstriktion
C. erhöhte Blutviskosität
D. Bradykardie
E. niedriger zentraler Venendruck

10. Chirurgische Diagnostik, Klassifikation und Behandlung von Tumoren

10.001   10.1   Fragentyp A

Zu den früh metastasierenden Karzinomen gehören alle, außer

A. Mammakarzinom
B. kleinzelliges Bronchialkarzinom
C. Chorionkarzinom
D. malignes Melanom
E. Leberzellkarzinom

10.002   10.2   Fragentyp A

Frühsymptome des Prostatakarzinoms sind (ist)

A. Nykturie
B. Pollakisurie
C. Hämaturie
D. ischialgiforme Rückenschmerzen
E. keines der genannten Symptome, weil es Frühzeichen des Prostatakarzinoms nicht gibt

10.003   10.2   Fragentyp A

Welche Untersuchung ist zur Stadieneinteilung des Prostatakarzinoms nicht geeignet?

A. Rektale Untersuchung
B. i.v.-Pyelogramm
C. Lymphographie des Beckens
D. Transurethrale oder transperianale Punktion
E. Urethrozystoskopie

10.004 10.2 Fragentyp A

Frühe Hinweise auf ein Kolon- bzw. Rektumkarzinom können folgende Symptome geben, außer

A. Wechsel von Obstipation und Diarrhoen
B. Widerwillen gegen Fleisch und Wurst
C. Gefühl unvollständiger Darmentleerung
D. explosionsartige Stuhlentleerung
E. Blut- und/oder Schleimbeimengungen im Stuhl

10.005 10.2 Fragentyp A

Die beste Screeningmethode zur Feststellung eines Rektumkarzinoms ist

A. die digitale Rektumaustastung
B. der Rektalabstrich
C. die Benzidinprobe
D. der Kolonkontrasteinlauf
E. die Bestimmung des α-Foetoproteins

10.006
10.007
10.008 10.2 Fragentyp B

Bei nachgewiesenen Metastasen bei unbekanntem Primärtumor ist die Kenntnis tumorassoziierter Krankheiten wichtig. Ordnen Sie den tumorassoziierten Krankheiten der Liste 1 den jeweils zugehörigen Tumor der Liste 2 zu.

Liste 1	Liste 2
10.006 M. Patet	A. Knochentumoren
10.007 perniziöse Anämie	B. Hodentumoren
10.008 Colitis ulcerosa	C. Leberkarzinom
	D. Magenkarzinom
	E. Kolonkarzinom

10.009		10.3		Fragentyp C

Bei Verdacht auf ein Prostatakarzinom ist die Trefferquote der transrektalen oder perianalen Feinnadelbiopsie relativ gering (<50%),

weil

das Prostatakarzinom meistens von dem dorsalen, dem Rektum zugewandten Bereich der Prostata ausgeht.

10.010		10.3		Fragentyp D

Welche Aussagen über die Tumordiagnostik sind richtig?

1) Schilddrüsenkarzinome lassen sich szintigraphisch nachweisen.
2) Die Früherkennung von Magenkarzinomen erfolgt am besten endoskopisch mit einer histologischen Untersuchung.
3) Die Frühdiagnose des Kolonkarzinoms ist mit der Bestimmung des CEA-Titers möglich.
4) Die Diagnose einer akuten lymphatischen Leukämie ist meistens aus dem Differentialblutbild zu stellen.

Wählen Sie bitte die zutreffende Aussagenkombination.

A. Nur 2 und 3 sind richtig
B. Nur 1 und 3 sind richtig
C. Nur 2, 3 und 4 sind richtig
D. Nur 2 und 4 sind richtig
E. Nur 1 und 2 sind richtig

10.011	10.3	Fragentyp A

Welche Aussage über die Tumordiagnostik ist falsch?

A. Die Abklärung des verdächtigen Inspektions- und Palpationsbefundes mit der Mammographie ist in der Woche nach der Menstruation am aussagekräftigsten.

B. Bei der Diagnostik der Non-Hodgkin-Lymphome sollte immer eine Lymphknotenexstirpation durchgeführt werden.

C. Eine Frühdiagnose von Kehlkopfkarzinomen ist mittels Stroboskop möglich.

D. Bei Verdacht auf ein Ösophaguskarzinom müssen eine Ösophagoskopie und eine Probeexzision durchgeführt werden.

E. Eine Erhöhung der BSG > 100 in der ersten Stunde ist für ein Plasmocytom beweisend.

10.012	10.3	Fragetyp A

Eine Bronchoskopie sollte nicht durchgeführt werden bei

A. einem Schilddrüsenkarzinom
B. einem Lungenabszeß
C. einem Aortenbogenaneurysma
D. einer Rekurrensparese
E. einem Bronchialkarzinom

10.013 10.014 10.015	10.4	Fragentyp B

Ordnen Sie den verschiedenen Beschreibungen eines Bronchialkarzinoms der Liste 1 die jeweils richtige TNM-Klassifikation der Liste 2 zu.

Liste 1

10.013 Im rechten Mittellappen liegender röntgenologisch nachgewiesener Tumor von 1,5 cm^2 Durchmesser, kein Nachweis von Lymphknotenbefall oder Fernmetastasen.

10.014 Isolierter röntgenologisch nachgewiesener Tumor von 5 cm Durchmesser mit Atelektase des Mittellappens, deutliche Hiluserweiterung, Befall der Wirbelsäule und der zervikalen Lymphknoten.

10.015 Im Sputum zytologischer Nachweis von Bronchialkarzinomzellen, Röntgenbild und Bronchioskopie negativ.

Liste 2

A. T_0
B. Tx
C. $T_1 N_0 M_0$
D. $T_2 N_2 M_1$
E. $T_3 N_2 M_1$

10.016   10.4   Fragentyp A

Mit der von dem deutschsprachigen TNM-Ausschuß vorgeschlagenen C-Kategorie wird (werden) gekennzeichnet

A. die diagnostischen Maßnahmen, die zur TNM-Klassifikation geführt haben
B. die Rezidivhäufigkeit eines bereits gesicherten Tumors
C. Tumortypen, die nicht operativ angehbar sind
D. die strahlen- und zytostatisch-sensiblen Tumoren
E. die aufgrund der bisherigen Diagnostik bestehende Wahrscheinlichkeit, daß der Tumor radikal angehbar ist

10.017
10.018
10.019   10.4   Fragentyp B

Ordnen Sie den Aussagen der Liste 1 das jeweils richtige Symbol der TNM-Nomenklatur (Liste 2) zu.

Liste 1	Liste 2
10.017 Carcinoma in situ	A. T_0
10.018 Primärtumor nicht auffindbar	B. T_1s
10.019 Größe des Tumors < 2 cm	C. T_1
	D. T_2
	E. T_4

10.020
10.021   10.4   Fragentyp B

Ordnen Sie den TNM-Klassifikationen der Liste 1 die jeweils richtige klinische Stadieneinteilung zu.

Liste 1   Liste 2

10.020 $T_2\ N_2\ M_0$ A. Klinisches Stadium 0
10.021 $T_1\ N_1\ M_0$ B. Klinisches Stadium I
                            C. Klinisches Stadium II
                            D. Klinisches Stadium III
                            E. Klinisches Stadium IV

10.022   10.5   Fragentyp A

Nur eine operative Behandlung ist indiziert beim

A. Carcinoma in situ des Collum uteri
B. Mammakarzinom Stadium II
C. Ovarialkarzinom
D. Plasmazytom
E. NNR-Karzinom

10.023
10.024   10.5   Fragentyp B

Ordnen Sie den in Liste 1 aufgeführten radikalen Standardoperationen den jeweils operierten Tumor der Liste 2 zu.

Liste 1   Liste 2

10.023 Operation nach   A. Schilddrüsenkarzinom
       Wertheim-Meigs   B. Magenkarzinom
10.024 Operation nach   C. Hodenteratom
       Rotter-Halstedt   D. Mammakarzinom
                                     E. Cervix-uteri-Karzinom

| 10.025 | 10.5 | |
| | 10.6 | Fragentyp C |

Jede kurative chirurgische Tumortherapie muß aggressiv sein,

weil

eine radikale Operation in der Regel keine postoperative Nachbestrahlung erfordert.

| 10.026 | 10.5 | Fragentyp C |

Rezidivoperationen bei gesichertem Tumor können nur palliativ sein,

weil

Rezidive immer metastatische Tumoren sind.

| 10.027 | 10.5 | Fragentyp C |

Bei Palliativoperationen ist die Radikalität der Operation besonders wichtig und daher anzustreben,

weil

die palliative Therapie wie die kurative Therapie prinzipiell aggressiv sein sollten.

10.028   10.5
          10.6   Fragentyp D

Wegen der therapeutischen Konsequenzen sollte bei der Tumortherapie berücksichtigt werden:

1) Das Staging oder die TNM-Klassifikation des Tumors
2) Die histologische oder zytologische Diagnosesicherung
3) Der Allgemeinzustand und der Ernährungszustand des Patienten
4) Das Alter des Patienten und die Lebenserwartung ohne den Tumor

Wählen Sie bitte die zutreffende Aussagenkombination.

A. Nur 1 und 2 sind richtig
B. Nur 1, 3 und 4 sind richtig
C. Nur 1, 2 und 3 sind richtig
D. Nur 1 ist richtig
E. Alle Aussagen sind richtig

10.029   10.5
          10.6   Fragentyp A

Welcher Tumor stellt in der Regel keine Operationsindikation dar?

A. Das Pankreaskarzinom
B. Das Hepatom
C. Das Mammakarzinom bis 2 cm Durchmesser
D. Das Plasmozytom
E. Das Magenkarzinom

10.030   10.6   Fragentyp A

Eine Lebensverlängerung durch Chemotherapie ist erwiesen beim

A. hypernephroiden Karzinom
B. anaplastischen Karzinom
C. Pankreaskarzinom

D. Ösophaguskarzinom
E. Chorionkarzinom der Frau

11. Chirurgische Begutachtung

11.001		
11.002		
11.003	11.1	Fragentyp B

Ordnen Sie den Versicherungsträgern der Liste 1 die jeweils richtige Sozialversicherung der Liste 2 zu.

Liste 1

11.001 Berufsgenossenschaften

11.002 Orts-, Betriebs-, Innungs-, Ersatz- und Landeskrankenkassen

11.003 Landesversicherungsanstalt, Bundesversicherungsanstalt für Angestellte, Knappschaftsversicherung

Liste 2

A. Arbeitslosenversicherung

B. Rentenversicherung

C. Unfallversicherung

D. Krankenversicherung

E. Keine der genannten Versicherungen

11.004		
11.005	11.1	Fragentyp B

Ordnen Sie den sozialen Institutionen der Liste 1 die jeweils richtige, von ihr verrichtete Leistung der Liste 2 zu.

Liste 1

11.004 Sozialhilfe

11.005 Gesetzliche Rentenversicherung

Liste 2

A. Beamtenpension

B. Krankenhilfe

C. Verletztenrente

D. Arbeitslosenhilfe

E. Rente wegen Berufsunfähigkeit

11.006   11.1   Fragentyp A

Kein Begriff aus der gesetzlichen Unfallversicherung ist

A. der Arbeitsunfall
B. der Wegeunfall
C. die Berufsunfähigkeit
D. die Berufskrankheit
E. die Berufshilfe

11.007   11.1   Fragentyp D

Versicherungsfälle der gesetzlichen Unfallversicherung sind

1) der Arbeits- bzw. Betriebsunfall
2) der Wegeunfall
3) die Berufskrankheit
4) ein Unfall bei Beförderung und Instandhaltung des Arbeitsgeräts

Wählen Sie bitte die zutreffende Aussagenkombination.

A. Nur 1, 2 und 3 sind richtig
B. Nur 1 und 3 sind richtig
C. Nur 2 und 4 sind richtig
D. Nur 4 ist richtig
E. Alle Aussagen sind richtig

11.008   11.1   Fragentyp A

Der Träger der gesetzlichen Unfallversicherung ist (sind)

A. die Bundesanstalt für Angestellte
B. die Landesversicherungsanstalt
C. die Berufsgenossenschaften
D. die Betriebskrankenkassen
E. keine der genannten Institutionen

11.009   11.1   Fragentyp A

Der Antrag auf Durchführung einer beruflichen Rehabilitation wird gestellt

A. beim behandelnden Arzt
B. beim Sozialamt
C. beim Arbeitsamt
D. bei der Krankenhausverwaltung
E. beim Gesundheitsamt

11.010   11.1   Fragentyp D

Für die gesetzliche Unfallversicherung gilt:

1) Zwischen Unfallereignis und Gesundheitsschädigung muß ein ursächlicher Zusammenhang zumindest wahrscheinlich sein.
2) Als Unfall wird ein von außen auf den Menschen einwirkendes, zeitlich unbegrenztes schädigendes Ereignis verstanden.
3) Zwischen dem Unfallereignis und der unfallbringenden Tätigkeit muß ein ursächlicher Zusammenhang zumindest wahrscheinlich sein.

Wählen Sie bitte die zutreffende Aussagenkombination.

A. Nur 1 ist richtig
B. Nur 1 und 2 sind richtig
C. Nur 1 und 3 sind richtig
D. Nur 2 und 3 sind richtig
E. Alle Aussagen sind richtig

11.011   11.2
          11.1   Fragentyp D

Die Berufsgenossenschaften

1) zahlen nach Arbeitsunfällen Verletztenrente
2) treten erst nach einer Wartezeit von 18 Monaten ein
3) sind für die Verhütung von Arbeitsunfällen zuständig
4) sind Träger der Arbeitslosenversicherung

Wählen Sie bitte die zutreffende Aussagenkombination.

A. Nur 1 und 3 sind richtig
B. Nur 1, 2 und 3 sind richtig
C. Nur 1, 3 und 4 sind richtig
D. Nur 3 ist richtig
E. Alle Aussagen sind richtig

11.012   11.2   Fragentyp A

Die Prüfung des Kausalzusammenhanges wird erforderlich bei der Begutachtung der

A. Erwerbsunfähigkeit
B. Arbeitsunfähigkeit
C. Berufsunfähigkeit
D. Schwerbeschädigung
E. Berufskrankheit

11.013   11.2   Fragentyp A

Die Minderung der Erwerbsfähigkeit (MdE) in der gesetzlichen Unfallversicherung bezieht sich auf

A. den erlernten Beruf
B. den allgemeinen Arbeitsmarkt
C. den zuletzt ausgeübten Beruf
D. die im Arbeitsleben am längsten ausgeübte Tätigkeit
E. keine der genannten Kriterien

11.014   11.3   Fragentyp A

Bei der Neutral-Null-Methode sind die meisten Gelenke um 180° (= 0° der Neutral-Null-Methode) gestreckt. Für welches Gelenk trifft dies nicht zu?

A. Ellbogengelenk
B. Oberes Sprunggelenk
C. Kniegelenk
D. Handgelenk
E. Hüftgelenk

11.015 -
11.018   11.3   Fragentyp B

Ordnen Sie den Gelenkstellungen der Liste 1 die jeweils richtige normale Gelenkmessung der Neutral-Null-Methode (Liste 2) zu.

Liste 1

11.015 Handgelenk (Palmarflexion/Dorsalflexion)
11.016 Kniegelenk (Beugung/Streckung)
11.017 Ellbogengelenk (Flexion/Extension)
11.018 Sprunggelenk (Dorsalextension/Plantarflexion)

Liste 2

A. 20 / 0 / 40°
B. 50 / 0 / 60°
C. 150 / 0 / 5°
D. 160 / 0 / 40°
E. 180 / 0 / 40°

11.019   11.3   Fragentyp D

Nach der Neutral-Null-Methode messen Sie für das Ellbogengelenk:
rechts (Flexion/Extension) 130 / 20 / 0°
links (Flexion/Extension) 130 / 0 / 5°
Wie ist dieser Befund zu interpretieren?

1) Im rechten Ellbogen kann um 20° gestreckt werden
2) Im linken Ellbogen kann um 5° gestreckt werden
3) Im linken Ellbogen besteht eine Beugehemmung von 20°
4) Im rechten Ellbogen besteht eine Kontraktur mit einem Streckausfall von 25°.
5) Im rechten Ellbogen besteht ein Streckausfall von 5°

Wählen Sie bitte die zutreffende Aussagenkombination.

A. Nur 2 und 4 sind richtig
B. Nur 1 und 3 sind richtig
C. Nur 2 und 5 sind richtig
D. Nur 2 ist richtig
E. Nur 3 ist richtig

11.020　　　　　　　　11.3　　　　　　　Fragentyp D

Welche röntgenologischen Spezialaufnahmen können bei Verletzungen des Oberschenkelhalses durchgeführt werden?

1) Dunlap-Aufnahme
2) Teufel-Aufnahme
3) Rippstein-Aufnahme
4) Lauenstein-Aufnahme
5) Lequesne-Aufnahme

Wählen Sie bitte die zutreffende Aussagenkombination.

A. Nur 1, 2, 3 und 5 sind richtig
B. Nur 2 ist richtig
C. Nur 2 und 4 sind richtig
D. Nur 2, 3 und 4 sind richtig
E. Alle Aussagen sind richtig

11.021		
11.022		
11.023	11.3	Fragentyp B

Ordnen Sie den spezifischen Röntgentechniken der Liste 1 die jeweils richtige Beschreibung der Liste 2 zu.

Liste 1

11.021 Lauenstein-Aufnahme

11.022 Aufnahme nach Rippstein

11.023 Defilée-Aufnahme

Liste 2

A. Patellaaufnahme beidseits im senkrechten und seitlichen Strahlengang bei 30°, 60° und 90° Beugung

B. Antetorsionsaufnahme beider Hüftgelenke bei 90° Flexion und 20° Abduktion (Unterschenkel 90° flektiert)

C. Spezielle Röntgenaufnahme bei Verdacht auf Hüftpfannenverletzung

D. Gehaltene Aufnahme bei Bandverletzungen des oberen Sprunggelenks

E. Keine der genannten

12. Kopf, Gehirn, Rückenmark und periphere Nerven

12.001	12.1.1	Fragentyp A

Welcher der folgenden pathologischen Prozesse ist am wenigsten raumfordernd?

A. Das Glioblastom
B. der Hirnspätabszeß
C. das subdurale Hämatom
D. Das basophile Hypophysenvorderlappenadenom
E. Der Hydrocephalus internus

12.002		
12.003		
12.004	12.1.1	Fragentyp B

Ordnen Sie den Tumoren der Liste 1 die jeweilige Charakterisierung der Liste 2 zu.

Liste 1

12.002 Glioblastoma multiforme

12.003 Meningeom

12.004 Kleinhirnastrozytoma

Liste 2

A. Relativ gutartige Geschwulst mit reichlich Gliafasern und Rosenthal-Fasern; bevorzugt die Mittellinie des Großhirns und den Kleinhirnwurm, häufig im Kindesalter

B. Maligne gliöse Geschwulst mit Bevorzugung des Großhirns; starke Tendenz zu regressiven Veränderungen; kann einen Apoplex auslösen

C. Relativ gutartiger Tumor, langsam, aber expansiv gegen das Hirngewebe wachsend mit Bildung von Psammomkörpern

D. Relativ gutartige zellreiche Geschwulst, fast ausschließlich im Kindes- und Jugendalter vorkommend, expansiv wachsend

E. Gutartiger, infiltrierender und zystenbildender Tumor, der bevorzugt in der Kleinhirnhemisphäre auftritt

| 12.005 | 12.1.1 | Fragentyp D |

An raumfordernden intrakraniellen Prozessen kommen außer dem Hirntumor in Frage:

1) Arterielle Aneurysmen

2) Hirnspätabszesse

3) Kleinhirntuberkulome

4) Chronische subdurale Blutungen

5) Ependymitis

Wählen Sie bitte die zutreffende Aussagenkombination.

A. Nur 1 und 2 sind richtig

B. Nur 1, 2 und 3 sind richtig

C. Nur 1, 2 und 4 sind richtig
D. Nur 1, 2, 3 und 4 sind richtig
E. Alle Aussagen sind richtig

12.006   12.1.1   Fragentyp D

Krankheiten mit akuter Hirndrucksteigerung sind

1) die Meningitis epidemica
2) epidurale Hämatome
3) akute subdurale Hämatome
4) das posttraumatische Hirnödem
5) der Spannungspneumenzephalus

Wählen Sie bitte die zutreffende Aussagenkombination.

A. Nur 1 ist richtig
B. Nur 2 und 3 sind richtig
C. Nur 1 und 4 sind richtig
D. Nur 2, 3 und 5 sind richtig
E. Alle Aussagen sind richtig

12.007   12.1.1   Fragentyp A

Welches ist bei den folgenden Hirntumoren die richtige Reihenfolge abnehmender Wachstumsgeschwindigkeit?

A. Astroblastom - Glioblastoma multiforme - Astrozytom - Medulloblastom - Ependymom
B. Medulloblastom - Astroblastom - Glioblastoma multiforme - Ependymom - Astrozytom
C. Medulloblastom - Astroblastom - Glioblastoma multiforme - Astrozytcn - Ependymom
D. Glioblastoma multiforme - Medulloblastom - Astroblastom - Ependymom - Astrozytom
E. Glioblastoma multiforme - Astroblastom - Medulloblastom - Astrozytom - Ependymom

12.008　　　　　　　12.1.1　　　　　　　Fragentyp A

Welches Karzinom hat den höchsten Anteil an Gehirnmetastasen?

A. Malignes Melanom
B. Bronchialkarzinom
C. Struma maligna
D. Hypernephroides Karzinom
E. Mammakarzinom

12.009　　　　　　　12.1.1　　　　　　　Fragentyp D

Welcher (welche) primäre Hirntumor(en) metastasiert (metastasieren) innerhalb des Zentralnervensystems?

1) Glioblastoma multiforme
2) Kleinhirnmedulloblastom
3) Fibrilläres Astrozytom
4) Oligodendrogliom
5) Spongioblastom des Kleinhirnwurms

Wählen Sie bitte die zutreffende Aussagenkombination.

A. Nur 5 ist richtig
B. Nur 1 und 5 sind richtig
C. Nur 2, 4 und 5 sind richtig
D. Nur 1, 2 und 5 sind richtig
E. Nur 1, 2, 3 und 5 sind richtig

12.010　　　　　　　12.1.1　　　　　　　Fragentyp C

Hirnabszesse sind bevorzugt im Kleinhirn lokalisiert,

weil

Hirnabszesse eine otogene Ursache haben können.

12.011   12.1.1
              12.5.2   Fragentyp D

Als Ursachen für einen Hydrozephalus kommen in Frage

1) Verlegung des Aquaeductus cerebri durch einen Hirntumor
2) Liquorüberproduktion
3) Obliteration der Apertura mediana ventriculi quarti (Magendi) und der Aperturae laterales ventriculi quarti (Luschkae) durch Fibringerinnsel nach Meningitiden
4) ungenügende Resorption des Liquor cerebrospinalis aus dem Subarachnoidalraum über die Granulationes arachnoideales (Pacchioni)
5) Primäre Hirnatrophie

Wählen Sie bitte die zutreffende Aussagenkombination.

A. Nur 1 und 3 sind richtig
B. Nur 1, 2 und 3 sind richtig
C. Nur 1, 3 und 5 sind richtig
D. Nur 1, 3, 4 und 5 sind richtig
E. Alle Aussagen sind richtig

12.012   12.1.1   Fragentyp D

Wodurch kann ein Hirnödem verursacht werden?

1) Schädel-Hirn-Trauma
2) Akute, diffuse hämorrhagische Glomerulonephritis
3) Hirntumor
4) Dekompensierte Rechtsherzinsuffizienz
5) Akutes Nierenversagen

Wählen Sie bitte die zutreffende Aussagenkombination.

A. Nur 1 und 3 sind richtig
B. Nur 1, 3 und 4 sind richtig
C. Nur 1, 3 und 5 sind richtig
D. Nur 1, 2, 3 und 5 sind richtig
E. Alle Aussagen sind richtig

12.013	12.1.2	Fragentyp C

Bei einem Hirnödem können epileptiforme Krämpfe auftreten,

weil

bei einem Hirnödem die Volumenvermehrung des Gehirns im Bereich der motorischen kortikalen Areale am stärksten ist.

12.014 12.015 12.016	12.1.2	Fragentyp B

Ordnen Sie den Tumoren der Liste 1 die Symptome der Liste 2 zu.

Liste 1   Liste 2

12.014 Stammganglientumor   A. Binasale Hemianopsie

12.015 Akustikusneurinom   B. Bitemporale Hemianopsie

12.016 Kraniopharyngeom   C. Homolaterale Ataxie

                            D. Erb-Lähmung

                            E. Spastische Hemiparese

12.017	12.1.2	Fragentyp A

Welches der folgenden Symptome ist bei einem Kleinhirnbrückenwinkeltumor nicht zu erwarten?

A. Fazialislähmung

B. Strabismus convergens

C. Homonyme Hemianopsie

D. Geschmacksstörungen der Zungenspitze

E. Schwankschwindel

12.018	12.1.2	Fragentyp D

Zu den chronischen Hirndrucksymptomen können gehören

1) Bradykardie
2) Epileptiforme Anfälle
3) Atemstörungen
4) Stauungspapille
5) Persönlichkeitsveränderungen

Wählen Sie bitte die zutreffende Aussagenkombination.

A. Nur 1 und 3 sind richtig
B. Nur 1, 2 und 4 sind richtig
C. Nur 2 und 4 sind richtig
D. Nur 1, 4 und 5 sind richtig
E. Alle Aussagen sind richtig

12.019   12.1.2   Fragentyp A

Welches Symptom ist beim akuten traumatischen Hirndruck im Gegensatz zum chronischen in der Regel nicht vorhanden?

A. Kopfschmerz
B. Stauungspapille
C. Erbrechen
D. Zentrale Atemstörung
E. Bewußtseinsverlust oder Bewußtseinstrübung

12.020
12.021
12.022   12.1.2   Fragentyp B

Ordnen Sie der in der Liste 1 angegebenen Lokalisation eines Tumors die entsprechende Symptomatik der Liste 2 zu.

Liste 1

12.020 Stirnhirnregion
12.021 Kleinhirn
12.022 Tumoren der Hypophysenregion

Liste 2

A. Sehstörungen, endokrine Ausfälle

B. Ataxie und Adiadochokinese, Schwindel, Nystagmus, Nackenschmerzen

C. Krämpfe, Paresen, Antriebsstörungen, Minderung der Eigenaktivität

D. Hinterkopfschmerz, Hirnnervenparesen und kontralaterale Pyramidenzeichen, Schwindel

E. Vertikale Blickparesen, Pupillen- und Konvergenzstörungen

12.023   12.1.2   Fragentyp C

Das erste subjektive Symptom des Akustikusneurinoms ist gewöhnlich die Schwerhörigkeit,

weil

das Akustikusneurinom in der Regel von der kochleären Portion des N. vestibulocochlearis in Höhe des Porus acusticus internus ausgeht.

12.024   12.1.2   Fragentyp C

Tumoren der hinteren Schädelgrube führen frühzeitig zu Hirndrucksymptomen,

weil

bei Tumoren der hinteren Schädelgrube relativ frühzeitig eine Verlegung der Abflußwege eintritt.

12.025   12.1.2   Fragentyp A

Für eine Kleinhirngeschwulst sind alle folgenden Symptome typisch, außer

A. diffuse Kopfschmerzen
B. morgendliches Erbrechen im Strahl
C. Gleichgewichtsstörungen
D. feinschlägiger Ruhetremor
E. Stauungspapille

12.026   12.1.3   Fragentyp C

Eine Lumbalpunktion ist bei tumorbedingten Hirndrucksymptomen diagnostisch wertlos,

weil

bei tumorbedingtem Hirndruck der Liquor in der Regel normal ist.

12.027   12.1.3   Fragentyp C

Ein Mydriatikum ist bei raumfordernden intrakraniellen Prozessen kontraindiziert,

weil

die Mydriatika Sympathomimetika sind.

12.028   12.1.3   Fragentyp C

Eine Lumbalpunktion bei gesteigertem Hirndruck, bedingt durch einen Tumor der hinteren Schädelgrube, ist kontraindiziert,

weil

die Lumbalpunktion bei Tumoren der hinteren Schädelgrube zu einem lebensgefährlichen Einpressen der Kleinhirntonsillen in das Foramen occipitale magnum führen kann.

12.029 12.1.3
        12.1.1   Fragentyp C

Anhand der Serienangiographie kann die Diagnose des Glioblastoms oft gestellt werden,

weil

das Glioblastom in der Regel stark vaskularisiert ist.

12.030   12.1.3   Fragentyp A

Welcher der folgenden Röntgenbefunde ist nicht typisch für einen großen intrazerebralen Hirntumor eines Erwachsenen?

A. Suturdiastasen
B. Abflachung der Juga cerebralia
C. Vertiefung der Impressiones digitatae
D. Drucksella
E. Verlagerung des verkalkten Corpus pineale

12.031   12.1.4   Fragentyp D

Bei einem akuten Hirnödem sind sofort folgende Maßnahmen zu treffen:

1) Gabe von Aldactone i.v.
2) Mannit 20% langsam i.v.
3) Dexamethason i.v.
4) Lumbalpunktion
5) Infusion einer 40%igen Glukoselösung

Wählen Sie bitte die zutreffende Aussagenkombination.

A. Nur 1 und 5 sind richtig
B. Nur 5 ist richtig
C. Nur 1, 3 und 5 sind richtig
D. Nur 2 und 3 sind richtig
E. Alle Aussagen sind richtig

12.032　　　　　　　12.1.4　　　　　　　Fragentyp D

Bei einem Mann mit einem Prostatakarzinom wird eine solitäre Hirnmetastase festgestellt. Die Computerschädeltomographie mit dem EMI-Scanner ergibt einen oberflächlich gelegenen Tumor im Gyrus postcentralis, der durch eine Kapsel gegen das Hirngewebe abgegrenzt ist. Die Behandlung besteht in

1) Zytostatikagabe
2) Totalexstirpation des Tumors
3) Nachbestrahlung des Tumorgebiets
4) symptomatischen Maßnahmen

Wählen Sie bitte die zutreffende Aussagenkombination.

A. Nur 1 ist richtig
B. Nur 4 ist richtig
C. Nur 2 ist richtig
D. Nur 1 und 3 sind richtig
E. Nur 2, 3 und 4 sind richtig

12.033　　　　　　　12.1.4　　　　　　　Fragentyp C

Die von der Arachnoidea ausgehenden Meningeome sind in der Regel gut operabel,

weil

die Meningeome gegen das Gehirn scharf abgegrenzt sind und nur verdrängend wachsen.

12.034
12.035   12.1.4   Fragentyp F

Ein 12jähriges Mädchen klagt seit längerer Zeit über wechselnd starke Kopfschmerzen mit Übelkeit und Erbrechen. Seit einigen Tagen bestehen Sehstörungen. Es müsse häufig Harn lassen und habe ein starkes Durstgefühl. Befund: Klopfschmerzhaftigkeit über dem ganzen Kopf, Abduzensparese links, Hemianopsie und beidseitige Stauungspapille. Puls 70/min, RR 110/75 mmHg, Polyurie. Die Röntgenaufnahme des Schädels zeigt einen hochgedrängten 3. Ventrikel und suprasellläre Kalkschatten.

12.034

Welches ist die wahrscheinlichste Diagnose?

A. Clivuschordom

B. Kraniopharyngeom

C. Haemangioma cavernosum

D. Angeborene Keilbeinzyste

E. Chromophobes Hypophysenadenom

12.035

Welche therapeutische(n) Maßnahme(n) kommt (kommen) in Frage?

1) Symptomatische Behandlung mit Phenytoin

2) Zytostatikabehandlung

3) Tumorexstirpation mit Hypophysektomie

4) Bestrahlung mit dem Betatron

5) Nach Entleerung der Zyste wird eine Verbindung zwischen Zyste und Seitenventrikel einerseits und eine Entlastungsdrainage nach Pudenz-Heyer andererseits angelegt.

Wählen Sie bitte die zutreffende Aussagenkombination.

A. Nur 1 ist richtig

B. Nur 2 und 3 sind richtig

C. Nur 5 ist richtig

D. Nur 3 und 5 sind richtig

E. Nur 2, 3 und 4 sind richtig

12.036		
12.037	12.1.4	Fragentyp B

Ordnen Sie den therapeutischen Maßnahmen der Liste 1 die Krankheitsbilder der Liste 2 zu.

Liste 1

12.036 Trepanation mit operativer Entfernung des Tumors

12.037 Anlegen eines Shunts zur Liquorableitung

Liste 2

A. Apoplektischer Insult
B. Frontales Konvexitätsmeningeom
C. Meningitis serosa
D. Kraniopharyngeom
E. Tuberöse Hirnsklerose

12.038	12.1.4	Fragentyp A

Bei der Therapie eines Hirnspätabszesses ist die Methode der Wahl

A. Applikation von hochdosierten Antibiotika
B. Subokzipitalpunktion
C. Entlastungstrepanation
D. Trepanation mit Totalexstirpation des Abszesses
E. keine der genannten Methoden

12.039	12.1.2	
12.040	12.1.4	Fragentyp F

Ein 50jähriger Patient klagt über Kopfschmerzen und Brechreiz - unabhängig von der Nahrungsaufnahme. Er habe vor 6 Monaten eine rechtsseitige, eitrige Mittelohrentzündung mit Kopfschmerzen, Brechreiz und Schwindelanfällen gehabt. Damals sei bei ihm das Trommelfell durchstoßen worden, worauf sich die Beschwerden wesentlich gebessert hätten.
Befund: Blässe, Temperatur 38,5°C, belegte Zunge, Puls 52/min, Klopfschmerzhaftigkeit der Schläfenkalotte, Kernig-Zeichen negativ, Leukozyten: 10500/mm^3 (10,5 · 10^9/l), BKS: 40/60 mm.

12.039

Welche Diagnose ist am wahrscheinlichsten?

A. Glioblastoma multiforme im Gyrus temporalis superior
B. Cholesteatom
C. Chronische Meningitis
D. Chronischer Hirnabszeß
E. Angiomatöses Meningeom im Bereich des Schläfenlappens

12.040

Welche Therapie würden Sie durchführen?

A. Trepanation mit Totalexstirpation
B. Cushing-Ventil zur Druckentlastung
C. Antibiotika
D. Bestrahlung mit dem Betatron
E. Beobachtung in einer neurologischen Klinik mit symptomatischer Behandlung

12.041	12.1.5	Fragentyp C

Die Prognose von gutartigen Tumoren, die durch Trepanation total entfernt werden können, ist gut,

weil

die Rezidivneigung bei gutartigen Tumoren gering ist.

12.042	12.1.5	Fragentyp C

Die durch ein Bohrloch im Schädel durchgeführte Punktion eines chronischen Hirnabszesses mit nachfolgender antibiotischer Behandlung ist günstiger als die Totalexstirpation,

weil

die Narbenbildung bei Punktion eines Hirnabszesses geringfügig ist.

12.043	12.1.5	Fragentyp D

Bei welchem(n) der folgenden Hirntumoren ist die Prognose schlecht? bei einem

1) Medulloblastom
2) Kraniopharyngeom
3) Meningealen Sarkom
4) Glioblastoma multiforme
5) Retinoblastom

Wählen Sie bitte die zutreffende Aussagenkombination.

A. Nur 1 ist richtig
B. Nur 1 und 4 sind richtig
C. Nur 1, 2 und 4 sind richtig
D. Nur 1, 3, 4 und 5 sind richtig
E. Alle Aussagen sind richtig

12.044	12.1.5	Fragentyp C

Die endotheliomatösen, fibromatösen und angiomatösen Meningeome sind gegenüber den sarkomatösen Meningeomformen hinsichtlich ihrer biologischen Wertigkeit als eine einheitliche Gruppe anzusehen,

weil

die nichtsarkomatösen Meningeome ausschließlich expansiv wachsen.

12.045　　　　　　　12.1.5　　　　　　Fragentyp C

Bei Melanokarzinomen findet man oft Hirnmetastasen,

weil

Melanoblastome primär zerebralen Ursprungs sein können.

12.046　　　　　　　1.2.1　　　　　　Fragentyp D

Für das arteriovenöse Rankenangiom (Angioma racemosum arteriovenosum) gilt:

1) das a.v.-Rankenangiom ist die häufigste Gefäßmißbildung des Gehirns.
2) Das Angiom besteht aus einem Konvolut erweiterter zuführender Arterien und großvolumiger abführender Venen.
3) Die ableitenden Venen enthalten arterielles Blut und pulsieren
4) das a.v.-Rankgenangiom sitzt häufiger infratentoriell als supratentoriell.
5) Durch Verbindung mit den großen Gefäßstämmen des Gehirns ist das Angiom angiographisch erfaßbar.

Wählen Sie bitte die zutreffende Aussagenkombination.

A. Nur 1 ist richtig

B. Nur 1, 2 und 3 sind richtig

C. Nur 2 und 4 sind richtig

D. Nur 4 und 5 sind richtig

E. Nur 1, 2, 3 und 5 sind richtig

12.047　　　　　　　12.2.1　　　　　　Fragentyp C

Infratentorielle Angiome führen bei gleicher Größe häufiger zu Hirndruckzeichen als supratentorielle,

weil

bei raumfordernden Prozessen der hinteren Schädelgrube die Hirndrucksymptomatik besonders frühzeitig und hochgradig auftritt.

12.048	12.2.1	Fragentyp C

Infraklinoidale Aneurysmen der A. carotis interna führen bei einer Ruptur nicht zu einer Subarachnoidalblutung,

weil

infraklinoidale Aneurysmen der A. carotis interna im Canalis caroticus gelegen sind.

12.049	12.2.1	Fragentyp A

Die häufigste Lokalisation von Aneurysmablutungen im Schädel-Hirn-Bereich ist

A. intrazerebral
B. subdural
C. subarachnoidal
D. epidural
E. subgaleatisch

12.050	12.2.1	Fragentyp A

Die häufigste Lokalisation von Basalaneurysmen ist im Bereich der

A. A. communicans anterior
B. A. carotis interna
C. A. communicans posterior
D. A. basilaris
E. A. cerebri media

12.051 12.052	12.2.2	Fragentyp B

Ordnen Sie den in Liste 1 angegebenen Lokalisationen pathologischer Prozesse die Symptomatik der Liste 2 zu.

Liste 1	Liste 2
12.051 Karotis-Sinus-cavernosus-Fistel	A. Kombinierte Abduzens- und Trigeminusstörung
12.052 Basilarisaneurysma am kaudalen Ende der Brücke	B. Einseitiger pulsierender Exophthalmus
	C. Monoplegie
	D. Binasale Hemianopsie
	E. Abduzenslähmung

12.053   12.2.2   Fragentyp A

Die häufigsten Initialsymptome von supratentoriellen Angiomen sind

A. Krampfanfälle
B. psychische Veränderungen
C. subarachnoidale und intrazerebrale Blutungen
D. Paresen
E. Sensibilitätsstörungen

12.054   12.2.2   Fragentyp A

Blitzartig einsetzender Schmerz im ganzen Schädel mit Schwerpunkten im Stirn- und Nackengebiet, rasch folgende tiefe Bewußtlosigkeit, Übelkeit mit Erbrechen, blutiger Liquor sprechen für

A. intratumorale Blutung
B. Subarachnoidalblutung
C. apoplektischen Insult
D. Pseudoencephalitis haemorrhagica acuta superior
E. epidurales Hämatom nach Konvexitätsfraktur

12.055   12.2.2   Fragentyp C

Bei Auftreten des meningealen Syndroms ist auch an eine Subarachnoidalblutung zu denken,

weil

für eine subarachnoidale Blutung eine sofort einsetzende tiefe Bewußtlosigkeit mit meningealen Symptomen ohne Fieber typisch ist.

12.056   12.2.3   Fragentyp D

Für die Diagnostik einer Subarachnoidalblutung ist (sind) wesentlich

1) akut einsetzende Hirnnervenlähmungen
2) der blitzartig auftretende Nackenkopfschmerz
3) der blutige Liquor
4) das Computertomogramm

Wählen Sie bitte die zutreffende Aussagenkombination.

A. Nur 4 ist richtig
B. Nur 1 und 4 sind richtig
C. Nur 3 ist richtig
D. Nur 2, 3 und 4 sind richtig
E. Alle Aussagen sind richtig

12.057   12.2.4   Fragentyp A

Die Methode der Wahl zur Therapie von a.v.-Angiomen ist die

A. Kryotherapie
B. Ligatur der gleichseitigen A. carotis interna
C. Totalexstirpation
D. Bestrahlung mit der Kobaltbombe
E. Elektrokoagulation

12.058   12.2.4   Fragentyp A

Welche Aussage ist die beste? Ziel der operativen Behandlung eines Angioma racemosum arteriovenosum besteht darin,

A. einer Herzinsuffizienz vorzubeugen
B. die Hirndurchblutung zu verbessern

C. Blutungen bzw. Rezidivblutungen zu verhindern
D. zerebrale Herdzeichen unmöglich zu machen
E. eine maligne Entartung zu vermeiden

12.059   12.3.1   Fragentyp D

Welche Gefahren bestehen bei offenen Hirnverletzungen?

1) Hirnprolaps
2) Durch Zerreißung der auf der Dura mater verlaufenden Aa. meningeae kann sich ein epidurales Hämatom bilden.
3) Erhöhtes Infektionsrisiko
4) Die offene Hirn- und Duraverletzung führt nahezu immer zu sekundären Hirndurchblutungsstörungen.

Wählen Sie bitte die zutreffende Aussagenkombination.

A. Nur 1 und 3 sind richtig
B. Nur 1, 2 und 3 sind richtig
C. Nur 1, 3 und 4 sind richtig
D. Nur 2 und 4 sind richtig
E. Alle Aussagen sind richtig

12.060   12.3.1   Fragentyp C

Die penetrierende Hirnverletzung führt zu einer sofortigen Bewußtlosigkeit,

weil

penetrierende Hirnverletzungen regelmäßig mit einer Commotio cerebri einhergehen.

12.061   12.3.1   Fragentyp A

Welche Aussage über Kopfschwartenverletzungen ist falsch?

A. Kopfschwartenverletzungen haben eine schlechte Heilungstendenz.
B. Bei offenen, nicht komplizierten Verletzungen ist die primäre Wundversorgung angezeigt.

C. Durch die Verbindung zwischen Kopfschwarte und Sinus durae matris über die Emissarien besteht die Gefahr der Meningitis und Enzephalitis.
D. Infizierte Kopfschwartenverletzungen können zu einer subgaleatischen Phlegmone führen.
E. Jede größere Schädelweichteilverletzung erfordert eine Röntgenaufnahme.

12.062 12.3.1 Fragentyp D

Zu den sicheren Zeichen einer Schädelbasisfraktur zählt (zählen)

1) Liquorfluß aus Nase und Ohr
2) Blut aus Nase oder Ohr
3) Austritt von Hirnbrei aus der Nase
4) Das Brillenhämatom
5) Lähmung eines oder mehrerer Hirnnerven gleich nach dem Unfall
6) Ein nach dem Unfall nachgewiesener Pneumatozephalus

Wählen Sie bitte die zutreffende Aussagenkombination.

A. Nur 3 ist richtig
B. Nur 1 und 3 sind richtig
C. Nur 1, 3 und 6 sind richtig
D. Nur 1, 3, 4 und 6 sind richtig
E. Alle Aussagen sind richtig

12.063 12.3.1 Fragentyp C

Ohr- und Nasenblutungen nach Schädelbasisverletzungen dürfen nicht tamponiert werden,

weil

Blutungen aus Nase und (oder) Ohr nach schweren Schädelverletzungen zu den sicheren Zeichen einer Schädelbasisfraktur gehören.

12.064   12.3.1   Fragentyp D

Für Liquorfisteln gilt:

1) Rhinogene Fisteln sind häufiger als otogene.
2) Liquorfisteln gehören zu den sicheren Zeichen einer Schädelbasisfraktur.
3) Mit der Liquorfistel kann gleichzeitig ein Pneumatozephalus entstehen.
4) Eine Fraktur im Bereich der Sutura frontonasalis kann auch ohne Duraverletzung zum Austritt von Liquor führen.
5) Die szintigraphisch nachgewiesene rhinogene Fistelöffnung muß operativ verschlossen werden.

Wählen Sie bitte die zutreffende Aussagenkombination.

A. Nur 1 und 2 sind richtig
B. Nur 2 und 3 sind richtig
C. Nur 1, 2 und 4 sind richtig
D. Nur 1, 2, 3 und 5 sind richtig
E. Alle Aussagen sind richtig

12.065   12.3.1   Fragentyp A

Zu den Spätkomplikationen eines Schädel-Hirn-Traumas zählen alle, außer

A. dem chronischen subduralen Hämatom
B. der Hirnatrophie
C. der tuberösen Hirnsklerose
D. dem organischen Psychosyndrom
E. der Jackson-Epilepsie

12.066   12.3.2   Fragentyp A

Zu den Symptomen einer Commotio cerebri gehört nicht

A. Sofortige, flüchtige Bewußtlosigkeit
B. Erbrechen
C. Areflexie

D. Anterograde Amnesie
E. Im EEG des Patienten fallen auch im Wachzustand mit geöffneten Augen δ-Wellen auf.

12.067	12.3.2	Fragentyp C

Die Commotio cerebri kann zu psychischen und neurologischen Defektzuständen führen,

weil

die Commotio cerebri in der Regel mit einer kurzdauernden Bewußtlosigkeit einhergeht.

12.068		
12.069	12.3.2	
12.070	12.3.3	Fragentyp B

Ordnen Sie die Symptomatik der Liste 1 den Begriffen der Liste 2 zu.

Liste 1

12.068 Nach einem Trauma sofort einsetzende, kurzdauernde Bewußtlosigkeit, Hypothermie, leichte Dyspnoe, Erbrechen, anterograde Amnesie, kurzdauernde EEG-Veränderungen.

12.069 Tagelang anhaltende Bewußtlosigkeit, dann protrahiert amnestische Intervalle und Bewußtseinstrübungen, deutliche Medullatrias mit Erbrechen, Dyspnoe und Bradykardie, Herdsymptome.

12.070 Freies Intervall nach einem Trauma, zunehmender Kopfschmerz innerhalb von wenigen Stunden nach dem Unfall, ebenso zunehmende Hirndruckzeichen mit Dyspnoe, Bradykardie, Erbrechen, ferner Anisokorie und Jackson-Anfälle.

Liste 2

A. Akutes subdurales Hämatom
B. Epidurales Hämatom
C. Subarachnoidalblutung
D. Commotio cerebri
E. Contusio cerebri

12.071 12.3.2
  12.3.3 Fragentyp A

Bei welchem Schädel-Hirn-Trauma ist ein operativer Eingriff nicht sofort erforderlich?

A. Akutes subdurales Hämatom
B. Epidurales Hämatom
C. Schädelbasisfraktur mit Ausbildung einer otogenen Liquorfistel
D. Offenes Schädel- und Hirntrauma
E. Blutung in die hintere Schädelgrube mit Symptomen der Atemdepression

12.072
12.073 12.3.3 Fragentyp B

Ordnen Sie den verschiedenen Hämatomen der Liste 1 die jeweils richtige Ursache der Liste 2 zu.

Liste 1

12.072 Epidurales Hämatom
12.073 Akutes subdurales Hämatom

Liste 2

A. Blutung aus den Vv. emissariae
B. Zerreißung einer Meningealarterie zwischen Dura mater und Schädelkalotte
C. Hämatom der Brechet-Venen
D. Venöse Blutung zwischen Dura und Arachnoidea nach einem Unfall
E. Pachymeningosis haemorrhagica interna

12.074 12.3.3 Fragentyp D

Das sog. "freie Intervall" nach Kopfverletzungen kann auftreten bei

1) einem Hirninfarkt
2) einem epiduralen Hämatom

3) einem posttraumatischen Hirnödem
4) einer Karotis-Sinus-cavernosus-Fistel

Wählen Sie bitte die zutreffende Aussagenkombination.

A. Nur 2 ist richtig
B. Nur 1 und 2 sind richtig
C. Nur 2 und 3 sind richtig
D. Nur 2 und 4 sind richtig
E. Nur 1, 2 und 4 sind richtig

12.075   12.3.2
                12.3.3   Fragentyp A

Die Dringlichkeit einer Operation bei einer Compressio cerebri wird bestimmt durch die

A. Art der Schädelfraktur
B. Länge des freien Intervalls
C. Pulsfrequenz
D. Schwere des Krampfanfalls
E. Höhe der intrakraniellen Drucksteigerung

| 12.076 | 12.3.2 | |
| 12.077 | 12.3.3 | Fragentyp F |

Als Hausarzt werden Sie zu einem 48jährigen Vertreter gerufen, der bewußtlos ist. Seine Ehefrau berichtet, daß er vor 2 h bei Verlassen des Hauses ausgerutscht und dabei mit dem Kopf auf die Treppenstufen gefallen sei. Nach ca. 5 min Bewußtlosigkeit sei er wieder zu sich gekommen und habe über Kopfschmerzen und Übelkeit geklagt. Vor einigen Minuten sei er wieder bewußtlos geworden.
Sie erheben folgenden Befund:
Puls 56/min, Blutdruck 150/80 mmHg, Atmung regelmäßig, weite linke Pupille, Lichtreflexe erhalten, PSR und ASR rechts gegenüber links deutlich abgeschwächt, kein Hinweis für eine Schädelfraktur.

12.076

Mit welcher Verdachtsdiagnose würden Sie diesen Patienten in das Krankenhaus einweisen?

A. Subarachnoidalblutung

B. Adams-Stokes-Anfall

C. Ruptur eines Bauchaortenaneurysmas

D. Commotio cerebri

E. Epidurales Hämatom

12.077

Welche Maßnahmen müßten Sie bei diesem Patienten im Krankenhaus bei unverändertem Befund treffen?

A. Bettruhe für 1 - 2 Tage

B. Schrittmacherimplantation

C. Lumbalpunktion

D. Notlaparotomie

E. Keine der genannten

12.078	12.3.1	
	12.3.2	
	12.3.3	Fragentyp A

Bei einem Patienten, der vor 9 Monaten einen schweren Unfall mit Kopfverletzungen erlitten hatte, werden folgende Befunde erhoben:

Erhaltenes Bewußtsein, normaler Schlaf-Wach-Rhythmus,
Fehlen jeglicher emotionaler Reaktionen, Kau- und
Schluckreflexe erhalten, Handlungsunfähigkeit, auffallende allgemeine Tonussteigerung der Muskulatur,
auf starke, schmerzerzeugende Reize tritt ein Streckkrampf ein. Die Diagnose lautet:

A. Postkommotionelles Syndrom

B. Apallisches Syndrom

C. Organische Hirnleistungsschwäche

D. Posttraumatischer Sopor

E. Neurasthenischer Schwächezustand

12.079   12.3.3   Fragentyp C

Bei einem epiduralen oder akuten subduralen Hämatom ist
die Ultraschallechoenzephalographie eine brauchbare
diagnostische Methode,

weil

ein Ultraschallechoenzephalogramm (UEG) rasch hergestellt
werden kann und das verschobene Mittelecho den klinischen
Verdacht bestätigt.

12.080 12.3.3 Fragentyp D

Welches sind die prognostisch ungünstigsten Zeichen hinsichtlich der Überlebenschance nach gedecktem Schädel-Hirn-Trauma mit Bewußtlosigkeit?

1) Streckkrämpfe
2) Beidseits weite, lichtstarre Pupillen
3) Atemstillstand
4) Halbseitenlähmung mit gezielten Abwehrbewegungen
5) Vollständige Halbseitenlähmung

Wählen Sie bitte die zutreffende Aussagenkombination.

A. Nur 3 ist richtig
B. Nur 2 und 3 sind richtig
C. Nur 3 und 5 sind richtig
D. Nur 1, 3 und 5 sind richtig
E. Nur 1, 3, 4 und 5 sind richtig

12.081 12.3.3 Fragentyp C

Eine Querfraktur der Schläfenbeinschuppe kann zu einem epiduralen Hämatom führen,

weil

an der Innenseite der Squama ossis temporalis Äste der A. temporalis profunda verlaufen.

12.082 12.3.3 Fragentyp D

Welche der folgenden Aussagen über das Ultraschallechoenzephalogramm (UEG) ist (sind) richtig?

1) Das UEG zeigt intrakranielle Massenverlagerungen durch Verschiebung des Mittelechos an.
2) Bei intrakraniellen epiduralen Hämatomen ergibt sich ein Hämatomecho.
3) Zur Verlaufskontrolle eines Hydrocephalus läßt sich die Weite des 3. Ventrikels bestimmen.
4) Mit dem UEG läßt sich die Dicke des Hirnmantels z.B. zur Überwachung eines Hydrozephalus messen.

Wählen Sie bitte die zutreffende Aussagenkombination.

A. Nur 1 ist richtig
B. Nur 1 und 2 sind richtig
C. Nur 1 und 3 sind richtig
D. Nur 1, 2 und 4 sind richtig
E. Alle Aussagen sind richtig

12.083   12.3.3   Fragentyp A

Welches der folgenden Verfahren zur Diagnose eines raumfordernden intrakraniellen Prozesses halten Sie für nicht angezeigt?

A. Tomographie
B. Carotis-interna-Angiographie
C. Ventrikelszintigraphie
D. Pneumenzephalographie
E. Röntgennativdiagnostik

12.084   12.3.3   Fragentyp A

Welche Aussage über die Röntgendiagnostik des Schädels halten Sie für falsch?

A. Als Standarduntersuchung sollte eine sagittale und laterale Aufnahme gemacht werden.
B. Die axiale Schädelbasisaufnahme dient zur Darstellung des Keilbeins und der Felsenbeine sowie der basalen Foramina.
C. Durch eine Aufnahme in halbaxialer Projektion gelingt v.a. die Darstellung der Hinterhauptschuppe, des Foramen occipitale magnum und der Felsenbeinkante.
D. Eine Osteomyelitis des Schädels läßt sich mit der Nativdiagnostik nicht erfassen.
E. Fissuren und Frakturlinien stellen sich gegenüber den Suturae scharfrandiger und kontrastreicher dar.

12.085 12.3.3 Fragentyp D

Welche Aussage über die zerebrale Angiographie ist richtig?

1) Die Anfertigung eines Karotisangiogramms erfordert eine Freilegung der A. carotis.
2) Durch den Circulus arteriosus cerebri (Willisi) werden bei der Karotisangiographie auch die Äste der A. vertebralis dargestellt.
3) Die zerebrale Angiographie wird überwiegend als Serienangiographie durchgeführt.
4) Unterschiedliche Strömungsgeschwindigkeiten zwischen Hirn- und Tumorkreislauf erlauben artdiagnostische Rückschlüsse.
5) Über die Anastomosen zwischen der A. cerebri media und der A. meningea media lassen sich bei der zerebralen Angiographie Veränderungen der Hirnhautgefäße nachweisen.

Wählen Sie bitte die zutreffende Aussagenkombination.

A. Nur 1 und 3 sind richtig

B. Nur 1, 2 und 5 sind richtig

C. Nur 1, 3, 4 und 5 sind richtig

D. Nur 3 und 4 sind richtig

E. Alle Aussagen sind richtig

12.086 12.3.3 Fragentyp C

Bei einer Carotis-communis-Angiographie gelingt manchmal der Nachweis eines epiduralen Hämatoms durch Darstellung eines Kontrastmittelextravasats an der Rupturstelle,

weil

eine perforierende Verletzung der A. meningea media zu einer akuten Hirndrucksteigerung führt.

12.087 12.3.3 Fragentyp D

Bei welchen Erkrankungen kann man xanthochromen Liquor cerebrospinalis finden?

1) Subdurales Hämatom
2) Akute Subarachnoidalblutung
3) Hirnembolie
4) Pachymeningosis haemorrhagica interna
5) Sinusthrombose

Wählen Sie bitte die zutreffende Aussagenkombination.

A. Nur 1, 3 und 4 sind richtig
B. Nur 2 und 3 sind richtig
C. Nur 1, 4 und 5 sind richtig
D. Nur 1, 3, 4 und 5 sind richtig
E. Alle Aussagen sind richtig

12.088   12.3.3   Fragentyp C

Durch die axiale Computertomographie des Gehirnschädels kann beim Schlaganfall eine Massenblutung gegen den Hirninfarkt abgegrenzt werden,

weil

Massenblutungen des Gehirns und Hirninfarkt computertomographisch im Erscheinungsbild gegensätzlich sind.

12.089   12.3.3   Fragentyp C

Für die Diagnostik subduraler Ergüsse ist die Computertomographie von Bedeutung,

weil

subdurale Flüssigkeitsansammlungen im Computertomogramm stets als Zonen verminderter Dichte erscheinen.

12.090   12.3.3   Fragentyp D

Im Nativcomputertomogramm erscheinen gegenüber dem normalen Hirngewebe folgende intrakranielle Tumoren hypodens:

1) Astrozytom I
2) Ependymom
3) Medulloblastom
4) Meningeom
5) Kleinhirnangioblastom
6) Balkenlipom

Wählen Sie bitte die zutreffende Aussagenkombination.

A. Nur 1, 5 und 6 sind richtig
B. Nur 1, 2 und 6 sind richtig
C. Nur 2, 4 und 5 sind richtig
D. Nur 1, 3, 5 und 6 sind richtig
E. Nur 1, 2, 4 und 5 sind richtig

12.091
12.092
12.093   12.4.1   Fragentyp B

Ordnen Sie den Mißbildungen der Liste 1 die jeweils richtigen Definitionen der Liste 2 zu.

Liste 1

12.091 Enzephalozele

12.092 Myolomeningozele

12.093 Dermoidsinus

Liste 2

A. Subduraler oder subarachnoidaler Vorfall der Rückenmarkshäute mit Zystenbildung
B. Subduraler oder subarachnoidaler Vorfall der Rückenmarkshäute und von Rückenmarksabschnitten durch einen Spalt des Wirbelkanals
C. Bruchartige Ausstülpung des Gehirns mit Zystenbildung in den Meningen

D. Angeborene, bruchartige Ausstülpung des Gehirns und seiner Häute durch einen Defekt im knöchernen Schädeldach

E. Kongenitaler Hohlschlauch zwischen Haut und zerebralen oder spinalen Meningen

12.094   12.4.1   Fragentyp C

Für die Beseitigung einer Myelomeningozele oder einer Enzephalozele besteht grundsätzlich eine absolute Operationsindikation,

weil

Kinder mit einer nichtoperierten Myelomeningo- oder Enzephalozele am häufigsten im Laufe des 1. Lebensjahres sterben.

12.095   12.4.1   Fragentyp D

Häufigste Todesursache(n) von nichtoperierten Kindern mit Spaltmißbildungen ist (sind)

1) Medullalähmung
2) Hirninfektion über die Mißbildung
3) Darmparalyse mit Autointoxikation
4) Harnwegsinfektion über die gelähmte Blase

Wählen Sie bitte die zutreffende Aussagenkombination.

A. Nur 1 ist richtig

B. Nur 1 und 3 sind richtig

C. Nur 2 und 3 sind richtig

D. Nur 2 und 4 sind richtig

E. Nur 1, 2 und 4 sind richtig

12.096 12.4.1 Fragentyp A

Welche Aussage über die Dysraphie ist falsch?

A. Dysraphie ist eine Sammelbezeichnung für angeborene kombinierte Fehlbildungen, denen zumeist eine Störung des Neuralrohrverschlusses zugrunde liegt.
B. Bei der Dysraphie findet man sowohl körperliche wie geistige Defekte.
C. Besonders häufig ist die Spina bifida partialis, die Rachischisis.
D. Die Spina bifida umfaßt Spaltbildungen des Wirbelkanals, der Rückenmarkshäute und des Rückenmarks.
E. Bei einem Status dysraphicus kann ein Pes equinovarus vorliegen.

12.097 12.5.1 Fragentyp D

Welche Aussage(n) über subdurale Ergüsse bei Kindern ist (sind) richtig?

1) Subdurale Ergüsse entstehen meist während der Geburt.
2) Bei der Flüssigkeit kann es sich um Liquor cerebrospinalis handeln.
3) Durch Druckwirkung kommt es zu einer Vorwölbung des Schädeldachs.
4) Als Spätfolgen können sich epileptiforme Krampfanfälle, aber auch Lähmungen und geistiges Zurückbleiben einstellen.

Wählen Sie bitte die zutreffende Aussagenkombination.

A. Nur 2 ist richtig
B. Nur 1 und 3 sind richtig
C. Nur 1, 3 und 4 sind richtig
D. Nur 1, 2 und 4 sind richtig
E. Alle Aussagen sind richtig

12.098 12.5.2 Fragentyp C

Ein kindlicher Hydrocephalus occlusus sollte frühzeitig mit einer Umgehungsdrainage entlastet werden,

weil

zerstörtes Hirngewebe bei Kleinkindern regeneriert.

12.099	12.5.2	Fragentyp C

Eine Zunahme des Kopfumfangs bei einem Kind mit Hydrozephalus ist nur bis zum Schluß der großen Fontanelle gegen Ende des 2. Lebensjahres zu erwarten,

weil

bei Kindern nach dem 2. Lebensjahr der Kopfumfang nicht mehr größer wird.

12.100	12.5.2	Fragentyp A

Der gekammerte Hydrozephalus tritt auf bei

A. Toxoplasmose
B. Lues connata
C. Hirnatrophie
D. chronischer Meningitis
E. Pachymeningosis haemorrhagica interna

12.101   12.5.2   Fragentyp D

Zu den Symptomen des kindlichen Hydrozephalus gehören:

1) Zunahme der Kopfgröße, wobei der Hirnschädel im Verhältnis zum Gesichtsschädel zu klein ist
2) Abnorm weite Fontanelle
3) Zeichen des Hirndrucks wie Kopfschmerzen, Bradykardie, Erbrechen und häufig auch Stauungspapille
4) Blicksenkung mit dem Sonnenuntergangsphänomen
5) Röntgenologisch nachweisbarer Wolkenschädel

Wählen Sie bitte die zutreffende Aussagenkombination.

A. Nur 1, 2 und 5 sind richtig
B. Nur 2 und 3 sind richtig
C. Nur 2, 3 und 4 sind richtig
D. Nur 1, 3, 4 und 5 sind richtig
E. Nur 2, 3, 4 und 5 sind richtig

12.102   12.5.2   Fragentyp A

Die Methode der Wahl zur Behandlung des Hydrocephalus communicans ist die

A. Bestrahlung des Plexus chorioideus
B. Exstirpation des Plexus chorioideus
C. Ventrikulozisternostomie.e
D. Drainage nach Pudenz-Heyer-Schulte
E. Keine der genannten

12.103   12.6.1   Fragentyp D

Die beiden häufigsten spinalen Tumorarten des Erwachsenen sind

1) Angioblastome
2) Spongioblastome
3) Gliome
4) Meningeome
5) Sanduhrgeschwülste

Wählen Sie bitte die zutreffende Aussagenkombination.

A. Nur 1 und 3 sind richtig
B. Nur 3 und 4 sind richtig
C. Nur 2 und 5 sind richtig
D. Nur 2 und 4 sind richtig
E. Nur 1 und 4 sind richtig

12.104 12.6.1 Fragentyp C

Spinale Metastasen stammen besonders häufig von Schilddrüsen- und Prostatakarzinomen,

weil

Prostata- und Schilddrüsenkarzinome die häufigsten primären Karzinome des Mannes sind.

12.105 12.6.1 Fragentyp C

Primäre Knochentumoren können als Sanduhrgeschwülste auftreten,

weil

sich Sanduhrgeschwülste aus dem Periost des Canalis vertebralis entwickeln.

12.106 12.6.1 Fragentyp C

Myelogene Sarkome (Ewing) kommen im Bereich der Wirbelsäule am häufigsten vor,

weil

Ewing-Sarkome besonders maligne entdifferenzierte Rundzellsarkome sind.

12.107   12.6.2   Fragentyp D

Zervikale Diskushernien

1) sind häufiger als lumbale
2) können zu langsam fortschreitenden Para- und Tetraparesen mit Sensibilitätsstörungen führen
3) können zu einem akuten Tortikollis führen
4) können als mediale zervikale Diskushernien zu kompletten Querschnittslähmungen führen
5) sind chiropraktisch leicht zu beseitigen

Wählen Sie bitte die zutreffende Aussagenkombination.

A. Nur 1 und 3 sind richtig
B. Nur 1, 2 und 3 sind richtig
C. Nur 2, 3 und 4 sind richtig
D. Nur 2, 3, 4 und 5 sind richtig
E. Alle Aussagen sind richtig

12.108   12.6.2   Fragentyp D

Für eine spastische Lähmung ist typisch:

1) Lebhafte Bauchhautreflexe
2) Hypotonus der Muskulatur mit Steigerung der Eigenreflexe
3) Federnder Widerstand gegen passive Bewegungen
4) Zahnradphänomen
5) Willkürbewegungen nicht möglich

Wählen Sie bitte die zutreffende Aussagenkombination.

A. Nur 1 und 5 sind richtig
B. Nur 1, 3 und 4 sind richtig
C. Nur 1, 2 und 5 sind richtig
D. Nur 3 und 5 sind richtig
E. Nur 2, 4 und 5 sind richtig

12.109   12.6.2   Fragentyp A

Welche Aussage über die schlaffe Lähmung ist falsch?

A. Zeichen der Babinski-Gruppe negativ
B. Hochgradige Hypotonie oder Atonie der Muskulatur und zunehmende Muskelatrophie
C. Auftreten von Fibrillationspotentialen
D. Monosynaptische Dehnungsreflexe sind erhalten
E. Verminderung der Kraftentfaltung

12.110   17.6.2   Fragentyp C

Bei spinalen Karzinommetastasen sind akut einsetzende, rasch progrediente Querschnittsbilder zu erwarten,

weil

Karzinommetastasen des Rückenmarks und des Wirbelkanals sowohl eine direkte mechanische Schädigung als auch schwere Durchblutungsstörungen durch Gefäßkompression bewirken können.

12.111   12.6.2   Fragentyp C

Ein extraduraler Tumor im Hals-Thorax-Grenzgebiet kann zu einem Horner-Syndrom führen,

weil

vom Centrum ciliospinale im Seitenhorn des Rückenmarks die parasympathischen Fasern für den Kopf stammen.

12.112   12.6.2   Fragentyp D

Typisch für das Kaudakompressionssyndrom ist (sind)

1) Reithosenanaesthesie
2) Störungen der Blasen- und Mastdarmfunktion
3) Impotentia coeundi
4) normale Reflexe der unteren Extremitäten

Wählen Sie bitte die zutreffende Aussagenkombination.

A. Nur 1 ist richtig
B. Nur 1 und 2 sind richtig
C. Nur 1, 2 und 3 sind richtig
D. Nur 2, 3 und 4 sind richtig
E. Alle Aussagen sind richtig

12.113   12.6.2   Fragentyp C

Störungen der Blasen- und Mastdarmfunktion sind typisch für das Kaudakompressionssyndrom,

weil

eine Beteiligung von Blase und Mastdarm nur bei Schädigung der Cauda equina durch einen raumfordernden spinalen Prozeß vorkommt.

12.114   12.6.2   Fragentyp F

Ein 40jähriger Mann wird ins Krankenhaus eingeliefert, weil er seit 1 h das rechte Bein nicht mehr bewegen kann. Sie erfahren von dem Patienten, daß er erstmals vor 6 Monaten ein Taubheitsgefühl und Kribbeln an der Vorder- und Innenseite des rechten Oberschenkels empfunden habe. In der letzten Woche seien diese Mißempfindungen stärker geworden und auch am rechten Unterschenkel aufgetreten. Sie erheben folgende pathologischen Befunde: BSG 18/28 mm nach Westergreen, Bewegungseinschränkung und Klopfempfindlichkeit im Thorakolumbalbereich, PSR - rechts gegenüber links deutlich abgeschwächt, Queckenstedt-Zeichen negativ, Eiweiß im Liquor erhöht. Das Röntgenbild ergibt keinen pathologischen Befund.
Welche Verdachtsdiagnose stellen Sie?

A. Tumor im Bereich der Lumbalsegmente 2 - 4
B. Raumfordernder Prozeß im Bereich von S_1 - S_3
C. Spinale multiple Sklerose
D. Diskusprolaps zwischen L_4 und L_5
E. Metastasen eines Prostatakarzinoms

12.115 12.6.2 Fragentyp D

Folgende Symptome sind typisch für das Brown-Séquard-Phänomen:

1) In der Höhe der Verletzung findet sich ein anästhetisches Hautareal.
2) Unterhalb des Prozesses ist die epikritische Sensibilität ipsilateral gestört.
3) Unterhalb der verletzten Stelle ist ipsilateral eine dissoziierte Empfindungsstörung nachweisbar.
4) Auf der erkrankten Seite besteht unterhalb der Schädigung eine spastische Lähmung.
5) Kontralateral ist die Schmerz- und Temperaturempfindung bei erhaltenem Lagesinn aufgehoben.

Wählen Sie bitte die zutreffende Aussagenkombination.

A. Nur 1 und 2 sind richtig
B. Nur 1, 3 und 5 sind richtig
C. Nur 4 ist richtig
D. Nur 1, 2, 4 und 5 sind richtig
E. Alle Aussagen sind richtig

12.116 12.6.2 Fragentyp C

Bei einer Halbquerschnittslähmung des Rückenmarks ergibt sich auf der nichtverletzten Seite eine dissoziierte Empfindungsstörung,

weil

die Neuriten des 2. Neurons der Edinger-Bahn ventral vom Zentralkanal zur anderen Seite kreuzen.

| 12.117 | 12.6.2 | Fragentyp A |

Eine Reflexblase ist zurückzuführen auf

A. eine einseitige Schädigung des Conus medullaris
B. eine einseitige Schädigung der Cauda equina
C. eine totale Querschnittsläsion oberhalb des Blasenentleerungszentrums
D. eine totale Querschnittsläsion in Höhe von $S_2 - S_4$
E. einen Tumor des Frontalhirns mit Ausfall der kortikalen Blasenkontrolle

| 12.118 12.119 | 12.6.2 | Fragentyp F |

Bei einem Patienten finden Sie folgende Symptome: Ausfall der Schmerz- und Temperaturempfindungen an den Armen, erhaltene Berührungsempfindung sowie erhaltener Lagesinn, Muskelatrophie der Armmuskeln, besonders ausgeprägt an den kleinen Handmuskeln, vasomotorische Störungen mit blaßblauer Verfärbung der Hände.

12.118

Welches pathologisch-anatomische Substrat liegt dieser Symptomatik am ehesten zugrunde?

A. Eine persistierende Halsrippe
B. Eine Skalenushyperplasie
C. Ein stiftförmiger Gliatumor der unteren Halssegmente
D. Ein Ependymom der Zervikalsegmente 3 - 5
E. Ein Pancoast-Tumor

12.119

Die oben angegebene Symptomatik ist typisch für

A. die Syringomyelie
B. die spinale multiple Sklerose
C. eine diabetische Polyneuropathie
D. die Neurofibromatosis generalisata von Recklinghausen
E. den M. Duchenne-Aran

12.120 12.6.2 Fragentyp D

Für den Sperrliquor gilt:

1) Der Sperrliquor ist eiweißreich (> 0,5 - 1,0 g/l) bei normaler Zellzahl.
2) Typisch ist eine Minderung des NaCl-Gehalts
3) Der Sperrliquor zeigt in der Regel eine xanthochrome Färbung.
4) Starke γ-Globulin-Erhöhung

Wählen Sie bitte die zutreffende Aussagenkombination.

A. Nur 1 ist richtig
B. Nur 1 und 3 sind richtig
C. Nur 1, 2 und 4 sind richtig
D. Nur 1, 3 und 4 sind richtig
E. Alle Aussagen sind richtig

12.121 12.6.2 Fragentyp D

Für die Diagnostik spinaler Tumoren gilt (gelten) folgende Aussage(n):

1) Mit Hilfe einer Röntgenaufnahme der Wirbelsäule können destruierende Knochenprozesse erfaßt werden.
2) Bei Tumorverdacht ist eine Liquorkontrolle indiziert.
3) Ein positives Queckenstedt-Zeichen und ein normaler Liquor schließen einen spinalen Tumor aus.
4) Die Liquordiagnostik ist durch eine Liquorszintigraphie und Myelographie zu ergänzen.
5) Bei klinisch begründetem Verdacht auf einen spinalen Tumor ist ein Myelogramm mit einem positiven Kontrastmittel anzufertigen.

Wählen Sie bitte die zutreffende Aussagenkombination.

A. Nur 5 ist richtig
B. Nur 1, 2 und 5 sind richtig
C. Nur 2, 4 und 5 sind richtig
D. Nur 2, 3, 4 und 5 sind richtig
E. Nur 1, 2, 4 und 5 sind richtig

12.122 12.6.2 Fragentyp D

Welche Aussage(n) über die Therapie bei spinalen Tumoren ist (sind) richtig?

1) Bei Gliomen, Meningeomen und Neurinomen ist, wenn irgend möglich, die operative Beseitigung anzustreben, weil eine zytostatische oder eine Strahlenbehandlung unwirksam ist.
2) Bei Gliomen über mehrere Segmente ist die chirurgische Behandlung wegen der operationsbedingten Gefahr der Para- oder Tetraplegie praktisch nicht durchführbar.
3) Bei solitären Wirbelmetastasen ist eine Operation mit folgender Strahlenbehandlung möglich.
4) Die Tumorexstirpation eines spinalen Tumors erfordert eine Laminektomie.
5) Bei einer Laminektomie über mehrere Segmente ist nach Entfernung des Tumors eine wirbelsäulenstabilisierende Operation notwendig.

Wählen Sie bitte die zutreffende Aussagenkombination.

A. Nur 1 und 4 sind richtig
B. Nur 1, 2 und 5 sind richtig
C. Nur 1, 2, 3 und 4 sind richtig
D. Nur 2, 3, 4 und 5 sind richtig
E. Alle Aussagen sind richtig

12.123 12.6.2 Fragentyp A

Indikationen für eine Lumbalpunktion sind alle, außer

A. Diagnostik der Neurolues
B. Diagnostik der Meningitis
C. Druckentlastung bei Meningitis
D. Druckentlastung bei Kleinhirntumoren
E. Intralumbale Injektion von Penicillin bei Streptokokkenmeningitis

12.124   12.6.2   Fragentyp A

Welche der folgenden Aussagen ist richtig? Das Queckenstedt-Zeichen

A. dient zur Feststellung eines spinalen Blocks
B. ist ein diagnostisches Zeichen bei Meningitis
C. kann diagnostisch bei der Neurolues verwertet werden
D. dient zur Prüfung der Liquordurchgängigkeit der Foramina interventricularia (Monroi)
E. ist positiv, wenn bei Kompression der Halsvenen der Liquordruck nicht ansteigt

12.125   12.6.2   Fragentyp D

Welche Aussage(n) ist (sind) richtig? Die Subokzipitalpunktion

1) dient zur Gewinnung von Liquor cerebrospinalis aus der Cisterna cerebellomedullaris
2) ist anwendbar zur Myelographie
3) ist bei Tumoren der hinteren Schädelgrube kontraindiziert
4) wird durchgeführt zur Druckentlastung bei Hydrozephalus
5) kann bei einer bestehenden hämorrhagischen Diathese zu Blutungen im Hirn- und Rückenmarkbereich führen

Wählen Sie bitte die zutreffende Aussagenkombination.

A. Nur 1 ist richtig
B. Nur 1 und 2 sind richtig
C. Nur 2, 3 und 4 sind richtig
D. Nur 2, 3 und 5 sind richtig
E. Alle Aussagen sind richtig

12.126	12.6.2	Fragentyp C

Ein bei liegendem Patienten gemessener Liquordruck von 200 mm H$_2$O zeigt bei positivem Queckenstedt-Zeichen einen gesteigerten Hirndruck an,

weil

der normale Liquordruck beim Liegenden 150 mm H$_2$O nicht übersteigen soll.

12.127	12.6.2	
	1.5.2	Fragentyp C

Zur Punktion der Zerebrospinalflüssigkeit ist die Cisterna lumbalis geeignet,

weil

die Cisterna lumbalis unterhalb des Rückenmarks liegt.

12.128	12.7.1	Fragentyp C

Intradurale Nervenwurzeln sind gegen mechanische Läsionen besonders anfällig,

weil

die intraduralen Nerven durch die Fixierung an die Rückenmarkshäute starker Zugbeanspruchung ausgesetzt sind.

12.129	12.7.1	Fragentyp C

Wurzelkompressionssymptome haben ihre Ursache vielfach in Bandscheibenprozessen,

weil

die Disci intervertebrales starker Beanspruchung ausgesetzt sind.

12.130	12.7.1	Fragentyp C

Die unteren Hals- und die unteren Lendensegmente sind Prädilektionsstellen für Wurzelkompressionen,

weil

die Lendenwirbelsäule der beweglichste Teil der menschlichen Wirbelsäule ist.

12.131	12.7.2	Fragentyp D

Zur allgemeinen Symptomatik des Wurzelkompressionssyndroms gehört (gehören)

1) Schmerzen von bohrendem, brennend-reißendem Charakter
2) Segmentaler, reaktiver Muskelspasmus mit Bewegungseinschränkung und Zwangshaltung
3) Reflektorischer Hartspann mit dumpfem Muskelschmerz
4) Faszikuläre Krämpfe durch Druck auf die motorische Vorderwurzel, später evtl. Lähmungen und durch Druck auf die sensiblen Hinterwurzelfasern Ausbildung paraesthetischer oder anesthetischer Zonen
5) Reflexstörungen

Wählen Sie bitte die zutreffende Aussagenkombination.

A. Nur 1 und 4 sind richtig
B. Nur 1, 3 und 4 sind richtig
C. Nur 1, 2, 4 und 5 sind richtig
D. Nur 1, 2, 3 und 4 sind richtig
E. Alle Aussagen sind richtig

12.132
12.133   12.7.2   Fragentyp E

Ein 40jähriger Postbeamter klagt über einen seit 1 Woche bestehenden steifen Hals, verbunden mit dumpfen bohrenden Kopfschmerzen, die vom Nacken bis zur Stirn ausstrahlen würden.
Bei der klinischen Untersuchung stellen Sie eine Druckschmerzhaftigkeit der Dornfortsätze im Bereich der oberen HWS fest, paravertebrale Myogelosen beiderseits der Wirbesäule und eine schmerzhafte Bewegungseinschränkung der HWS. Neurologische Ausfälle bestehen nicht.
Die orientierende internistische Untersuchung zeigt keine Auffälligkeiten.
Röntgenaufnahmen der HWS in 2 Ebenen (s. Abb. 14 und 15).

12.132

Welche Symptome sind mit den von dem Patienten geklagten, zervikal bedingten Kopfschmerzen außerdem vereinbar (s. auch Abb. 14 und 15)?

1) Sensible und/oder motorische Ausfälle im Versorgungsgebiet C_3 und C_4
2) Schonhaltung des Kopfes
3) Gangunsicherheit und Fallneigung
4) Dauernde Gesichtsfeldeinschränkung

Wählen Sie bitte die zutreffende Aussagenkombination.

A. Nur 1 ist richtig

B. Nur 1 und 2 sind richtig

C. Nur 1, 2 und 3 sind richtig

D. Nur 2 und 4 sind richtig

E. Alle Aussagen sind richtig

12.133

Wie beurteilen Sie die Röntgenbilder des obigen Patienten?

A. Sie sind diagnostisch nicht verwertbar, da degenerative Wirbelsäulenveränderungen in diesem Alter altersentsprechend sind.

B. Sie sprechen für eine zervikale Genese der von dem Patienten geklagten Beschwerden.

C. Wegen der Einengung der Foramina intervertebralia sprechen Sie für einen zervikal bedingten Kopfschmerz.

D. Sie beweisen die zervikale Genese der vom Patienten geklagten Beschwerden.
E. Sie sollten nur im Zusammenhang mit einer Angiographie der von dem Aortenbogen abgehenden Gefäße interpretiert werden.

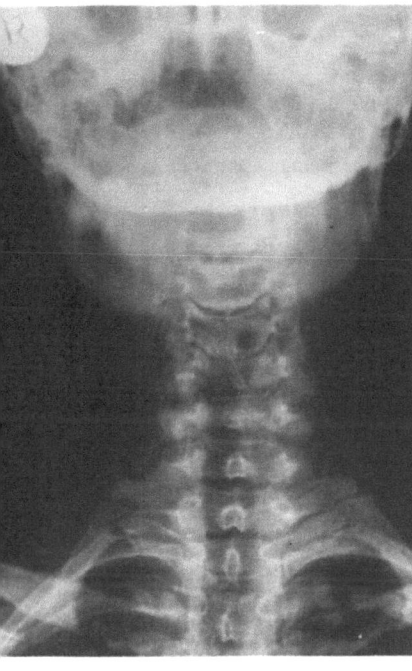 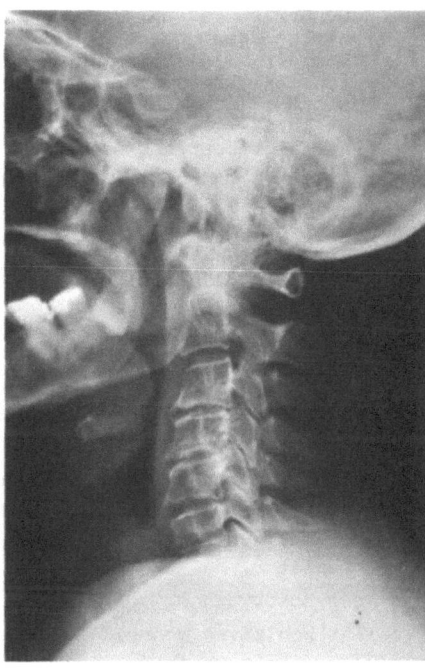

Abb. 14   Abb. 15

12.134
12.135   12.7.2   Fragentyp F

Ein 42jähriger Lagerarbeiter einer Autowerkstatt berichtet Ihnen, daß er gestern nachmittag beim Heben einer schweren Kiste plötzlich heftige Kreuzschmerzen verspürt habe. Vor etwa 1 Jahr habe er schon einmal ähnliche Schmerzen verspürt, die jedoch nach wenigen Tagen wieder nachgelassen hätten.
Bei der klinischen Untersuchung stellen Sie eine eingeschränkte Beweglichkeit der LWS fest, Finger-Boden-Abstand 44 cm, ausgeprägte Verspannung der paravertebralen Muskulatur in dem unteren LWS-Abschnitt. Neurologische Ausfälle bestehen nicht.
Die internistische Untersuchung zeigt altersentsprechende Befunde an Pulmo, Cor und Abdomen.
In der Röntgenaufnahme der LWS in 2 Ebenen ist die LWS steilgestellt, und es besteht eine Verschmälerung des 5. lumbalen Zwischenwirbelraums.
Sie stellen die Diagnose: akute Lumbago.

12.134

Welche Befunde können gewöhnlich bei obigem Krankheitsbild nachweisbar sein?

1) Verlust der Lendenlordose

2) Lasègue-Zeichen positiv

3) verspannte, druckschmerzhafte paravertebrale Muskulatur

4) Abschwächung von PSR oder ASR beidseits

5) positives Mennell-Zeichen

Wählen Sie bitte die zutreffende Aussagenkombination.

A. Nur 1 und 3 sind richtig

B. Nur 1, 2 und 3 sind richtig

C. Nur 1, 3, 4 und 5 sind richtig

D. Nur 1, 3 und 5 sind richtig

E. Nur 1, 2, 3 und 4 sind richtig

12.135

Welche Therapiemaßnahme würden Sie nach Abklingen der akuten Schmerzphase nicht befürworten?

A. Kurzwellenbestrahlung
B. Bewegungsbäder
C. Moor-Paraffin-Packungen
D. Krankengymnastische Übungen
E. Bettruhe

12.136   12.7.2
          12.7.3   Fragentyp A

Für die Ischialgie ist nicht typisch

A. neuralgiformer Schmerz an der Rückseite des Beins, bis zum Fuß reichend, verstärkt bei Niesen oder Husten
B. Lendenlordose verstärkt
C. Becken auf der schmerzenden Seite hochgestellt
D. Verstärkung des Wurzelschmerzes bei passiver Beugung (Lasègue-Zeichen)
E. in Bauchlage Hüftüberstreckungsschmerz bei Anheben der gestreckten Beine (Wassermann-Zeichen)

12.137   12.7.4   Fragentyp A

Welche konservative Maßnahme zur Behandlung einer akuten Lumbago ist falsch?

A. Ventrale Hängelage
B. Bettruhe, lokale Wärmeapplikation
C. Analgetikagabe
D. Kyphosierung der Lendenwirbelsäule
E. Paravertebrale Procaininjektion in das (die) entsprechende(n) Segment(e)

12.138	12.7.4	Fragentyp D

Die operative Behandlung einer Diskushernie ist indiziert bei

1) jeder myelographisch festgestellten Diskushernie
2) Versagen der konservativen Maßnahmen mit erheblicher und zunehmender Minderung der Lebensqualität
3) akuter oder zunehmender Lähmung in entsprechenden Segmenten
4) einer medianen Diskushernie der unteren Lendenwirbelsäule

Wählen Sie bitte die zutreffende Aussagenkombination.

A. Nur 1 ist richtig

B. Nur 2 und 3 sind richtig

C. Nur 2, 3 und 4 sind richtig

D. Nur 3 ist richtig

E. Alle Aussagen sind richtig

12.139	12.7.2	
12.140	12.7.3	
	12.7.4	Fragentyp F

Ein 45jähriger Mann kommt in Ihre Praxis und klagt über starke Kreuzschmerzen. Vor 5 Jahren habe er einmal einen Hexenschuß gehabt. Damals habe ihn der Hausarzt mit Schmerztabletten, Spritzen in den Rücken, Moorbädern und der Glisson-Schlinge behandelt. Nach 3 Wochen sei der Schmerz weg gewesen. Gestern habe er beim Treten des Heimergometers wieder einen Hexenschuß bekommen, der vom Kreuz ins linke Bein ausstrahle. Beim Husten verstärke sich der Schmerz. Nach Einnehmen von 3 Schmerztabletten seien die Schmerzen erträglich geworden. Seit heute morgen sind die Schmerzen wieder unerträglich.
Sie erheben folgenden <u>Befund:</u>
Lasègue-Zeichen links positiv, ASR links aufgehoben, Beugehemmung im linken Hüftgelenk, LWK_5 druckschmerzhaft.

12.139

Ihre Verdachtsdiagnose lautet:

A. Diskushernie zwischen L_4 und L_5
B. Diskushernie zwischen L_5 und S_1
C. Ischiasneuralgie
D. Kaudakompressionssyndrom
E. Spondylosisthesis

12.140

Welche Therapie würden Sie bei progredienter Symptomatik empfehlen?

A. Bandscheibenoperation
B. Chiropraktische Adjustierung
C. Flachlagerung, lokale Wärmeapplikation und Analgetikagabe
D. Perl-Gerät und paravertebrale Procaininjektionen
E. Balneotherapie mit Schwefel- oder Moorbädern

12.141   12.8.1
          12.8.2   Fragentyp D

Übersteht ein Patient einen schweren Unfall mit einer Luxationsfraktur der HWS, die zu einer totalen Querschnittsläsion des Rückenmarks unterhalb von C_5 führte, so ergeben sich die Zeichen des spinalen Schocks:

1) Sofortige und anhaltende Lähmung aller Willkürbewegungen der Muskeln kaudal der verletzten Segmente.
2) Bewußte Empfindungen aus dem Versorgungsgebiet der abgetrennten Rückenmarkssegmente sind für immer unmöglich.
3) In den betroffenen Körperabschnitten herrscht zunächst totale Areflexie.
4) Nach ca. 4 Wochen treten vegetative Reflexe wie Blasenentleerung und Defäkation auf, ebenso nach 4 - 6 Wochen Flexormassenreflexe, begleitet von gekreuzten Extensorreflexen.
5) Bei entsprechender Anleitung können Querschnittsgelähmte nach ca. 4 Wochen die Blasenentleerung kontrollieren, indem sie durch Beklopfen des Unterbauchs reflektorisch Kontraktion des M. detrusor vesicae einleiten.

Wählen Sie bitte die zutreffende Aussagenkombination.

A. Nur 1 und 2 sind richtig
B. Nur 1, 2 und 3 sind richtig
C. Nur 1, 2 und 4 sind richtig
D. Nur 1, 2, 3 und 4 sind richtig
E. Alle Aussagen sind richtig

12.142   12.8.3   Fragentyp D

Die Lebenserwartung eines Tetraplegikers nach einer schweren Rückenmarksverletzung ist vermindert durch

1) die Gefahr aufsteigender und kaum beherrschbarer Harnwegsinfektionen
2) erhöhte Pneumoniegefahr
3) Auftreten von Dekubitalgeschwüren mit schlechter Heilungstendenz und Sepsisgefahr
4) das erhöhte Lungenembolierisiko
5) die Unmöglichkeit einer völligen Restitutio ad integrum

Wählen Sie bitte die zutreffende Aussagenkombination.

A. Nur 5 ist richtig
B. Nur 1, 2 und 4 sind richtig
C. Nur 1, 2, 3 und 5 sind richtig
D. Nur 1, 2, 3 und 4 sind richtig
E. Alle Aussagen sind richtig

12.143	12.9.1	Fragentyp C

Bei einer Fraktur des Fibulakopfes kann es durch Schädigung des N. peronaeus communis zu einem paralytischen Klumpfuß kommen,

weil

der N. peronaeus communis die Supinatoren im unteren Sprunggelenk versorgt.

12.144		
12.145	12.9.1	Fragentyp B

Ordnen Sie den Verletzungen der Liste 1 die jeweils geschädigten Nerven der Liste 2 zu.

Liste 1

12.144 Schultergelenkluxation
12.145 Schmetterlingsfraktur des Beckens

Liste 2

A. N. axillaris
B. N. radialis
C. N. subscapularis
D. N. ischiadicus
E. N. obturatorius

12.146		
12.147		
12.148	12.9.2	Fragentyp B

Ordnen Sie den Nerven der Liste 1 die in Liste 2 angegebenen Lähmungsfolgen zu.

Liste 1   Liste 2

12.146 N. medianus   A. Fallhand

12.147 N. ulnaris   B. Predigerhand

12.148 N. radialis   C. Krallhand

                                  D. Schwurhand

                                  E. Erb-Lähmung

| 12.149 | 12.9.2 | Fragentyp D |

Welche Aussagen über die Nervennaht sind richtig?

1) Ein durchtrennter Nerv soll möglichst früh genäht werden, weil die Reinnervationsfähigkeit eines von der Nervenzelle getrennten Nerven begrenzt ist.

2) Unter dem Operationsmikroskop werden die Faszikel der beiden Nervenstümpfe durch End-zu-End-Vereinigung spannungsfrei verbunden.

3) Bei Nervendefekten nach Unfall oder Resektion ist eine spannungsfreie Naht durch Zwischenschaltung eines autologen Transplantats möglich.

4) Als Transplantate haben sich lyophilisierte, von Leichen gewonnene Nerven bewährt.

Wählen Sie bitte die zutreffende Aussagenkombination.

A. Nur 1 und 2 sind richtig

B. Nur 1, 2 und 3 sind richtig

C. Nur 1, 2 und 4 sind richtig

D. Nur 2, 3 und 4 sind richtig

E. Alle Aussagen sind richtig

12.150
12.151   12.9.2   Fragentyp B

Ordnen Sie den Syndromen der Liste 1 die betroffenen Nerven der Liste 2 zu.

Liste 1

Liste 2

12.150 Karpaltunnelsyndrom
12.151 Skalenussyndrom

A. N. medianus
B. N. musculocutaneus
C. N. axillaris
D. Fasciculus medialis des Plexus brachialis
E. N. radialis

12.152   12.9.2   Fragentyp A

Ein Patient klagt über Sensibilitätsstörungen an der Kleinfingerseite der rechten Hand. Mitunter treten auch stichartige Schmerzen beim Drehen des Kopfes nach links auf. Bei der Untersuchung fällt Ihnen ein Handödem auf, Verschwinden des Radialispulses bei Verschränken der Arme auf dem Rücken. Die wahrscheinlichste Diagnose lautet:

A. M. Grisel
B. Stenosierender Gefäßprozeß in der A. brachialis
C. M. Duplay
D. Skalenussyndrom
E. Quadrantensyndrom

12.153   12.10.1   Fragentyp D

Der "Tic douloureux" ist charakteristisch für die

1) genuine Trigeminusneuralgie
2) symptomatische Trigeminusneuralgie
3) Maladie des Tics (Tourette)
4) Erythroprosopalgie
5) Migräne

Wählen Sie bitte die zutreffende Aussagenkombination.

A. Nur 1 ist richtig
B. Nur 1 und 2 sind richtig
C. Nur 1 und 3 sind richtig
D. Nur 1, 3 und 5 sind richtig
E. Alle Aussagen sind richtig

12.154   12.10.1   Fragentyp A

Welche Aussage über die genuine Trigeminusneuralgie ist falsch?

A. Die Schmerzen treten blitzartig auf und werden als reißend, glühend oder schneidend empfunden.
B. Die bevorzugten Gebiete des "Tic douloureux" sind die Trigeminusäste 1 und 2.
C. Die Anastomosen zwischen N. trigeminus und N. facialis erklären die krankhaften Zuckungen im Fazialisgebiet.
D. Die Anfälle dauern anfangs nur Sekunden bis Minuten.
E. Ausgelöst werden die Anfälle häufig durch geringfügige äußere Reize.

12.155   12.10.1   Fragentyp A

Bei einem älteren Mann, der zu Ihnen in die Sprechstunde kommt, finden Sie im Bereich des 2. und 3. ICR rechts Bläschen auf gerötetem Grund.
Der Mann erzählt Ihnen, daß ihm heute früh die Hautveränderungen aufgefallen wären, er habe jedoch in den vergangenen Tagen schon 3mal heftige Schmerzen auf der rechten Brustseite gehabt.

Die Schmerzen werden als brennend, bohrend geschildert. Welches ist die wahrscheinlichste Diagnose?

A. Erysipelas migrans
B. Zosterneuralgie
C. Pleuritis sicca
D. Spondylitis
E. Keine der genannten Diagnosen

12.156   12.10.2   Fragentyp A

In der konservativen Behandlung der genuinen Trigeminusneuralgie gilt als Mittel bzw. Methode der Wahl

A. Carbamazepin (Tegretal)
B. Aurikuloakupunktur
C. Jeden 3. Tag hochdosierte Vitamin B_{12}-Gabe
D. Aconitdispert, kombiniert mit Vitamin B_1, B_{12} und C
E. Elpimed forte

12.157
12.158   12.10.2   Fragentyp B

Ordnen Sie den in Liste 1 angegebenen Operationsverfahren die jeweils richtige Beschreibung der Liste 2 zu.

    Liste 1

12.157 Operatives Verfahren nach Kirschner
12.158 Operation nach Frazier-Spiller

    Liste 2

A. Keilexzision des N. V zwischen Brücke und Ganglion semilunare Gasseri
B. Retroganglionäre Rhizotomie über eine temporale Trepanation
C. Duraschlitzung
D. Durchschneidung des Tractus spinalis n. trigemini beim Eintritt ins verlängerte Mark
E. Elektrokoagulation des Ganglion semilunare durch das Foramen ovale

| 12.159 | 12.10.2 | Fragentyp A |

Was wird bei der Chordotomie durchtrennt?

A. Das 1. Neuron der Schmerz- und Temperaturbahn dorsolateral am Rückenmark
B. Das 2. Neuron der Schmerz- und Temperaturbahn ventrolateral
C. Die Commissura anterior grisea der Edinger-Bahn
D. Die spinobulbäre Bahn im Hinterstrang
E. Der frontale Thalamusstiel

13. Thorax

13.001
13.002 13.1.1 Fragentyp F

Sie werden morgens um 8.30 zu einem 48jährigen Mann gerufen. Seine Frau berichtet Ihnen, daß ihr Mann nach dem Aufstehen beim kalten Duschen zusammengebrochen und seitdem bewußtlos sei, abgesehen von 3 kurzen Aufhellungsmomenten. Passiert sei alles vor 1/2 h Ihr Mann sei nie krank gewesen.
Befund: Asthenischer Typ, Aussehen blau-grau, verfallen, kurzatmig, Puls tachykard und arrhythmisch, Herz perkutorisch verbreitert, Herzspitzenstoß hebend, Herztöne rein, leise, keine pathologischen Geräusche. Linke Thoraxhälfte bleibt bei der Atmung etwas zurück, hypersonorer Klopfschall links.

13.001

Welche Diagnose ist naheliegend?

A. Herzinfarkt

B. Akutes Cor pulmonale

C. Spannungspneumothorax links

D. Ösophagus-Tracheal-Fistel

E. Aneurysma dissecans der Aorta

13.002

Welche Maßnahmen treffen Sie?

A. Sofortige Klinikeinweisung

B. Sofortige Sauerstoffzufuhr durch eine Nasensonde

C. Sofortige Druckentlastung des Pleuralraums durch eine dickkalibrige Kanüle mit aufgesetztem, gelochten Fingerling

D. Kontinuierliche Saugdrainage

E. Starke Analgetika, kombiniert mit Antitussiva

13.003	13.1.1	
13.004	13.2.1	Fragentyp B

Ordnen Sie die Symptomatik in Liste 1 den jeweils richtigen krankhaften Zuständen in Liste 2 zu.

Liste 1

13.003 Zunehmende Zyanose, Tachypnoe, perkussorisch zunehmender Klopfschall, bei der Durchleuchtung Mediastinalflattern

13.004 Zyanose, Dyspnoe, gestaute Halsvenen, Tachykardie, Hypertonie, hypersonorer Klopfschall und aufgehobenes Atemgeräusch rechts, Mediastinalverdrängung

Liste 2

A. Mediastinalemphysem
B. Offener Pneumothorax
C. Contusio thoracis
D. Spannungspneumothorax
E. Trachealfistel

13.005	13.1.1	Fragentyp D

Welche Aussage(n) über den Spontanpneumothorax ist (sind) richtig?

1) Ursache eines Spontanpneumothorax ist ein Pleuradefekt.
2) Der Spontanpneumothorax ist ein geschlossener Pneumothorax.
3) Ein plötzlicher Brustschmerz, gefolgt von Dyspnoe, Zyanose und Tachykardie, ist typisch.
4) Die Perkussion der betroffenen Seite ergibt einen hypersonoren Klopfschall.
5) Die Gefäßzeichnung der kollabierten Lunge ist vermindert.

Wählen Sie bitte die zutreffende Aussagenkombination.

A. Nur 1, 3 und 5 sind richtig
B. Nur 1, 3 und 4 sind richtig
C. Nur 2, 3 und 4 sind richtig

D. Nur 1, 2, 3 und 4 sind richtig

E. Alle Aussagen sind richtig

13.006 13.1.2 Fragentyp A

Welche Aussage über die Bronchoskopie ist <u>falsch</u>? Die Bronchoskopie mit dem Fiberglasbronchoskop ermöglicht die

A. Beurteilung des Bronchialsystems bis zu den Bronchioli respiratorii

B. Absaugung von Bronchialschleim und -sekret zur genauen zytologischen und bakteriologischen Untersuchung

C. Gewebsentnahme mit Hilfe einer steuerbaren Zange unter optischer Kontrolle

D. transbronchiale Punktion von mediastinalen Lymphknoten

E. gezielte Absaugung bzw. Entfernung eines aspirierten Fremdkörpers

13.007	13.1.2	Fragentyp D

Welche Aussage(n) über die Mediastinoskopie ist (sind) richtig?

1) Die Mediastinoskopie wird bevorzugt als hintere Mediastinoskopie durchgeführt.
2) Will man die paratrachealen, subcarinalen und tracheobronchialen Lymphknoten erreichen und ggf. exzidieren, so wird durch einen 3 cm langen Hautschnitt in der Fossa jugularis das Mediastinoskop auf der Trachea vorgeschoben.
3) Die Mediastinoskopie kann in Lokalanästhesie durchgeführt werden.
4) Die Differentialdiagnose der benignen und malignen Lymphknotenerkrankungen gehört zu den Hauptindikationen.
5) Die Mediastinoskopie gestattet zusätzlich zum klinischen und radiologischen Befund die Beurteilung der Operabilität eines Bronchialkarzinoms.

Wählen Sie bitte die zutreffende Aussagenkombination.

A. Nur 1 und 3 sind richtig
B. Nur 2 und 4 sind richtig
C. Nur 1, 2 und 4 sind richtig
D. Nur 2, 4 und 5 sind richtig
E. Alle Aussagen sind richtig

13.008	13.1.2	Fragentyp D

Prüfen Sie die Aussagen über die Thorakoskopie:

1) Über eine kleine interkostale Thorakotomie wird das Thorakoskop mit Hilfe eines Trokars in die Pleurahöhle eingeführt.
2) Durch Anwendung eines Überdruckverfahrens wird die Entstehung eines Pneumothorax verhindert.
3) Die Optik des Thorakoskops ist so beschaffen, daß außer Pleura und Lunge auch das Mediastinum und die großen Gefäße betrachtet werden können.
4) Bei verdächtigen Stellen an Pleura und Lunge kann eine Biopsie vorgenommen werden.

Wählen Sie bitte die zutreffende Aussagenkombination.

A. Nur 1 und 3 sind richtig
B. Nur 1 und 4 sind richtig
C. Nur 1, 2 und 3 sind richtig
D. Nur 1, 3 und 4 sind richtig
E. Alle Aussagen sind richtig

13.009 13.2.1 Fragentyp A

Unter einem instabilen Thorax versteht man den

A. rachitischen Thorax
B. osteomalazischen Thorax
C. Emphysemthorax
D. Thorax nach einer Rippenserienfraktur
E. Spannungspneumothorax

13.010 13.2.1
        13.2.2 Fragentyp D

Welche Aussagen über die Aortenruptur sind richtig?

1) Die Aortenruptur betrifft meist den thorakalen Abschnitt distal des Abgangs der A. subclavia.
2) Ein Überleben bei einer inkompletten Ruptur kann zum Koarktationssyndrom führen.
3) Zur Diagnosesicherung ist eine Aortographie erforderlich.
4) Die Beweglichkeit und Dehnungsfähigkeit der Aorta gestattet eine direkte Naht mit End-zu-End-Vereinigung.

Wählen Sie bitte die zutreffende Aussagenkombination.

A. Nur 1 und 3 sind richtig
B. Nur 1, 2 und 4 sind richtig
C. Nur 1, 2 und 3 sind richtig
D. Nur 1, 3 und 4 sind richtig
E. Alle Aussagen sind richtig

13.011   13.2.1
13.012   14.2   Fragentyp F

Sie haben als Notarzt einen 45jährigen Mann zu versorgen, der bei einer Schlägerei einen Messerstich in die linke Brustseite bekommen hat. Er klagt über starke Brustschmerzen und Atemnot.
Befunde: Patient ist ansprechbar. Deutliche Venenschwellung am Hals beim Aufrichten. Puls: 110/min, schwach tastbar und beim Einatmen schwächer als beim Ausatmen. RR 90/50 mm Hg, steigt bei Exspiration auf 100 mm Hg. Leise Herztöne.

13.011

Ihre Verdachtsdiagnose lautet:

A. Commotio cordis
B. Herzbeuteltamponade
C. Herzinfarkt mit Begleitperikarditis
D. Mediastinalemphysem
E. Aortenruptur

13.012

Welche der folgenden Maßnahmen treffen Sie als nächste?

A. Punktion des Herzbeutels
B. Sofortige Klinikeinweisung
C. Sedierung
D. Intubation mit Überdruckbeatmung
E. Keine der genannten

13.013   13.3.1   Fragentyp A

Die Chondrosternoplastik stellt die Methode der Wahl dar bei einer operativen Behandlung

A. des Glockenthorax
B. der Hühnerbrust
C. der Sternumquerfraktur
D. der Sprengel-Deformität
E. der Trichterbrust

13.014	13.3.2	Fragentyp C

Bei einem Pleuraempyem ist die Punktion nicht nur eine notwendige diagnostische, sondern auch therapeutische Maßnahme,

weil

Pleuraempyeme zu einer Brustwandperforation führen können.

13.015	13.3.2	Fragentyp D

Welche Aussage(n) ist (sind) richtig?
Bei einer Empyemresthöhle bestehen folgende Gefahren:

1) Spontaner Pyopneumothorax
2) Amyloidose
3) Entwicklung eines Pleuramesothelioms
4) Hirnabszesse

Wählen Sie bitte die zutreffende Aussagenkombination.

A. Nur 1 und 2 sind richtig
B. Nur 1 und 4 sind richtig
C. Nur 2 und 4 sind richtig
D. Nur 1, 2 und 3 sind richtig
E. Alle Aussagen sind richtig

13.016		
13.017	13.3.2	Fragentyp F

Sie werden als Hausarzt zu einer 34jährigen Patientin gerufen, die angibt, schon seit 5 Tagen eine schwere Grippe zu haben. Heute früh habe sie 39,5 °C Fieber gemessen. Die Patientin befindet sich in einem reduzierten Allgemeinzustand und fühlt sich sehr abgeschlagen. Befunde: Dyspnoe, linke Lungenseite bleibt gegenüber der rechten bei der Inspiration deutlich zurück. Die ICR auf der betroffenen Seite sind verstrichen, Stimmfremitus rechts abgeschwächt, Dämpfung von dorsobasal nach dorsoaxillar aufsteigend- über dem Dämpfungsareal abgeschwächtes Atemgeräusch. Puls 116/min, Temperatur 40 °C, Sputum serös-schleimig, Weiweiß im Urin positiv. Leukozyten $20 \cdot 10^9/l$.

13.016

Ihre Vermutungsdiagnose lautet:

A. Pleuritis exsudativa

B. Pyothorax

C. Lobäre Pneumonie

D. Lungenabszeß

E. Pyopneumothorax

13.017

Welche Maßnahme zur Diagnosesicherung ist die wichtigste?

A. Pleurapunktion

B. Röntgenübersichtsaufnahme des Thorax

C. Bakteriologische Sputumuntersuchung

D. Bestimmung der BSG

E. Sofortige Klinikeinweisung

13.018	13.3.2	Fragentyp A

Welche therapeutische Maßnahme ist bei einem Pleuraempyem als erste durchzuführen?

A. Massive antibiotische Behandlung

B. Punktion mit der Dreiwegehahnspritze mit Abziehen von Eiter, dann spülen und anschließend Injektion eines entsprechend der Bakterienart wirksamen Antibiotikums
C. Geschlossene interkostale Ableitung in Form der Heberdrainage nach Bülau
D. Thorakotomie mit anschließender Drainage
E. Thorakoplastik

13.019 13.3.2 Fragentyp A

Welche Behandlungsmethode bringt bei einer Empyemresthöhle am ehesten Erfolg?

A. Punktion mit anschließender Injektion von Penicillin
B. Saugdrainage
C. Frühdekortikation
D. Thorakotomie
E. Zytostatikainstillation

13.020 13.3.3 Fragentyp D

Wobei können zystische Veränderungen im Röntgenbild des Thoraxskeletts auftreten?

1) Mammakarzinommetastasen
2) Osteoplastische Metastasen eines Prostatakarzinoms
3) Sudeck-Syndrom
4) Hyperparathyreoidismus
5) Multiples Myelom

Wählen Sie bitte die zutreffende Aussagenkombination.

A. Nur 1 und 2 sind richtig
B. Nur 4 ist richtig
C. Nur 1, 2 und 4 sind richtig
D. Nur 1, 4 und 5 sind richtig
E. Alle Aussagen sind richtig

13.021
13.022   13.3.3   Fragentyp F

Ein Patient kommt zu Ihnen in die Sprechstunde und klagt über Schmerzen auf der Brust, die ihn seit 2 Wochen quälen.
Untersuchungsbefund: Druckschmerzhafte Schwellung im Bereich des 1. und 2. Rippenknorpels links, Haut über der Schwellung verschieblich, supraklavikuläre Lymphknoten nicht palpabel. BSG 16/30 mm n.W.
Tuberkulinprobe negativ, WaR negativ.

13.021

Welches ist die wahrscheinlichste Diagnose?

A. Chondrosarkom
B. Chondropathia tuberosa (Tietze-Syndrom)
C. Tuberkulose des Sternoklavikulargelenks
D. Perichondritis syphilitica
E. Kundrat-Metastase

13.022

Welche Therapie schlagen Sie vor?

A. Kurzwellenbestrahlung
B. Röntgenbestrahlung
C. Chondrosternoplastik
D. Exstirpation und histologische Untersuchung
E. Kortisolapplikation

13.023
13.024
13.025   13.4.2   Fragentyp B

Ordnen Sie den Krankheitsbildern der Liste 1 die verursachenden Tumoren oder tumorartigen Gebilde der Liste 2 zu.

Liste 1	Liste 2
13.023 Myasthenia gravis	A. Perikardiale Zölomzyste
13.024 Horner-Syndrom	B. Thymom
13.025 Blutdruckkrisen	C. Sympathikoblastom Th_{12}
	D. Schwannom in Höhe von Th_1
	E. Boeck-Hilusgranulom

13.026   13.4.2   Fragentyp A

Welcher der folgenden Mediastinaltumoren zeigt unabhängig von Größe und Geschwindigkeit des Wachstums eine frühe klinische Symptomatik?

A. Die Dermoidzyste
B. Ein nichtjodspeicherndes, retrosternales Schilddrüsenadenom
C. Ein Paragangliom
D. Ein Hämangiom
E. Ein Myxochondrom

13.027
13.028   13.4.2   Fragentyp B

Ordnen Sie den verschiedenen Lokalisationen der Liste 1 die Tumoren der Liste 2 zu.

Liste 1

13.027 Vorderes unteres Mediastinum
13.028 Hinteres Mediastinum

Liste 2

A. Hodgkin-Granulom, Lungensarkoidose, Bronchuszyste
B. Thymom, Epithelkörperchenadenom, Struma
C. Schwannom, Paragangliom, Sympathikoblastom, Spongioblastom
D. Bronchialkarzinom, Riesenzellepulis, Ranula
E. Lipome, Perikardmesotheliom, Morgagni-Larrey-Hernie

13.029	13.5.1	Fragentyp C

Angeborene Lungenzysten erfordern eine massive chemotherapeutische bzw. antibiotische Behandlung,

weil

angeborene Lungenzysten häufig durch eine Sekundärinfektion kompliziert werden und zu einem Cor pulmonale führen können.

13.030	13.5.2	Fragentyp C

Bronchiektasen findet man besonders häufig im 7. linken Lungensegment,

weil

sich Bronchiektasen nicht selten auf der Basis einer anlagemäßig bedingten Mesenchymschwäche in einem oder mehreren Lungensegmenten entwickeln.

13.031	13.5.2	Fragentyp A

Bei welchen Syndromen und Entwicklungsstörungen sind Bronchiektasen nicht zu erwarten?

A. Beim Anderson-Syndrom

B. Beim Kartagener Syndrom

C. Bei Hypogenesie des Auerbach-Plexus

D. Bei Blutgruppeninkompatibilität

E. Bei einer Wabenlunge

13.032
13.033	13.5.2	Fragentyp F

Ein 33jähriger Mann leidet seit Jahren an einem chronischen Husten. Im Frühjahr und Herbst dieses Jahres hatte er eine Lungenentzündung, die unter Behandlung jeweils schnell ausheilte. Eine klinische Untersuchung ergibt folgende Befunde:
Hämoptoe, morgendliche maulvolle Expektoration, Dreischichtensputum, feuchte, nichtklingende, grob- bis

mittelblasige Rasselgeräusche im rechten Unterlappen.
Herz o.B., Trommelschlegelfinger, leichte Lippencyanose,
BSG 20/38 mm n.W., Temperatur 37,2°C.

13.032

Zu welcher Verdachtsdiagnose kommen Sie?

A. Bronchialkarzinom
B. Bronchiektasien
C. Tuberkulöse Bronchopneumonie
D. Chronische Bronchitis
E. Lungenabszeß

13.033

Welche Untersuchung veranlassen Sie als nächste zur
Diagnosesicherung?

A. Bakteriologische Untersuchung des Sputums
B. Bronchoskopie
C. Bronchographie
D. Röntgenaufnahme der Lunge p.-a. und seitlich
E. Lungenszintigraphie

13.034   13.5.2   Fragentyp C

Die Segmentresektion ist bei lokalisierten Bronchiektasien die Methode der Wahl,

weil

die Prognose bei lokalisierten Brochiektasien nach
Resektion der erankten Lungenabschnitte günstig ist.

13.035   13.5.2   Fragentyp D

Welche Therapie des chronischen Lungenabszesses ist richtig?

1) Antibiotische Behandlung, kombiniert mit Aerosoltherapie
2) Transthorakale Drainage der Abszeßhöhle mit anschließender Saugdrainage
3) Punktion des Abszesses mit Absaugen und anschließender Antibiotikainstillation bei zentral liegenden Abszessen
4) Zweizeitige Keilexzision bei älteren Abszessen mit Kapselbildung

Wählen Sie bitte die zutreffende Aussagenkombination.

A. Nur 1 ist richtig
B. Nur 2, 3 und 4 sind richtig
C. Nur 1 und 2 sind richtig
D. Nur 1 und 3 sind richtig
E. Alle Aussagen sind richtig

13.036   13.5.2   Fragentyp C

Die operative Behandlung einer unilokulären Echinokokkuszyste ist mit einer partiellen Lungensekretion verbunden,

weil

die Entfernung einer Echinokokkuszyste allein nicht möglich ist.

13.037   13.5.2   Fragentyp A

Welche Behandlung kommt bei einer tuberkulostatikaresistenten tuberkulösen Restkaverne mit Sitz im 2. Segment rechts am ehesten in Frage?

A. Therapeutischer Pneumothorax
B. Atypische Resektion unter tuberkulostatischem Schutz mit anschließender langzeitiger tuberkulostatischer Nachbehandlung

C. Extrapleurale Paraffinplombe
D. Transthorakale Speleostomie
E. Extrapleurale Thorakoplastik

13.038　　　　　　13.5.3　　　　　　Fragentyp D

Welche Befunde können bei einem Pancoast-Tumor erhoben werden?

1) Epicondylitis radialis humeri
2) Apikale Lungenverschattung im Röntgenbild mit Destruktion der 1.-3. Rippe
3) Krallhand
4) Horner-Syndrom

Wählen Sie bitte die zutreffende Aussagenkombination.

A. Nur 2 ist richtig
B. Nur 1 und 2 sind richtig
C. Nur 1, 2 und 4 sind richtig
D. Nur 2, 3 und 4 sind richtig
E. Alle Aussagen sind richtig

13.039　　　　　　13.5.3　　　　　　Fragentyp C

Für die Diagnostik zentraler Bronchialkarzinome ist die Perfusionsszintigraphie von Bedeutung,

weil

zentrale Bronchialkarzinome erfahrungsgemäß zu einer szintigraphisch erkennbaren Lungendurchblutungsstörung führen.

13.040   13.5.3   Fragentyp A

Zu den Risikofaktoren des kleinzelligen Bronchialkarzinoms gehört (gehören) nicht

A. Silikose
B. Asbestose
C. tuberkulöse Rundherdnarben
D. Zigarettenrauchen
E. Chrom- und Kobaltdämpfe

13.041   13.5.3   Fragentyp D

Symptome eines Bronchialkarzinoms können sein

1) ein trockener Reizhusten
2) Dyspnoe
3) zirkumskripte Klopfempfindlichkeit des Thorax und der Wirbelsäule
4) Fieberschübe
5) Hämoptoe

Wählen Sie bitte die zutreffende Aussagenkombination.

A. Nur 1, 3, 4 und 5 sind richtig
B. Nur 2 und 5 sind richtig
C. Nur 2, 3 und 4 sind richtig
D. Nur 1, 2 und 4 sind richtig
E. Alle Aussagen sind richtig

13.042   13.5.3   Fragentyp A

Folgender Befund liegt vor: Bronchialkarzinom, beschränkt auf einen Lungenlappen, intrathorakale Lymphknoten vergrößert, Metastase im rechten Humerus. Welche Klassifikation des TNM-Systems trifft bei diesem Befund zu?

A. $T_2N_1M_0$
B. $T_2N_1M_1$
C. $T_3N_1M_0$

D. $T_3N_1M_1$
E. $T_4N_1M_1$

13.043
13.044   13.5.3   Fragentyp F

Ein 49jähriger Mann, Raucher mit täglich 40 Zigaretten, klagt über trockenen Husten, der schon mehrere Monate besteht. In den letzten 4 Wochen habe er 4 kg an Gewicht verloren. Sie erheben folgenden <u>Befund</u>:
Reduzierter Allgemeinzustand, Hals und Gesicht aufgedunsen, Lippenzyanose, Puls 102/min, RR 165/95 mm Hg. Bläulich-rote Striae am Abdomen, verhärteter, mit der Haut verwachsener Lymphknoten links supraklavikulär.
BSG 40/70 mm n.W., Hb 175 g/l, Erythrozyten $6 \cdot 10^{12}$/l, Leukozyten $9 \cdot 10^9$/l, Thrombozyten $350 \cdot 10^9$/l.

13.043

Welche Verdachtsdiagnose stellen Sie?

A. M. Cushing

B. Bronchialkarzinom

C. Pneumonie

D. Echinokokkose

E. Lungentuberkulose

13.044

Welche Untersuchung führen Sie als nächste durch?

A. Thoraxaufnahme in 2 Ebenen

B. Kortisoltagesprofil

C. Casoni-Test

D. Tine-Test

E. Lungenszintigraphie

13.045 13.5.3 Fragentyp D

Welche(s) der folgenden paraneoblastischen Syndrome kann man beim Bronchialkarzinom finden?

1) Cushing-Syndrom
2) Myasthenia gravis pseudoparalytica
3) Hyperglykämie
4) Hyperkalcämie
5) Flush

Wählen Sie bitte die zutreffende Aussagenkombination.

A. Nur 1 ist richtig
B. Nur 1 und 2 sind richtig
C. Nur 1, 2 und 4 sind richtig
D. Nur 1, 2, 4 und 5 sind richtig
E. Alle Aussagen sind richtig

13.046 13.5.3 Fragentyp C

Ein zentrales, völlig undifferenziertes Lungenkarzinom hat eine schlechte Prognose,

weil

zentrale, undifferenzierte Lungenkarzinome schnell lymphogen metastasieren und durch rasches Übergreifen auf die andere Seite inoperabel werden.

13.047 13.5.3 Fragentyp C

Solitäre Lungenmetastasen sind stets infaust,

weil

eine Resektion auch bei solitären Metastasen die Fünfjahresüberlebensrate gegenüber bestrahlten oder mit Zytostatika behandelten Patienten nicht anhebt.

14. Herz

14.001 14.1.1 Fragentyp D

Welche Aussage(n) über den extrakorporalen Kreislauf ist (sind) richtig?

1) Der extrakorporale Kreislauf ist ein Standardverfahren bei der Korrektur angeborener oder erworbener Herzklappenfehler.
2) Für das extrakorporal geleitete Blut besteht eine erhöhte Gefahr der Hämolyse und der Eiweißdenaturierung.
3) Die Pumpleistung des linken Herzens wird durch eine Rollpumpe und die Lungenfunktion durch einen Oxygenator übernommen.
4) Mit Hilfe eines Wärmeaustauschers, der an die Herz-Lungen-Maschine angeschlossen ist, kann eine konstante, kontrollierte Hypothermie von 26 - 32°C oder weniger erzeugt werden.

Wählen Sie bitte die zutreffende Aussagenkombination.

A. Nur 3 ist richtig
B. Nur 2 und 3 sind richtig
C. Nur 1 und 3 sind richtig
D. Nur 1, 3 und 4 sind richtig
E. Alle Aussagen sind richtig

14.002   14.1.1   Fragentyp A

Was versteht man unter "assistierter Zirkulation"?

A. Die laufende zusätzliche Blutzufuhr während einer Herzoperation.
B. Den Ersatz des bei der Operation verlorengegangenen Blutes durch Plasmaexpander.
C. Den extrakorporalen Kreislauf mit der Herz-Lungen-Maschine.
D. Einen ohne Oxygenator arbeitenden Linksherzpumpenbypass vom linken Vorhof zur A. femoralis.
E. Die Kreislaufunterstützung durch intraaortale Ballonpulsation.

14.003   14.1.2   Fragentyp C

Jede Pulmonalstenose sollte operiert werden,

weil

eine Pulmonalstenose durch eine konzentrische Rechtshypertrophie und eine Endokarditis progredient verlaufen kann.

14.004
14.005   14.1.2
14.006   14.1.4   Fragentyp B

Ordnen Sie den Operationsverfahren der Liste 1 diejenigen Herzfehler der Liste 2 zu, die mit diesem Verfahren korrigiert werden.

Liste 1	Liste 2
14.004 Valvulotomie nach Brock	A. ASD II
14.005 Operation nach Bigelow	B. Fallot-Tetralogie
	C. Transposition der großen Gefäße
14.006 Operation nach Blalock-Taussig	D. Lungenvenenfehlmündung
	E. Subvalvuläre, fibröse Aortenstenose

14.007 14.1.2 Fragentyp A

Welches Krankheitsbild wird auch als "umgekehrte Aortenisthmusstenose" bezeichnet?

A. Das Subclavian-steal-Syndrom
B. Das Leriche-Syndrom
C. Das Aortenbogensyndrom
D. Der offene Ductus arteriosus Botalli
E. Das Karotissinussyndrom

14.008
14.009 14.1.2 Fragentyp F

Eine Mutter kommt mit ihrem 10jährigen Sohn in die Praxis. Sie berichtet Ihnen, daß der Junge häufig Nasenbluten und ständig kalte Füße habe. Nach dem Sport habe er oft Kopfschmerzen und Wadenkrämpfe. Sie erheben folgenden Befund:
Stark pulsierende Karotiden beiderseits; Radialispulse kräftig, Femoralispulse schwach tastbar, hebender Herzspitzenstoß, Systolikum an der Herzbasis, Stärkegrad II. Das Röntgenbild des Thorax zeigt: Linkshypertrophie und Rippenusuren.

14.008

Welche Diagnose ist die wahrscheinlichste?

A. Aortenstenose
B. Präduktaler, infantiler Typ der Aortenisthmusstenose
C. Postligamentäre Aortenisthmusstenose
D. Offener Ductus Botalli
E. Aortenbogenanomalie

14.009

Welche Behandlung kommt in diesem Fall in Frage?

A. Operation nach Abschluß des Wachstums
B. Medikamentöse Therapie mit Antihypertensiva
C. Befundkontrolle im Abstand von 6 Monaten
D. Förderung der Beindurchblutung durch eine intraaortale Ballonpulsation
E. Baldestmögliche Operation nach Diagnosestellung

14.010	14.1.3	Fragentyp D

Sie finden eine vermehrte Lungendurchblutung bei fehlender Zyanose. In Frage kommen

1) ASD II
2) Ductus arteriosus apertus persistens
3) VSD, Typ Roger
4) Lutembacher-Syndrom
5) Eisenmenger-Syndrom

Wählen Sie bitte die zutreffende Aussagenkombination.

A. Nur 1 und 2 sind richtig
B. Nur 1, 3 und 5 sind richtig
C. Nur 1, 2 und 4 sind richtig
D. Nur 1, 2, 3 und 4 sind richtig
E. Alle Aussagen sind richtig

14.011	14.1.3	Fragentyp C

Bei azyanotischen Herzfehlern mit vermehrter Lungendurchblutung ist die supravalvuläre Einschnürung des Truncus pulmonalis mit einem Teflonband als Palliativoperation die Methode der Wahl,

weil

durch Bändelung des Truncus pulmonalis die Druckbelastung des rechten Ventrikels abnimmt.

14.012	14.1.3	Fragentyp A

Zu den primär azyanotischen Herz- und Gefäßvitien gehören alle, <u>außer</u>

A. Eisenmenger-Komplex
B. ASD
C. VSD
D. Fallot-Trilogie
E. Ductus arteriosus apertus Botalli

14.013 14.014	14.1.3	Fragentyp F

Ein 12jähriges Mädchen wird Ihnen von einem Kollegen zur Abklärung langjähriger rezidivierender Infekte der oberen Luftwege überwiesen. Sie erheben folgenden <u>Befund:</u> Körperliche Entwicklung unter der altersentsprechenden Norm, leichter Herzbuckel links, Puls 80/min, nach 10 Kniebeugen 140/min, RR 110/70 mm Hg, Schwirren über der Herzbasis, Systolikum im 2. ICR links, fixierte Spaltung des 2. Herztons, mesodiastolisches Geräusch auf dem Sternum zwischen der 6. Rippe rechts und der 4. Rippe links. Das EKG zeigt einen inkompletten Rechtsschenkelblock. Thoraxübersichtsaufnahme: Starke Füllung der Lungengefäße, bei der Durchleuchtung ergibt sich eine deutliche Pulsation der Hilusgefäße.

14.013

Welches ist die wahrscheinlichste Diagnose?

A. Isolierte Pulmonalstenose
B. ASD II
C. ASD I
D. Fallot-Trilogie
E. Ventrikelseptumdefekt

14.014

Welches weitere Vorgehen würden Sie in diesem Fall befürworten?

A. Gabe von Digitalispräparaten
B. Baldige operative Korrektur des Herzvitiums
C. Operation nach Abschluß der Pubertät
D. Meidung körperlicher Belastung
E. Befundkontrolle alle 6 Monate

14.015　　　　　　14.1.4　　　　　Fragentyp A

Für die Fallot-Tetralogie ist <u>nicht</u> typisch

A. eine Zyanose
B. eine Belastungsdyspnoe
C. ein systolisches Geräusch am linken Sternalrand im 2. ICR
D. eine Polyglobulie
E. ein P_2 akzentuiert

14.016　　　　　　14.1.4　　　　　Fragentyp D

Welche Aussage(n) über die Fallot-Tetralogie ist (sind) richtig?

1) Der Schweregrad der Fallot-Tetralogie wird durch die Größe des Ventrikelseptumdefekts bestimmt.
2) Durch β-Blocker kann die Zyanose vermindert werden.
3) Ohne Operation ist die Prognose schlecht, da höchstens 10% der Nichtoperierten das Erwachsenenalter erreichen.
4) Bei raschem Fortschreiten der Symptomatik wird vor dem 4. Lebensjahr die Operation nach Blalock-Taussig als Palliativeingriff durchgeführt.
5) In der Regel wird die komplette Korrektur mit Verschluß des VSD, plastischer Erweiterung der Ausflußbahn der rechten Kammer und/oder eine Valvulotomie der Pulmonalklappe im Vorschulalter durchgeführt.

Wählen Sie bitte die zutreffende Aussagenkombination.

A. Nur 5 ist richtig
B. Nur 1 und 5 sind richtig
C. Nur 2, 3 und 5 sind richtig
D. Nur 1, 3, 4 und 5 sind richtig
E. Nur 2, 3, 4 und 5 sind richtig

14.017　　　　　　14.1.4　　　　　　Fragentyp C

Bei der Blalock-Taussig-Operation zur Behandlung der Fallot-Tetralogie besteht die Gefahr einer Durchblutungsstörung des betroffenen Arms,

weil

das Rete scapulare und das Rete acromiale einen ungenügenden Kollateralkreislauf für den Arm darstellen.

14.018　　　　　　14.1.4　　　　　　Fragentyp D

Welche Operationsverfahren kommen bei der Therapie der Transposition der großen Arterien zur Anwendung?

1) Operation nach Bigelow
2) Operation nach Waterston
3) Operation nach Rastelli
4) Funktionelle Korrektur nach Mustard
5) Vorhofseptektomie nach Blalock-Hanlon

Wählen Sie bitte die zutreffende Aussagenkombination.

A. Nur 1 und 2 sind richtig
B. Nur 1 und 3 sind richtig
C. Nur 2, 3 und 4 sind richtig
D. Nur 3, 4 und 5 sind richtig
E. Nur 1, 3, 4 und 5 sind richtig

14.019		
14.020	14.1.5	
14.021	14.1.6	Fragentyp B

Ordnen Sie den Beschreibungen der Liste 1 die jeweils richtigen Klappenfehler der Liste 2 zu.

Liste 1

14.019 Blasses Aussehen, häufig Synkopen, niedriger systolischer und relativ hoher diastolischer Druck, systolisches Distanzgeräusch, Hahnenkammform der Karotispulskurve, Pulsus parvus et tardus, Linkstyp

14.020 Zyanose mit subikterischer Verfärbung, Belastungsdyspnoe, präsystolisches Crescendogeräusch über der Herzspitze, paukender 1. Herzton, absolute Arrhythmie

14.021 Herzklopfen, Blässe, hohe RR-Amplitude, Kapillarpuls, diastolisches Geräusch im 3. ICR linkssternal, Austin-Flint-Geräusch an der Herzspitze, Pulsus celer, Duroziez-Gefäßgeräusch, EKG-Linkstyp

Liste 2

A. Mitralstenose

B. Mitralinsuffizienz

C. Aortenstenose

D. Aorteninsuffizienz

E. Trikuspidalinsuffizienz

14.022	14.1.5	Fragentyp C

Sobald eine Aortenklappenstenose eine klinische Symptomatik entwickelt hat, ist es für eine Operation zu spät,

weil

es für Aortenfehler typisch ist, daß die klinischen Symptome ausgesprochen spät auftreten.

14.023 14.1.5 Fragentyp D

Folgende Kriterien stellen eine Indikation für die operative Behandlung einer erworbenen Aortenklappenstenose dar:

1) Aortenstenose mit therapiefraktärer Herzinsuffizienz
2) Mittlerer systolischer Blutdruckgradient von mehr als 50 mm Hg zwischen linkem Ventrikel und Aorta
3) Klappenöffnungsrest von ca. 0,7 cm^2/m^2 Körperoberfläche
4) Alter des Patienten über 65 Jahre

Wählen Sie bitte die zutreffende Aussagenkombination.

A. Nur 1 und 2 sind richtig
B. Nur 1 und 4 sind richtig
C. Nur 2 und 3 sind richtig
D. Nur 1, 2 und 3 sind richtig
E. Alle Aussagen sind richtig

14.024 14.1.5 Fragentyp D

Welche Aussagen über Technik und Prognose der Aortenstenoseoperation sind richtig?

1) Die Sterblichkeit der operativen und postoperativen Phase liegt bei ca. 5%.
2) Eine Kommissurotomie ist auch bei nicht verkalkten Klappen unzureichend.
3) Die Operation einer valvulären Aortenstenose besteht in einer transaortalen, subkoronaren Implantation einer künstlichen Herzklappe.
4) Als Klappenersatz kann eine präparierte Schweineklappe als xenoplastisches Transplantat benützt werden.

Wählen Sie bitte die zutreffende Aussagenkombination.

A. Nur 2 und 4 sind richtig
B. Nur 1, 2 und 4 sind richtig
C. Nur 1, 3 und 4 sind richtig
D. Nur 1 und 4 sind richtig
E. Alle Aussagen sind richtig

14.025   14.1.6   Fragentyp C

Die Ergebnisse des Klappenersatzes bei einer Mitralstenose sind schlechter als die der Kommissurotomie,

weil

ein Klappenersatz bei einer Mitralstenose in einem hohen Prozentsatz eine Reintervention erfordert.

14.026   14.1.6   Fragentyp C

Multivalvuläre Herzfehler werden operativ nicht angegangen,

weil

die operative Behandlung von Mehrfachklappenfehlern und der Mehrfachklappenersatz etwa mit einer doppelt so hohen Früh- und Spätletalität behaftet sind wie die Einklappenoperation.

14.027   14.1.5
            14.1.6   Fragentyp A

Bei welcher der folgenden Herzklappenprothesen kann man nach ca. 3 Monaten die Tromboseprophylaxe absetzen?

A. Semiprothese nach Carpentier bei einer Mitralinsuffizienz
B. Kugelprothese
C. Kippdeckelklappen
D. Scheibenprothesen
E. Bioprothesen

14.028   14.1.7   Fragengyp D

Welche Erkrankung(en) gilt (gelten) als Kontraindikation(en) zur operativen Behandlung einer koronaren Herzkrankheit (KHK)? Die

1) Dreigefäßerkrankung
2) diffuse Koronarsklerose
3) diffuse Myokardfibrose
4) Auswurffähigkeit des Ventrikels < 30% des normalen Auswurfvolumens

Wählen Sie bitte die zutreffende Aussagenkombination.

A. Nur 1 ist richtig
B. Nur 1 und 3 sind richtig
C. Nur 1, 4 und 5 sind richtig
D. Nur 2, 3, 4 und 5 sind richtig
E. Nur 1, 3, 4 und 5 sind richtig

14.029　　　　　　　14.1.7　　　　　　Fragentyp D

Bei welchen Befunden kann man das Anlegen eines aortakoronaren Venenbypasses (AKVB) durchführen?

1) Hämodynamisch wirksame Stenosen im proximalen Bereich eines, zweier oder aller drei wichtigen Koronargefäße
2) Suffizientes Myokard trotz starker Beschwerden mit erheblicher Einschränkung der Leistungsfähigkeit und Lebensqualität
3) Das Lumen distal der Stenose muß > 1 mm betragen
4) Geringgradige Koronarsklerose

Wählen Sie bitte die zutreffende Aussagenkombination.

A. Nur 1 ist richtig
B. Nur 1 und 2 sind richtig
C. Nur 2 und 4 sind richtig
D. Nur 1, 2 und 4 sind richtig
E. Alle Aussagen sind richtig

| 14.030 | 14.1.8 | Fragentyp D |

Eine absolute Indikation für eine Schrittmacherimplantation ist (sind)

1) AV-Block III. Grades
2) Myokardinsuffizienz, bei der durch Digitalisierung eine Bradykardie eintritt
3) Kammereigenrhythmus, der trotz Alupentinfusion bei 25 - 30/min bleibt
4) Adams-Stokes-Anfälle
5) Hypersensitives Karotissinussyndrom

Wählen Sie bitte die zutreffende Aussagenkombination.

A. Nur 1 ist richtig
B. Nur 1, 2 und 4 sind richtig
C. Nur 1, 3 und 5 sind richtig
D. Nur 1, 3, 4 und 5 sind richtig
E. Nur 2, 3, 4 und 5 sind richtig

| 14.031 | 14.1.8 | Fragentyp C |

Adams-Stokes-Anfälle stellen eine Indikation für eine Schrittmacherimplantation dar,

weil

die Absterbequote innerhalb eines Jahres nach Auftreten des ersten Adams-Stokes-Anfalls 25 - 30% beträgt.

| 14.032 | 14.1.8 | Fragentyp C |

Das Sick-sinus-Syndrom ist gewöhnlich eine Indikation für eine Schrittmacherimplantation,

weil

bei manchen Formen des Sick-sinus-Syndroms ein intermittierender Herzstillstand eintreten kann.

14.033   14.2   Fragentyp D

Zu den Volhard-Zeichen der Pericarditis constrictiva gehören (gehört):

1) Mißverhältnis zwischen dem Herzbefund und den schweren Stauungserscheinungen im großen Kreislauf
2) Perikarditische Leberzirrhose
3) Nichtansprechen auf Herzglykoside
4) Pulsus paradoxus

Wählen Sie bitte die zutreffende Aussagenkombination.

A. Nur 1 und 2 sind richtig
B. Nur 1 und 3 sind richtig
C. Nur 1 ist richtig
D. Nur 1, 3 und 4 sind richtig
E. Alle Aussagen sind richtig

14.034   14.2   Fragentyp A

Welche Behandlung ist bei einer schweren Pericarditis constrictiva die Methode der Wahl?

A. Digitalisapplikation
B. Perikardfensterung
C. Perikarddrainage
D. Perikardektomie
E. Diuretikagabe

15. Gefäße

15.001 15.1.1 Fragentyp C

Bei perforierenden Verletzungen großer Arterien ist u.a. die Anwendung vasokonstriktorischer Substanzen angezeigt,

weil

perforierende Verletzungen großer Arterien eine spontane Hämostase nicht erwarten lassen.

15.002 15.1.1 Fragentyp A

Bei akuten Gefäßverletzungen mit starken Blutverlusten ist die Hauptgefahr

A. der hypovolämische Schock
B. der kardiovaskuläre Schock
C. der neurogene Schock
D. das Crushsyndrom
E. die Enthirnungsstarre

15.003 15.1.2 Fragentyp A

Zum akuten Ischämiesyndrom gehört alles, außer

A. Pulslosigkeit
B. Parästhesie und Paralyse
C. Parablepsie
D. Prostration
E. Blässe und Schmerz

| 15.004 | 15.1.2 | |
| | 15.1.8 | Fragentyp A |

Die akute arterielle Embolie und die Phlegmasia coerulea dolens haben alle folgenden Symptome in gleicher Weise, außer

A. Schmerz
B. Pulslosigkeit
C. Hautverfärbung
D. Parästhesien
E. Hypothermie der Haut

| 15.005 | | |
| 15.006 | 15.1.2 | Fragentyp F |

Sie werden zu einem 42jährigen Patienten gerufen, der seit 1 h über heftige Schmerzen im rechten Bein klagt.
Befund: Rechter Unterschenkel blaß und kalt, Puls der A. poplitea und der A. tibialis posterior nicht tastbar, Blutdruck 160/100 mm Hg, Radialispuls arrhythmisch, 84/min. Sie stellen die Verdachtsdiagnose: Embolie der A. femoralis rechts.

15.005

Welche Erstmaßnahme(n) treffen Sie?

1) Heparinisierung
2) Hochlagerung des rechten Beins nach Einpacken in dicke Watte
3) Sofort heparinisieren und Notarztwagen anfordern zum sofortigen Abtransport in eine chirurgische Klinik
4) Infusion von Vasodilatanzien
5) Vorsichtige Massage des rechten Beins

Wählen Sie bitte die zutreffende Aussagenkombination.

A. Nur 1 und 3 sind richtig
B. Nur 3 ist richtig
C. Nur 1, 2 und 3 sind richtig
D. Nur 1, 3 und 4 sind richtig
E. Nur 1 und 5 sind richtig

15.006

Welche Maßnahmen werden in der Klinik nach Diagnosestellung getroffen?

1) Direkte Embolektomie am Ort des Verschlusses
2) Indirekte Embolektomie durch Intimastripping
3) Thrombolyse mit einem Streptokinasepräparat
4) Postoperative Rezidivprophylaxe mit Antikoagulanzien

Wählen Sie bitte die zutreffende Aussagenkombination.

A. Nur 1 und 4 sind richtig
B. Nur 3 ist richtig
C. Nur 1 ist richtig
D. Nur 2 und 4 sind richtig
E. Nur 3 und 4 sind richtig

15.007 15.1.3 Fragentyp D

Für das Fontaine-Stadium III der chronisch-arteriellen Verschlußkrankheiten ist charakteristisch

1) das Gefühl der Schwere in den Beinen und die leichte livide Verfärbung
2) das intermittierende Hinken
3) der Ruheschmerz, der sich bei Hochlagern der betroffenen Extremität verstärkt
4) die beginnende Gangrän

Wählen Sie bitte die zutreffende Aussagenkombination.

A. Nur 1 ist richtig
B. Nur 1 und 2 sind richtig
C. Nur 2 ist richtig
D. Nur 3 ist richtig
E. Nur 4 ist richtig

15.008   15.1.3   Fragentyp D

Welche präoperative(n) Untersuchung(en) ist (sind) bei einer Claudicatio intermittens, Stadium IIb in jedem Fall erforderlich?

1) Oszillographie
2) Hautthermometrie und -thermographie
3) Venenverschlußplethysmographie
4) Doppler-Sonographie
5) Arteriographie

Wählen Sie bitte die zutreffende Aussagenkombination.

A. Nur 1 ist richtig
B. Nur 5 ist richtig
C. Nur 4 ist richtig
D. Nur 2 und 3 sind richtig
E. Nur 4 und 5 sind richtig

15.009   15.1.3   Fragentyp D

Welche Aussagen über die chronischen arteriellen, peripheren Verschlußkrankheiten sind richtig?

1) die Arteriosklerose ist die häufigste Ursache der chronischen arteriellen Verschlußkrankheiten.
2) Die Claudicatio intermittens ist typisch für das Fontaine-Stadium II der peripheren arteriellen Verschlußkrankheit.
3) Die Claudicatio intermittens ist eine relative Operationsindikation.
4) Durch aktives Gefäßtraining als Intervalltraining läßt sich in der Regel eine Verlängerung der Gehstrecke erreichen.
5) Die Antikoagulanzienbehandlung hat sich in der konservativen Behandlung der Klaudikatio nicht bewährt.

Wählen Sie bitte die zutreffende Aussagenkombination.

A. Nur 1 und 2 sind richtig
B. Nur 2 und 4 sind richtig
C. Nur 1, 2, 3 und 4 sind richtig
D. Nur 1, 2, 4 und 5 sind richtig
E. Alle Aussagen sind richtig

15.010
15.011
15.012   15.1.3   Fragentyp B

Ordnen Sie den Krankheiten der Liste 1 die in Liste 2 angegebene Lokalisation zu.

    Liste 1   Liste 2

15.010 Leriche-Syndrom   A. A. maxillaris

15.011 M. Orthner   B. Aortenbogen

15.012 Pulseless disease   C. A. basilaris

                                     D. Darmgefäße

                                     E. Bifurcatio aortae

15.013   15.1.3   Fragentyp C

Die endgültige Operationsindikation bei chronischen peripheren arteriellen Verschlußkrankheiten erfolgt nach dem klinischen Befund, dem angiographischen Ergebnis und dem Allgemeinzustand,

weil

ein nicht gesicherter Out-flow infolge multipler Verschlüsse distal vom Hauptverschluß des Gefäßes den Operationserfolg in Frage stellt.

15.014   15.1.3   Fragentyp E

Bei einem 61jährigen Patienten mit einer chronisch arteriellen Verschlußkrankheit Stadium III stellen Sie mit einer perkutanen transfemoralen Arteriographie alle infrarenalen Gefäße dar. Die Aufnahmen der Becken-, Oberschenkel-, Unterschenkel- und Fußetage sind in Abb. 16 - 19 im Röntgenbild dargestellt.

Welche therapeutische(n) Maßnahme(n) kommt (kommen) in Frage?

1) Es besteht eine dringende Indikation zur Amputation des linken Fußes in Höhe des Oberschenkels.

2) Aufgrund des angiologischen Befundes sollte zunächst eine Thrombolysetherapie mit Streptokinase durchgeführt werden.

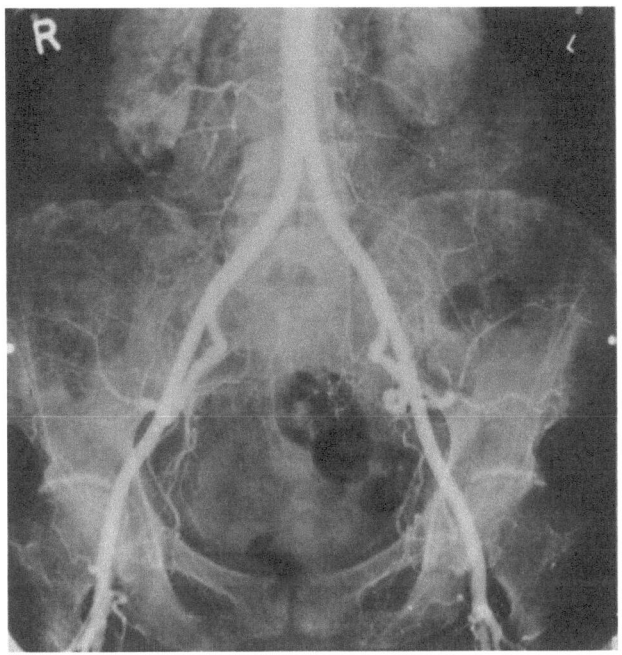

Abb. 16

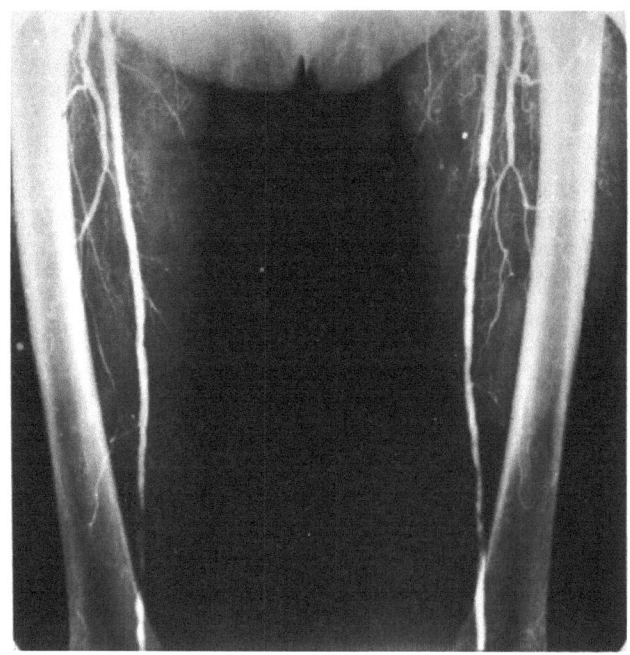

Abb. 17

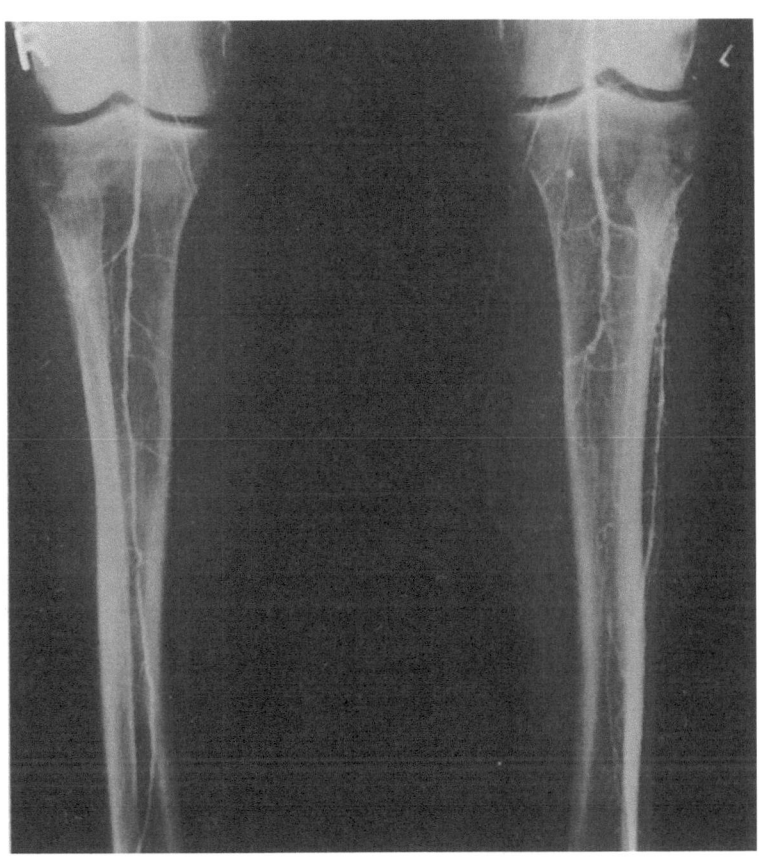

Abb. 18

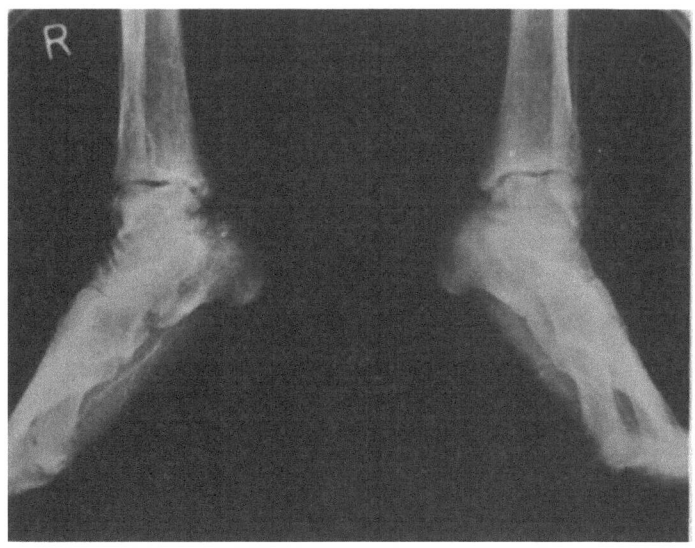

Abb. 19

3) Eine ein- oder doppelseitige lumbale Sympathektomie ist in diesem Fall indiziert.
4) Als operative Methoden stehen die lumbale Sympathektomie oder die operative Rekonstruktion mittels Venenbypass zur Wahl.

Wählen Sie bitte die zutreffende Aussagenkombination.

A. Nur 1 ist richtig
B. Nur 2 ist richtig
C. Nur 3 ist richtig
D. Nur 3 und 4 sind richtig
E. Nur 2 und 3 sind richtig

15.015   15.1.3   Fragentyp C

Die transluminale Gefäßdilatation mit anschließender Antikoagulanzienbehandlung sollte vor jeder eingreifenderen Gefäßoperation an größeren Gefäßen durchgeführt werden,

weil
die transluminale Gefäßdilatation einen risikofreien
Gefäßeingriff darstellt.

15.016
15.017 15.1.3 Fragentyp F

Ein 48jähriger Mann berichtet Ihnen, daß er seit 2 Wochen beim Tennisspielen regelmäßig Schwindelanfälle bekommen habe. Er verspüre im rechten Arm eine starke Ermüdung, die ihm unerklärlich ist, weil er Linkshänder sei. Außerdem seien die Finger der rechten Hand immer kalt.

15.016
Welche Verdachtsdiagnose stellen Sie?

A. Aortenbogensyndrom (Takayasu-Syndrom)
B. Subclavian-steal-Syndrom
C. Carotis-interna-Syndrom, Stadium II
D. Erwachsenenform der Aortenisthmusstenose
E. Raynaud-Syndrom

15.017
Mit welcher Maßnahme können Sie die Verdachtsdiagnose bestätigen?

A. RR-Messung an beiden Armen
B. Feststellung der Temperaturdifferenz zwischen rechtem und linkem Arm
C. Prüfung der Hautfarbenveränderung bei Eintauchen beider Hände in Wasser von 18°C
D. Auskultation des oberen Mediastinums
E. Angiographie

15.018   15.1.3   Fragentyp A

Ein Patient mit einer essentiellen Hypertonie, die mit einem Reserpinpräparat behandelt wird, hat seit Jahren nahezu regelmäßig nach jeder größeren Mahlzeit und manchmal sogar beim Essen Bauchschmerzen. Die Beschwerden sind besonders stark, wenn er nach dem Essen einen Spaziergang macht. Vor 4 Wochen ist er dazu übergegangen, kleinere Mahlzeiten zu sich zu nehmen und statt des Spaziergangs nach dem Essen 1/2 h Bettruhe einzuschalten. Dadurch war er bis gestern beschwerdefrei, als sich nach dem Essen bei der geringsten Anstrengung wieder Bauchschmerzen einstellten.
Welche Diagnose erscheint Ihnen wahrscheinlich?

A. Gastritis

B. Reizkolon

C. Angina intestinalis, Stadium II

D. Chronische Cholezystitis

E. Chronische Pankreatitis

15.019   15.1.3   Fragentyp C

Bei einer chronischen arteriellen Verschlußkrankheit vom Oberschenkeltyp, Stadium Fontaine II oder III, wird die Gehleistung durch lumbale Sympathektomie verbessert,

weil

eine Resektion des Grenzstrangs von L_2 - L_5 die Hautdurchblutung des betreffenden Beins verbessert.

15.020   15.1.3   Fragentyp A

Welches Symptom ist nicht typisch für das Leriche-Syndrom?

A. Störung der Sexualfunktion mit Erlöschen der Erektions- und Ejakulationsfähigkeit

B. Störung der Spermiogenese und Spermiohistogenese

C. Schwäche und rasche Ermüdung der unteren Extremität

D. Atrophie der Beinmuskulatur

E. Livid-fleckige Verfärbung der Fußsohle

15.021 15.1.3 Fragentyp A

Bei welchen Erkrankungen bringt die transaxillär-transthorakale Sympathektomie mit Resektion der Grenzstrangganglien von Th_2 - Th_4 gute Ergebnisse? Bei

A. Digitalarterienverschlüssen
B. Sudeck-Dystrophie
C. Syringomyelie
D. Tennisellbogen
E. Brachialgia nocturna paraesthetica

15.022 15.1.3 Fragentyp C

Bei der operativen Behandlung chronischer arterieller Verschlußkrankheiten der unteren Extremität wird bevorzugt ein autologes Venentransplantat aus der V. saphena magna angewandt,

weil

autologe Venentransplantate leicht zu gewinnen und nach 5 - 10 Jahren in über der Hälfte der Fälle noch durchgängig sind.

15.023 15.1.4 Fragentyp C

Eine Spontanheilung eines Aneurysma dissecans der Aorta ist nicht möglich,

weil

in ca. 70% der Fälle eines Aneurysma dissecans der Aorta eine Aortenruptur eintritt.

15.024   15.1.4   Fragentyp A

Was ist bei einem arteriellen Aneurysma am wenigsten zu erwarten?

A. Eine Ruptur
B. Druckwirkung auf Nachbarorgane
C. Schmerzen bei akuter Dissektion
D. Thrombembolie
E. Spontanheilung

15.025   14.1.1
              15.1.4   Fragentyp C

Herzkammerwandaneurysmen bedeuten eine tödliche Komplikation eines ausgedehnten Herzinfarkts,

weil

die Kammerwandaneurysmen operativ nicht angehbar sind.

15.026   15.1.5   Fragentyp A

Welche Aussage ist falsch? Bei einer arteriovenösen Fistel findet man

A. ein Schwirren über der Fistelverbindung
B. ein kontinuierliches Maschinengeräusch bei der Auskultation
C. eine Erhöhung des venösen Drucks distal der Fistel
D. eine Erhöhung des diastolischen Blutdrucks
E. eine Linksherzvergrößerung mit späterer Dekompensation

15.027   15.1.6   Fragentyp C

Eine fibromuskuläre Nierenarterienstenose kann durch ein aortorenales Veneninterponat beseitigt werden,

weil

bei der Nierenarterienstenose der Goldblatt-Effekt in
Gang gesetzt wird.

15.028 15.1.7 Fragentyp A

Was ist keine Ursache für Wadenkrämpfe?

A. Phlebothrombose
B. Hyperkalzämie
C. Hyperkaliämie
D. Hyperphosphatämie
E. Varikose

15.029 15.1.7 Fragentyp A

Die häufigste Ursache einer Thrombophlebitis der V.
cephalica oder V. basilica und ihrer Anastomosen ist
(sind)

A. eine iatrogene durch i.v.-Injektion oder i.v.-
   Katheter
B. eine allgemeine Infektion
C. Ovulationshemmer
D. eine mechanische Behinderung des Blutrückflusses
E. Allergien

15.030 15.1.7 Fragentyp D

Was charakterisiert das postthrombotische Syndrom der unteren Extremität?

1) Abnorme Pigmentierung
2) Stauungsdermatose und Stauungssklerose
3) Die atrophische Haut
4) Die blaß marmorierte Haut
5) Sekundärvarizen

Wählen Sie bitte die zutreffende Aussagenkombination.

A. Nur 2 ist richtig
B. Nur 4 ist richtig
C. Nur 1, 2 und 3 sind richtig
D. Nur 1, 2, 3 und 5 sind richtig
E. Nur 2, 3, 4 und 5 sind richtig

15.031 15.1.7 Fragentyp A

Welche Aussage ist falsch? Bei einem primären, konstitutionell bedingten varikösen Symptomenkomplex findet man nicht selten

A. eine Arthrosis deformans
B. Hämorrhoiden
C. einen Pes planovalgus
D. eine Neigung zu Hernien
E. Teleangiektasien der unteren Extremität

15.032 15.1.7 Fragentyp A

Bei einer Patientin mit Stammvaricosis am rechten Bein und Unterschenkelvarizen führen Sie folgenden Test durch: Anlegen von 2 Staubinden an der ausgestrichenen Extremität. Die Patientin muß anschließend umhergehen. Füllen sich zwischen den beiden Staubinden die Varizen, so liegt in diesem Bereich eine Insuffizienz der Vv. perforantes vor. Um welchen Test handelt es sich? Um den

A. Perthes-Test
B. Trendelenburg-Test I
C. Mahorner-Ochsner-Test
D. Thomsen-Test
E. Lowenberg-May-Test

15.033   15.1.7   Fragentyp D

Was ist bei der konservativen Behandlung einer Varikose zu empfehlen?

1) Regelmäßiges Schwimmen
2) Warme Thermal- und Schwimmbäder
3) Wechselbäder, unterstützt durch Gabe von Roßkastanienextrakten
4) Tragen von Gummistrümpfen

Wählen Sie bitte die zutreffende Aussagenkombination.

A. Nur 1 und 4 sind richtig
B. Nur 3 ist richtig
C. Nur 1, 2 und 4 sind richtig
D. Nur 1, 3 und 4 sind richtig
E. Alle Aussagen sind richtig

15.034   15.1.7   Fragentyp D

Mit welchen Tests können Sie feststellen, ob eine Obstruktion des tiefen Venensystems vorliegt? Mit

1) dem Perthes-Test
2) dem Trendelenburg-Test
3) der Venendruckmessung,
4) der Phlebographie
5) Inspektion und Palpation

Wählen Sie bitte die zutreffende Aussagenkombination.

A. Nur 1 und 4 sind richtig
B. Nur 4 ist richtig
C. Nur 1, 3 und 4 sind richtig
D. Nur 2, 3 und 4 sind richtig
E. Alle Aussagen sind richtig

15.035   15.1.7   Fragentyp A

Welche Aussage ist richtig? Die Methode der Wahl in der Behandlung einer primären Stammvarikose der V. saphena magna bei Durchgängigkeit des tiefen Venensystems ist (sind)

A. das Venenstripping mit der Babcock-Sonde
B. die Verödung
C. die subkutane Diszission
D. die Trendelenburg-Operation am Oberschenkel und Verödung am Unterschenkel
E. die multiple, perkutane Umstechung

15.036   15.1.7   Fragentyp C

Ein Ulcus cruris varicosum sollte grundsätzlich operativ behandelt werden,

weil

ein Ulcus cruris varicosum eine fakultative Präkanzerose darstellt.

| 15.037 | 15.1.7 | Fragentyp D |

Zu den Hauptsymptomen einer Subklavia-Axillaris-Venenthrombose gehören (gehört)

1) Claudicatio brachialis
2) Armödem
3) Zyanose
4) Druckdolenz

Wählen Sie bitte die zutreffende Aussagenkombination.

A. Nur 1 und 2 sind richtig
B. Nur 1, 2 und 3 sind richtig
C. Nur 1 und 4 sind richtig
D. Nur 2, 3 und 4 sind richtig
E. Alle Aussagen sind richtig

15.038
15.039
15.040   15.1.8   Fragentyp B

Ordnen Sie den in Liste 1 aufgeführten Venentests die jeweils richtige Beschreibung der Liste 2 zu.

Liste 1

15.038 Payr-Zeichen

15.039 Pratt-Versuch

15.040 Lowenberg-Test

Liste 2

A. Wadenschmerz bei Dorsalflexion des Fußes

B. Schmerz bei Druck auf die Innenseite der Fußsohlenmitte

C. Anlegen und Aufblasen einer Blutdruckmanschette an Ober- oder Unterschenkel (Wade) führt am kranken Bein zu heftigen Schmerzen schon bei einem Druck von < 100 mm Hg, während am gesunden Bein Druckwerte von 150 - 180 mm Hg gut toleriert werden

D. Werden mittels zweier elastischer Binden und eines Stauschlauches je etwa 5 cm breite Venengebiete am Oberschenkel bis zum Fuß gestaut, so sind die entsprechenden Vv. perforantes insuffizient, wenn sich der Raum zwischen den Binden staut

E. Schmerzhafte Druckpunkte im Verlauf erkrankter Venen

15.041   15.1.8   Fragentyp A

Welches ist die wichtigste Komplikation einer Phlebothrombose?

A. Ulcus cruris

B. Embolie

C. Varikophlebitis

D. Obliteration der tiefen Venen

E. Elephantiasis nostras

15.042   15.1.7
15.043   15.1.8   Fragentyp F

Eine adipöse Patientin, Multipara mit 35 Jahren, klagt über Beinbeschwerden: Schwere, Spannungsgefühl, manchmal Schmerzen und Wadenkrämpfe auf einer Seite. Manchmal habe sie den Eindruck, daß sich das kranke Bein beim Stehen leicht bläulich verfärbe. Bei der Inspektion finden Sie eine beiderseitige Varikose mäßigen Grades und bei einer Beinmessung einen vergrößerten Wadenumfang auf der betroffenen Seite. Auf Grund der Anamnese und des Befundes denken Sie sofort an Phlebothrombose.

15.042

Welcher der folgenden klinischen Tests und Zeichen ist zur Diagnose der Phlebothrombose nicht anwendbar?

A. Payr-Zeichen
B. Thomsen-Zeichen
C. Lowenberg-Test
D. Hohmann-Zeichen
E. Meyer-Druckpunkte

15.043

Welche Maßnahme und Methode ist bezüglich der sicheren Diagnose einer Phlebothrombose wenig zuverlässig?

A. Periphere Venendruckmessung
B. Verschlußplethysmographie
C. ^{125}J-Fibrinogen-Test
D. Sonographie
E. Phlebographie

15.044   15.1.8   Fragentyp A

Bei einem 28jährigen Mann mit starker Varikose wird ein ausgedehnter iliofemoraler Thrombus festgestellt, der, wie sich aufgrund der genauen Anamnese ergibt, höchstens 5 Tage alt sein kann. Welche der folgenden Maßnahmen würden Sie als die Behandlungsmethode der Wahl bezeichnen?

A. Hochlagern der unteren Extremität
B. Thrombektomie
C. Antikoagulanziengabe - 2 Tage Heparin im Dauertropf und anschließend Cumarinderivate oral
D. Antikoagulanzienbehandlung mit gleichzeitiger Ruhigstellung des betroffenen Beins im Gips
E. Keine der genannten Maßnahmen

15.045   15.1.8   Fragentyp C

Eine Phlegmasia coerulea dolens erfordert eine sofortige operative Rekanalisation,

weil

eine Phlegmasia coerulea dolens eine schwere Form einer tiefen Thrombophlebitis darstellt.

15.046   15.1.9   Fragentyp A

Welches der folgenden Symptome ist nicht typisch für eine akute Lungenembolie?

A. Zyanose
B. Dyspnoe und Tachypnoe
C. Retrosternale Beklemmungsgefühle
D. Puls- und Venendruckanstieg
E. Arterieller Blutdruckanstieg

15.047   15.1.9   Fragentyp D

Erhöhte Thrombose- und Embolierisiken bestehen bei

1) einer Zunahme der gerinnungsfördernden Substanzen
2) verlangsamter Blutzirkulation
3) Thrombophlebitis
4) arteriellen Aneurysmen
5) regelmäßiger Einnahme von Ovulationshemmern

Wählen Sie bitte die zutreffende Aussagenkombination.

A. Nur 3 ist richtig
B. Nur 1, 2 und 3 sind richtig
C. Nur 1, 3, 4 und 5 sind richtig
D. Nur 1, 2, 3 und 4 sind richtig
E. Alle Aussagen sind richtig

15.048   15.1.9   Fragentyp D

Welche therapeutische Maßnahme(n) ist (sind) bei einer akuten Lungenembolie sinnvoll?

1) Heparininfusion
2) Valiumgabe
3) Injektion von Penicillin
4) Streptokinasetherapie
5) Zufuhr von ε-Aminocapronsäure

Wählen Sie bitte die zutreffende Aussagenkombination.

A. Nur 4 ist richtig
B. Nur 1 und 3 sind richtig
C. Nur 2 und 5 sind richtig
D. Nur 1, 2 und 4 sind richtig
E. Alle Aussagen sind richtig

15.049	15.1.9	Fragentyp C

Bei einer Lungenembolie kann die Trendelenburg-Operation eine lebensrettende Operation sein,

weil

die Trendelenburg-Operation ein gefahrloser Eingriff ist.

15.050	15.2.1	Fragentyp C

Elephantiasisartige Veränderungen der Extremitäten durch Lymphstauungen mit chronisch entzündlichen Wucherungen des Bindegewebes werden am besten durch Radikaloperation des gesamten Unterhautgewebes und der Muskelfaszien der betroffenen Extremität angegangen,

weil

ein Lymphabfluß über Lymphgefäße der Extremitätenmuskeln möglich ist.

15.051 15.052	15.2.2	Fragentyp F

Ein 20jähriger Patient kommt zu Ihnen in die Sprechstunde und berichtet, daß er seit 2 Tagen Schmerzen am Kleinfingernagel der linken Hand habe. Verletzt habe er sich nicht. Nun beunruhige ihn ein roter Streifen am Arm.
Befund: Puls 92/min, Blutdruck 140/80 mm Hg, axillare Temperatur 37,4°C. Nagelwall des kleinen Fingers gerötet und geschwollen, rote Streifen am linken Arm.
Kubitale und axillare Lymphknoten druckdolent vergrößert.

15.051

Welche Diagnose stellen Sie?

1) Sepsis

2) Lymphangitis

3) Lymphadenitis

4) Septikopyämie

5) Paronychie

Wählen Sie bitte die zutreffende Aussagenkombination.

A. Nur 1 und 5 sind richtig
B. Nur 1, 3 und 4 sind richtig
C. Nur 2, 3 und 5 sind richtig
D. Nur 2, 3 und 4 sind richtig
E. Nur 1, 2, 3 und 4 sind richtig

15.052

Die Kombination welcher Maßnahmen ist erforderlich?

1) Injektion von γ-Globulinen
2) Hochdosierte Penicillingabe
3) Lokale Handrevision
4) Ruhigstellung und Alkoholumschläge am Arm
5) Ichthyolsalbenverband am kleinen Finger

Wählen Sie bitte die zutreffende Aussagenkombination.

A. Nur 1, 2 und 4 sind richtig
B. Nur 2, 3 und 4 sind richtig
C. Nur 1 und 5 sind richtig
D. Nur 2 und 5 sind richtig
E. Nur 1, 2, 3 und 4 sind richtig

16. Gesicht und Mundhöhle

16.001		
16.002		
16.003	16.1.1	Fragentyp B

Ordnen Sie den röntgenologischen Spezialaufnahmen der Liste 1 die jeweils richtige Beschreibung der Liste 2 zu.

Liste 1

16.001 Stenvers-Aufnahme

16.002 Aufnahme nach Rhese

16.003 Aufnahme nach Tolone

Liste 2

A. Orbitalbegrenzung und Canalis opticus
B. Frontookzipitale, halbaxiale Aufnahme mit Darstellung des Os occipitale, des Foramen occipitale magnum sowie der oberen Begrenzung der Felsenbeinpyramiden
C. Axiale Schädelbasisaufnahme mit Darstellung der basalen Foramina sowie der Felsenbeine und des Keilbeins
D. Kiefergelenk, Os temporale, Mastoid
E. Felsenbeinpyramide mit innerem Gehörgang, Labyrinthblock und Warzenfortsatz

| 16.004 | 16.1.2 | Fragentyp C |

Vor der Exzision einer Zungenstruma muß ein Schilddrüsenszintigramm angefertigt werden,

weil

die Zungenstruma oft durch eine solide Gewebsbrücke mit der Schilddrüse verbunden ist.

16.005		
16.006		
16.007	16.1.2	Fragentyp B

Ordnen Sie den Erkrankungen der Liste 1 die jeweils richtige Beschreibung der Liste 2 zu.

Liste 1　　　　　　　Liste 2

16.005 Odontom

16.006 Adamantinom

16.007 Epulis

A. Neben dem Zungenbändchen liegende epidermale Zyste

B. Gutartiger Tumor der Zahnkeimanlage

C. Zystisch degenerierte Zahnanlage

D. Riesenzellgeschwulst des Zahnfleisches

E. Semimaligner schmerzloser ektodermaler Tumor der Schmelzleiste

16.008	16.1.2	Fragentyp A

Welche Aussage ist falsch?
Das Lippenkarzinom

A. ist häufig ein Zylindrom

B. ist oft auf der Unterlippe lokalisiert

C. tritt häufig bei starken Rauchern auf

D. entsteht auf dem Boden einer Leukoplakie

E. erfordert eine Radikaloperation nach Probeexzision

16.009   16.1.2   Fragentyp D

Welche Komplikationen kommen bei einer Parotitis epidemica vor?

1) Sialolithiasis
2) Pankreatitis
3) Angina Plaut-Vincenti
4) Orchitis
5) Enzephalitis

Wählen Sie bitte die zutreffende Aussagenkombination.

A. Nur 1, 2 und 3 sind richtig
B. Nur 2, 4 und 5 sind richtig
C. Nur 3 und 4 sind richtig
D. Nur 4 und 5 sind richtig
E. Nur 1 und 4 sind richtig

16.010
16.011   16.2   Fragentyp B

Ordnen Sie den verschiedenen Tumorarten der Speicheldrüsen der Liste 1 die jeweils richtige Metastasierung der Liste 2 zu.

   Liste 1

16.010 Plattenepithelkarzinom
16.011 Adenokarzinom

   Liste 2

A. Oft gutartiges Verhalten ohne frühe Metastasen
B. Frühe lymphogene und/oder auch hämatogene Metastasierung
C. Metastasiert spät, v.a. in Leber und Gehirn
D. Metastasiert nur hämatogen
E. Keine Metastasen

16.012
16.013
16.014   16.2   Fragentyp F

Ein 30jähriger Patient kommt in Ihre Sprechstunde und berichtet, daß er heute beim Frühstück plötzlich Schmerzen beim Kauen hatte; dann habe er bemerkt, daß die rechte Wange "dick geworden sei".
Vor 3 Wochen habe er eine "schwere" Erkältung gehabt.
Befund: Weiche, nicht druckdolente leichte Schwellung der rechten Wange und rechts submental; Rachen gerötet, Tonsillen etwas vergrößert, zerklüftet, keine Eiterstippchen; harter und weicher Gaumen o.B.; Zunge weißlich belegt; Gebiß lückenhaft; im Bereich der rechten Glandula sublingualis eine kirschkerngroße rötliche, etwas druckdolente Schwellung, auf dem Ostium der rechten Glandula sublingualis ein Eiterstippchen.
Temperatur: 36,9°C axillar, Blutdruck: 130/70 mm Hg, Puls 80/min.

16.012

Welche Verdachtsdiagnose stellen Sie?

A. Parulis

B. Dentitis difficilis

C. Parotitis

D. Entzündung der rechten Glandula sublingualis

E. Mundbodenphlegmone

16.013

Bei obigem Patienten handelt es sich um ein Zungenkarzinom, wenn die submentalen Lymphknoten druckdolent vergrößert sind,

weil

ein Zungenkarzinom relativ früh lymphogen in die regionalen Lymphknoten metastasiert.

16.014

Welche Maßnahme befürworten Sie bei obigem Patient?

A. Sofortige Überweisung zu einem Zahnarzt
B. Darstellung des Ausführgangs der Speicheldrüse mit Methylenblau
C. Antibiotikagabe, Rotlichtbestrahlung und Enelbinumschläge
D. Sofortige Inzision der Glandula sublingualis
E. Keine der genannten Maßnahmen

17. Hals

17.001　　　　　17.1.1
17.002　　　　　17.1.4　　　　　Fragentyp F

Eine 21jährige Frau kommt in Ihre Praxis und klagt über eine schmerzhafte Geschwulst in der rechten Supraklavikulargrube. Sie gibt an, daß sie beim Einkaufen die Tasche immer links tragen müsse, weil sie beim Tragen schwerer Lasten mit dem rechten Arm unerträgliche Schmerzen im Arm verspüre. Außerdem habe sie oft ein "kribbeliges" Gefühl in der Hand. Aus Ihren Unterlagen wissen Sie noch, daß bei dieser jungen Frau vor 3 Jahren bei einer Einstellungsuntersuchung eine kavernöse Lungentuberkulose erkannt worden war.
Lokalbefund: Derbe, dolente Geschwulst in der rechten Supraklavikulargrube, rechter Handrücken ödematös geschwollen, Radialispuls rechts 64, links 80/min.

17.001

Welche Verdachtsdiagnose stellen Sie?

A. Verdacht auf ein Magenkarzinom.
B. Halsaktinomykose
C. Halsrippe
D. Lymphangiosis carcinomatosa
E. Aortenbogensyndrom

17.002

Welche nächste Maßnahme zur Sicherung Ihrer Diagnose würden Sie durchführen?

A. Röntgen des Halses und Schultergürtels
B. MDP, Endoskopie und Probeexzision
C. Punktion und zytologische Untersuchung
D. Aortographie
E. Keine der genannten Maßnahmen

17.003	17.1.1	Fragentyp A

Welche Aussage über laterale Halsfisteln und -zysten ist falsch?

A. Die Fisteln entwickeln sich erst im Laufe des Erwachsenenalters.
B. Es gilt die Regel: "Vor 15. Lebensjahr Fistel, nach dem 15. Lebensjahr Zyste".
C. Bei Zysten besteht die Gefahr der Perforation.
D. Die lateralen Fisteln münden in der Regel am Vorderrand des M. sternocleidomastoideus.
E. Fast alle Zysten stammen vom Sinus cervicalis.

17.004	17.1.1	Fragentyp C

Mediane Halszysten gehen gewöhnlich mit Schilddrüsenfunktionsstörungen einher,

weil

mediane Halszysten aus Resten des Ductus thyreoglossus entstehen.

17.005 17.006 17.007	17.1.2	Fragentyp F

Eine 26jährige Patientin hat entlang der rechten V. jugularis externa 3 etwa walnußgroße, feste, mit der Haut verschiebliche Lymphknoten. Die Haut ist nicht gerötet. In der Anamnese ist zu erfahren, daß die Patientin seit ca. 4 Wochen Temperaturen um 38,0 °C axillar habe, nachts stark schwitze und in den letzten 3 Monaten ca. 6 kg Gewicht verloren habe.
Befunde: Leber 3 QF unterhalb des Rippenbogens tastbar, Herz und Lungen alterentsprechend.
Labor: Leukozyten 15300/mm^3 (15,3 · 10^9/l), BKS 60/81 mm, γ-Globuline 24%, GOT 45 U/l, WaR negativ.
Röntgen: Bei der Thoraxaufnahme zeigt sich eine deutliche Hilusverbreiterung, sonst kein pathologischer Befund.

17.005

Welche Erkrankungen sind bei dieser Patientin mit dem Leitsymptom "zervikale Lymphknotenschwellung" differentialdiagnostisch in Betracht zu ziehen?

1) M. Hodgkin
2) Lymphknotentuberkulose
3) Mononucleosis infectiosa
4) Struma aberrans

Wählen Sie bitte die zutreffende Aussagenkombination.

A. Nur 1, 2 und 3 sind richtig
B. Nur 1, 3 und 4 sind richtig
C. Nur 1, 2 und 4 sind richtig
D. Nur 2 und 3 sind richtig
E. Alle Aussagen sind richtig

17.006

Welche Maßnahme müßte bei dieser Patientin durchgeführt werden, um einen M. Hodgkin zu sichern?

A. Feinnadelpunktion der Lymphknoten unter Lokalanästhesie
B. Splenektomie
C. Exstirpation der Lymphknoten und histologische Untersuchung
D. Sternalpunktion und Knochenszintigraphie
E. Anfertigen eines zervikalen Lymphangiogramms

17.007

Unter der Voraussetzung, daß bei dieser Patientin eine Lymphadenitis tuberculosa vorliegt, wäre das beste Vorgehen:

A. Die radikale Exzision der Lymphknoten unter tuberkulostatischer Abschirmung
B. Die Feinnadelpunktion
C. Die Lymphknotenprobeexzision unter tuberkulostatischer Abschirmung
D. Die konservative Therapie mit Tuberkulostatika
E. Keine der genannten Maßnahmen

17.008	17.1.2	Fragentyp C

Bei einem M. Hodgkin mit Befall der zervikalen Lymphknoten sollten letztere durch eine radikale "neck dissection" entfernt werden,

weil

bei Verdacht auf einen M. Hodgkin bei zervikalem Lymphknotenbefall die Exstirpation der Lymphknoten mit anschließender histologischer Untersuchung die Diagnose sichern kann.

17.009	17.1.4	Fragentyp A

Welche Aussage ist richtig? Für einen Glomus caroticum-Tumor ist typisch

A. ein Schwirren über dem Tumor, so daß eine Verwechslung mit einer Struma möglich ist
B. eine harte Geschwulst, die bereits seit früher Kindheit tastbar ist
C. das Auftreten von Schwindelattacken und Ohnmacht
D. eine Tachykardie und Hyperhidrosis durch die verstärkte Katecholaminproduktion
E. das gleichzeitige Auftreten von multiplen Neurofibromen

17.010	17.1.4	Fragentyp C

Tumoren des Glomus jugulare sollen entfernt werden,

weil

Tumoren des Glumus jugulare in die Schädelbasis einbrechen können.

17.011	
17.012	17.2.1
17.013	17.2.2 Fragentyp F

Bei einer 52jährigen Hausfrau hat sich in kurzer Zeit eine harte, knotige, schmerzlose Vergrößerung der Schilddrüse entwickelt.

17.011

Welche Vermutungsdiagnose stellen Sie?

A. Solitäres Adenom

B. Basedow-Struma

C. Kolloidzyste

D. Schilddrüsenkarzinom

E. Thyreoiditis

17.012

Wie ließe sich Ihre Diagnose aus obiger Frage am ehesten sichern?

A. T_4-Test, Szintigramm

B. Feinnadelaspiration

C. PBJ-Test

D. Suppressionstest

E. TRH-Test

17.013

Welche Therapie käme bei dieser Patientin in Frage, unter der Voraussetzung, daß bei dieser Patientin eine Hashimoto-Thyreoiditis vorliegt?

A. Antibiotikatherapie

B. Subtotale Strumektomie

C. Perkutane Kobaltbestrahlung

D. Applikation von Thyroxinpräparaten und Kortikoiden

E. Keiner der genannten Vorschläge

17.014   17.2.1
         17.2.2   Fragentyp E

Bei einer 62jährigen Frau, die zur Abklärung einer erhöhten BSG stationär aufgenommen wurde, tasten Sie am rechten unteren Schilddrüsenpol einen kleinen Knoten. Laborwerte: T_4-RIA normal, T_3-Test normal. Das Schilddrüsenszintigramm mit ^{99m}Tc ist in Abb. 20 dargestellt. Welche weitere diagnostische Abklärung dieses Knotens würden Sie befürworten?

A. TRH-Test

B. T_3-RIA

C. Feinnadelpunktion und zytologische Untersuchung

D. Suppressionstest

E. TSH-Bestimmung

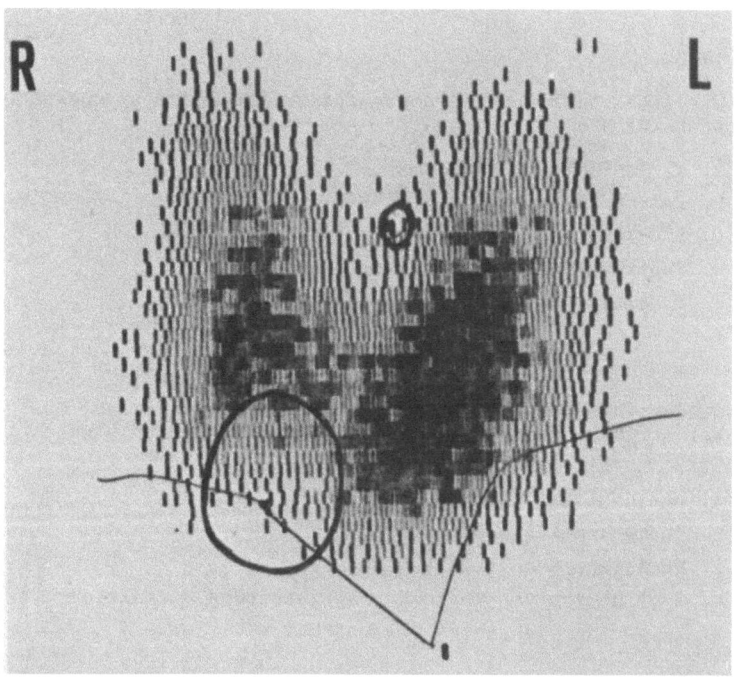

Abb. 20

17.015   17.2.2   17.3.1
                         17.2.3   17.3.2
                         17.2.4   Fragentyp D

Bei den operativen Möglichkeiten ist die beidseitige subtotale Schilddrüsenresektion als Operationsmethode der Wahl anzusehen im Falle

1) eines akuten Hyperparathyreoidismus bei einem solitären autonomen Nebenschilddrüsenadenom
2) einer diffusen euthyreoten Struma Stadium III bei einem Patienten im jugendlichen Alter
3) eines dekompensierten autonomen Adenoms
4) einer Thyreoiditis lymphomatosa Hashimoto
5) einer diffusen hyperthyreoten Struma nach frustraner Thyreostatikatherapie

Wählen Sie bitte die zutreffende Aussagenkombination.

A. Nur 3 und 5 sind richtig
B. Nur 1, 2 und 5 sind richtig
C. Nur 2 und 5 sind richtig
D. Nur 2, 3 und 5 sind richtig
E. Nur 3, 4 und 5 sind richtig

17.016 - 17.019   17.2.3   Fragentyp F

Eine 22jährige Frau kommt zu Ihnen in die Praxis und klagt über Haarausfall, Nervosität und vermehrtes Schwitzen. Trotz großen Hungers und vermehrten Essens hat sie in den letzten Monaten nicht an Gewicht zugenommen. Außerdem könne sie sich schlecht konzentrieren.
<u>Befunde</u>: Blutdruck 160/80 mm Hg, Puls 124/min, Haut feucht und warm, leichter Exophthalmus beidseitig; sonst altersentsprechende Befunde an Herz, Lungen und Abdomen.

17.016

Welche Vermutungsdiagnose stellen Sie?

A. Hypophysentumor

B. Phäochromozytom

C. Hyperthyreose

D. Kompensiertes Schilddrüsenadenom

E. Hypothyreose

17.017

Welche(s) der geschilderten Symptome paßt (passen) in das Krankheitsbild der Hypothyreose?

1) Konzentrationsschwäche

2) Haarausfall

3) Hyperhidrosis

4) Tachykardie

5) Exophthalmus

Wählen Sie bitte die zutreffende Aussagenkombination.

A. Nur 3, 4 und 5 sind richtig

B. Nur 1 und 2 sind richtig

C. Nur 5 ist richtig

D. Nur 1 ist richtig

E. Nur 1, 2 und 3 sind richtig

17.018

Wie würden Sie Ihre Diagnose sichern?

A. Feinnadelpunktion der Schilddrüse
B. Bestimmung der Katecholamine im 24-h-Harn
C. Schilddrüsenszintigramm
D. Schädelübersichtsaufnahme in 2 Ebenen
E. Keine der genannten Maßnahmen

17.019

Wenn die 22jährige Patientin Ihnen schildern würde, daß sie in der letzten Zeit zunehmend eine depressive Stimmungslage verspüre, die sie vorher nicht gekannt habe, wie würden Sie diesen psychischen Befund beurteilen?

A. Prodrom einer thyreotoxischen Krise
B. Dringende Abklärung notwendig, da eine zyklothyme Form der endogenen Depression vorliegen könnte
C. Gehört zu der Symptomatik der Schilddrüsenstörung und verschwindet unter der Therapie
D. Ist häufiger bei hypophysären Störungen zu beobachten, geht aber unter der Therapie zurück
E. Dürfte Ausdruck einer gleichzeitig bestehenden vegetativen Dystonie sein, so daß Medikation von Diazepampräparaten sinnvoll ist

17.020   17.2.3   Fragentyp A

Eine 27jährige Patientin kommt mit der Angabe, seit eineinhalb Jahren sei der Hals dicker geworden. Man tastet einen pflaumengroßen Knoten am rechten unteren Schilddrüsenpol, der etwas derber als das übrige Schilddrüsengewebe ist.
Laborwerte: Thyroxin 5 µg%, freier Thyroxinindex normal, TSH im TRH-Test normal stimulierbar. Im ^{131}-Jodszintigramm speichert der warme Knoten 100%, das paranoduläre Gewebe 37%; beim T_3-Suppressionstest speichert der warme Knoten 100% und das paranoduläre Gewebe 5%.
Welche Diagnose stellen Sie?

A. Dekompensiertes autonomes Adenom

B. Kompensiertes autonomes Adenom

C. Verdacht auf Schilddrüsenzyste

D. Verdacht auf Schilddrüsenkarzinom

E. Euthyreote Struma nodosa Stadium II

17.021   17.2.3   Fragentyp A

Bei einem 26jährigen Patienten mußte eine Therapie mit Carbimazol nach 6 Monaten wegen einer allergischen Spätreaktion abgesetzt werden. Wegen der noch weiterhin bestehenden hyperthyreoten Stoffwechsellage bei diffuser Struma, Stadium II, wurde eine Operation vorgeschlagen. Welches operative Vorgehen wäre in diesem Fall indiziert?

A. Hemithyreoidektomie

B. Beidseitige subtotale Schilddrüsenresektion

C. Beidseitige totale Thyreoidektomie

D. Beidseitige subtotale Schilddrüsenresektion mit nuklearmedizinischer Nachbehandlung

E. Beidseitige totale Thyreoidektomie mit lokaler Lymphknotenausräumung

17.022   17.2.3   Fragentyp D

Zur präoperativen Vorbehandlung eines 34jährigen Patienten mit einer diffusen hyperthyreoten Struma Stadium II gehört (gehören)

1) die Applikation von Thybon über mindestens 3 Wochen
2) die Gabe von Thyreostatika über mindestens 3 Wochen, dann ggf. Thyroxinsubstitution bis zur Operation
3) die Gabe von Kortikoiden 1 Woche vor der geplanten Operation
4) eine Infusion mit Atropin ca. 6 - 12 h vor der geplanten Operation

Wählen Sie bitte die zutreffende Aussagenkombination.

A. Nur 2 und 4 sind richtig
B. Nur 1 ist richtig
C. Nur 2 ist richtig
D. Nur 3 und 4 sind richtig
E. Nur 1 und 3 sind richtig

17.023   17.2.3   Fragentyp C

Jede hyperthyreote Struma, die subtotal reseziert werden soll, muß präoperativ durch Thyreostatika hypothyreot gemacht werden,

weil

ein hypothyreoter Patient die postoperative Phase besser toleriert als ein euthyreoter Patient.

17.024 17.2.3
17.2.4 Fragentyp D

Welche Aussage(n) über die postoperative Behandlung nach einer subtotalen Schilddrüsenresektion wegen einer hyperthyreoten diffusen Struma II ist (sind) richtig?

1) Postoperativ sind Thyreostatika und Thyroxin abzusetzen, Kontrolle des Hormonstatus nach 6 Wochen.
2) In präoperativer Dosierung postoperativ 8 Tage lang Thyroxin und Thyreostatika weitergeben, dann absetzen und nach 6 Wochen Hormonstatus kontrollieren.
3) Für 5 - 7 Tage postoperativ antibiotische Abdeckung.
4) Redon-Drain am 1. postoperativen Tag lockern, am 2. Tag ziehen.

Wählen Sie bitte die zutreffende Aussagenkombination.

A. Nur 1 ist richtig
B. Nur 1 und 4 sind richtig
C. Nur 2 und 4 sind richtig
D. Nur 2 und 3 sind richtig
E. Nur 1 und 3 sind richtig

17.025 17.2.3 Fragentyp D

Welche Komplikation(en) können (kann) postoperativ nach einer subtotalen Schilddrüsenresektion auftreten?

1) Postoperative Blutung
2) Tetanie mit Karpopedalspasmen
3) Dyspnoe, Zyanose und Stridor
4) Thyreotoxische Krise

Wählen Sie bitte die zutreffende Aussagenkombination.

A. Nur 4 ist richtig
B. Nur 1,und 4 sind richtig
C. Nur 1, 2 und 4 sind richtig
D. Nur 1, 3 und 4 sind richtig
E. Alle Aussagen sind richtig

17.026				
17.027				
17.028		17.2.4		Fragentyp B

Ordnen Sie den Beschreibungen der Liste 1 das jeweils richtige Schilddrüsenkarzinom der Liste 2 zu.

Liste 1

	Relative Häufigkeit in%	Primärer Ausbreitungsweg	Bevorzugte Metastasierungsorte	Besonderheiten
17.026	30 - 60	lymphogen	regionale Lymphknoten	Transformation in anaplastisches Karzinom möglich
17.027	17 - 30	hämatogen	Lunge, Skelett, Gehirn	Transformation in anaplastisches Karzinom möglich
17.028	1 - 8	lymphogen	regionale Lymphknoten	familiäre Häufung, häufig Kombination mit Phäochromozytom

Liste 2

A. Papilläres Schilddrüsenkarzinom

B. Follikuläres Schilddrüsenkarzinom

C. Medulläres Schilddrüsenkarzinom

D. Follikuläres Adenom

E. Anaplastisches Schilddrüsenkarzinom

17.029	17.2.4	Fragentyp A

Welche der genannten Methoden sollte zur präoperativen Abklärung eines Schilddrüsenkarzinoms verwendet werden?

A. Probeexzision

B. Grobnadelstanzbiopsie

C. Sonographie

D. Bestimmung des Schilddrüsenantikörpers

E. Feinnadelpunktion

17.030　　　　　　　　17.2.4　　　　　　　　Fragentyp C

Kalte Knoten im Schilddrüsenszintigramm haben eine größere Malignomfrequenz als warme Knoten,

weil

nicht alle Schilddrüsenkarzinome ^{131}Jod speichern können.

17.031　　　　　　　　17.2.4　　　　　　　　Fragentyp D

Bei den entdifferenzierten Schilddrüsenkarzinomen

1) ist wegen der lymphogenen Metastasierung eine radikale "neck dissection" anzustreben
2) sollte postoperativ eine externe Nachbestrahlung erfolgen
3) kommt wegen der meistens fortgeschrittenen Infiltration nur noch eine palliative Resektion in Betracht
4) ist in der Regel auf eine operative Therapie zu verzichten und eine Zytostatikatherapie durchzuführen

Wählen Sie bitte die zutreffende Aussagenkombination.

A. Nur 4 ist richtig
B. Nur 2 und 3 sind richtig
C. Nur 1 ist richtig
D. Nur 1 und 2 sind richtig
E. Nur 3 und 4 sind richtig

17.032　　　　　　　　17.3.1　　　　　　　　Fragentyp C

Außer den neurologischen und ossären Symptomen bessern sich nach einer Parathyreoidektomie bei primärem Hyperparathyreoidismus auch die renalen Symptome wie Polydipsie, Polyurie und Hyposthenurie,

weil

es nach einer Adenektomie bei primärem Hyperparathyreoidismus zu einer Normalisierung des Kalziumspiegels im Blut kommt.

17.033   17.3.1   Fragentyp C

Ein gesicherter primärer Hyperparathyreoidismus sollte in der Regel nicht primär operiert werden,

weil

in den meisten Fällen ein primärer Hyperparathyreoidismus von multiplen Adenomen verursacht wird.

17.034   17.3.1   Fragentyp A

Klinische Symptome des primären Hyperparathyreoidismus sind alle außer

A. Polyurie
B. Polydipsie
C. Hyperphagie
D. Obstipation
E. schmerzhafte Gelenksteifen

17.035   17.3.2   Fragentyp A

Symptome des Hypoparathyreoidismus sind alle außer

A. Depressionen
B. tetanische Anfälle
C. Affektlabilität
D. Parästhesien
E. Adynamie

| 17.036 | 17.3.2 | Fragentyp A |

Die derzeit anerkannte Therapie des Hypoparathyreoidismus besteht in

A. der Substitution von Parathormon
B. der Dauermedikation von AT-10, Vitamin D_3 und Kalzium
C. der Dauermedikation von Natriumflorid
D. der Exstirpation des Nebenschilddrüsenadenoms
E. der Hemithyreoidektomie mit radikaler Halslymphknotenausräumung

18. Brustdrüse

18.001   18.1.1   Fragentyp C

Eine bilaterale gigantische Mammahypertrophie soll durch eine Mammaplastik reduziert werden,

weil

eine extreme beidseitige Mammahypertrophie zur Osteochondrose der HWS führen kann.

18.002   18.1.1   Fragentyp C

Die meist in einer Axilla vorkommende Mamma aberrans sollte entfernt werden,

weil

eine Mamma aberrans in der Axilla das Gefäßnervenbündel komprimiert.

18.003   18.1.1   Fragentyp D

Welche Ursachen für eine Gynäkomastie kennen Sie?

1) Hyperthyreose
2) Chorionkarzinom
3) Leberzirrhose
4) Klinefelter-Syndrom
5) Leiydig-Zelltumor

Wählen Sie bitte die zutreffende Aussagenkombination.

A. Nur 2, 3 und 5 sind richtig
B. Nur 1, 4 und 5 sind richtig
C. Nur 2 und 3 sind richtig
D. Nur 1, 3 und 4 sind richtig
E. Alle Aussagen sind richtig

18.004   18.1.2   Fragentyp D

Welche therapeutischen Maßnahmen eignen sich im Frühstadium einer Mastitis puerperalis?

1) Hochbinden der Brust
2) Abstillen
3) Antibiotikagabe
4) Alkoholverbände

Wählen Sie bitte die zutreffende Aussagenkombination.

A. Nur 1 und 2 sind richtig
B. Nur 3 ist richtig
C. Nur 1 und 3 sind richtig
D. Nur 3 und 4 sind richtig
E. Alle Aussagen sind richtig

18.005   18.1.3   Fragentyp D

Welche therapeutischen Maßnahmen führt man bei einer Mastopathia chronica cystica durch?

1) Testovirongabe
2) Hochbinden der Brust
3) Mikrowellen
4) Gestagengabe

Wählen Sie bitte die zutreffende Aussagenkombination.

A. Nur 1 und 3 sind richtig
B. Nur 2 und 4 sind richtig
C. Nur 1, 2 und 3 sind richtig
D. Nur 3 und 4 sind richtig
E. Alle Aussagen sind richtig

18.006   18.1.3
                18.2.2   Fragentyp D

Bei einer 43jährigen Multipara mit einem stabilen Zyklus tasten Sie im unteren äußeren Quadranten der rechten Brust einen etwa 3 cm großen, runden, glatten, nicht schmerzhaften Knoten.
Welche Differentialdiagnosen kommen neben einem Malignom in Frage?

1) Fibrom
2) Papillom
3) Fettnekrose
4) Mastopathia
5) Adenom

Wählen Sie bitte die zutreffende Aussagenkombination.

A. Nur 1, 3 und 5 sind richtig
B. Nur 3, 4 und 5 sind richtig
C. Nur 2, 3 und 4 sind richtig
D. Nur 1, 2 und 3 sind richtig
E. Alle Aussagen sind richtig

18.007		
18.008	18.1.3	Fragentyp F

Eine 30jährige Patientin klagt über prämenstruelle Schmerzen und Spannungsgefühl in beiden Brüsten. Sie palpieren in beiden Brüsten etwa 2 bis 3 cm große hautverschiebliche derbe Knoten. Achsellymphknoten sind nicht palpabel.

18.007

Welche Verdachtsdiagnose stellen Sie?

A. Mammakarzinom beidseits

B. Cytosarcoma phylloides

C. Mastopathia

D. Paget-Karzinom

E. Menorrhagie bei zystischen Mammakarzinomen

18.008

Welche Untersuchung veranlassen Sie, um Ihre Verdachtsdiagnose <u>abzusichern</u>?

A. Szintigraphie des gesamten Skeletts

B. Bestimmung der Östrogenausscheidung im 24-h-Sammelurin

C. Exstirpation eines Knotens zur histologischen Untersuchung

D. Punktion eines Knotens mit zytologischer Untersuchung

E. Thoraxübersichtsaufnahme

18.009	18.2.1	Fragentyp D

Risikofaktoren für ein Mammakarzinom sind

1) Spätgravidität (Frauen älter als 30 Jahre)
2) Nichtstillen
3) Mastopathia cystica
4) bekanntes Mammakarzinom in der Familienanamnese
5) starke Raucherinnen

Wählen Sie bitte die zutreffende Aussagenkombination

A. Nur 2, 3 und 5 sind richtig
B. Nur 1, 3 und 4 sind richtig
C. Nur 1, 2, 3 und 4 sind richtig
D. Nur 2, 3 und 4 sind richtig
E. Alle Aussagen sind richtig

18.010　　　　　　　　18.2.2　　　　　　　Fragentyp A

Mammakarzinome metastasieren am häufigsten in die

A. Wirbelsäule
B. Lunge
C. Haut
D. Leber
E. Nebennieren

18.011　　　　　　　　18.2.2　　　　　　　Fragentyp C

Bei jedem Verdacht auf ein Mammakarzinom sollte nach Inspektion, Palpation und der Mammographie eine Exstirpation mit histologischer Untersuchung des Knotens durchgeführt werden,

weil

der histologische Befund eines Mammaknotens für die Prognose des Mammakarzinoms wichtig ist.

18.012	18.2.2	Fragentyp D

Welche Untersuchungen veranlassen Sie, um Hinweise auf Knochenmetastasen bei einem Mammakarzinom zu erhalten?

1) Röntgenaufnahme von Schädel, Wirbelsäule und Becken
2) Bestimmung der alkalischen Phosphatase
3) Hydroxyprolinessigsäure im 24-h-Sammelurin
4) Ganzkörperszintigramm
5) Serumkalziumbestimmung

Wählen Sie bitte die zutreffende Aussagenkombination.

A. Nur 1, 2 und 3 sind richtig

B. Nur 1 und 3 sind richtig

C. Nur 3, 4 und 5 sind richtig

D. Nur 2, 3 und 5 sind richtig

E. Nur 1, 2, 3 und 4 sind richtig

18.013	18.2.2	Fragentyp A

Ein 56jähriger Patient mit Gynäkomastie zeigt an der rechten Brust ein 1 cm großes blutendes Ulkus. Welchen der folgenden Tests veranlassen Sie zunächst?

A. Oraler Glukosebelastungstest

B. Metopirontest

C. LH-RH-Test

D. hCG-Test

E. Chromosomenanalyse

18.014 18.015	18.2.2	Fragentyp E

18.014

Bezeichnen Sie in Abb. 21 die richtige Lokalisation des Paget-Karzinoms

18.015

Welche der unter A bis E bezeichneten Lokalisationen in der Abb. 21 ist für ein lobuläres Karzinom der Mamma typisch?

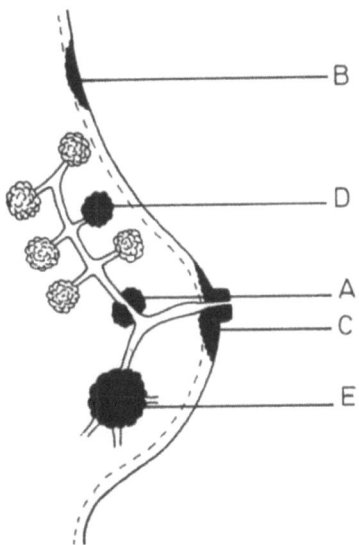

Abb. 21

18.016   18.2.2   Fragentyp D

Eine Mammographie ist angezeigt bei

1) Mamillenretraktion ohne tastbaren Tumor
2) einer 45jährigen Frau mit vergrößerten, druckdolenten Achsellymphknoten ohne Tastbefund in den Mammae
3) "blutigem" Sekret aus einer Mamma
4) "rezidivierender", histologisch gesicherter Mastopathie

Wählen Sie bitte die zutreffende Aussagenkombination.

A. Nur 1, 2 und 4 sind richtig
B. Nur 2 und 3 sind richtig
C. Nur 3 und 4 sind richtig
D. Nur 2, 3 und 4 sind richtig
E. Alle Angaben sind richtig

18.017   18.2.2   Fragentyp A

Zu den Spätsymptomen des Mammakarzinoms gehört nicht

A. Apfelsinenhaut (peau d'orange) über dem verdächtigen Mammaareal
B. Warzenretraktion
C. tastbarer, schmerzloser verschieblicher Knoten in einer Brust
D. nässende Brustwarze
E. flächenhafte Hautverhärtung über einer Brustdrüse

18.018   18.2.2   Fragentyp A

Wo ist der häufigste Sitz aller Mammakarzinome? Im

A. oberen äußeren Quadranten
B. zentralen Areal der Mamma
C. oberen inneren Quadranten
D. unteren äußeren Quadranten
E. unteren inneren Quadranten

18.019   18.2.3   Fragentyp D

Welche Präparate stehen zur Polychemotherapie bei inoperablen Mammakarzinomen zur Verfügung?

1) Zyklophosphamid
2) Methotrexat
3) Fluorouracil
4) Adriamycin
5) Vincristin

Wählen Sie bitte die zutreffende Aussagenkombination.

A. Nur 2, 3 und 4 sind richtig
B. Nur 1 und 5 sind richtig
C. Nur 3 und 4 sind richtig
D. Nur 2, 4 und 5 sind richtig
E. Alle Aussagen sind richtig

18.020   18.2.3   Fragentyp C

Bei Mammatumoren > 1 cm soll unbedingt das segmentäre (oder partielle) Resektionsverfahren der Brust vorgenommen werden,

weil

Achsellymphknoten bei Mammatumoren nicht immer tastbar sind.

18.021 18.2.3 Fragentyp D

Welche Befunde sprechen gegen ein radikales Operationsverfahren bei einem Mammakarzinom?

1) Supraklavikuläre Lymphknoten tastbar
2) Armödem an der betroffenen Seite
3) Massiver Pleuraerguß (Pleuritis carcinomatosa)
4) Im Lymphangiogramm nachgewiesene vergrößerte Lymphknoten entlang der A. thoracica interna im 2. und 3. ICR

Wählen Sie bitte die zutreffende Aussagenkombination.

A. Nur 3 und 4 sind richtig
B. Nur 2 und 3 sind richtig
C. Nur 1, 2 und 4 sind richtig
D. Nur 1 und 4 sind richtig
E. Alle Aussagen sind richtig

18.022 18.2.3 Fragentyp D

Bei einer 45jährigen Patientin soll in der linken Brust ein Karzinom (T_2, N_1, M_0) mit einer Mastektomie nach Rotter radikal operiert werden. Welche Strukturen werden dabei entfernt?

1) M. pectoralis major
2) Brustdrüsenkörper en bloc
3) Alle axillären Lymphknoten der betroffenen Seite
4) M. pectoralis minor
5) Lymphknoten oberhalb der V. axillaris

Wählen Sie bitte die zutreffende Aussagenkombination.

A. Nur 2, 3 und 4 sind richtig
B. Nur 2 und 5 sind richtig
C. Nur 1, 2 und 4 sind richtig
D. Nur 1, 2, 3 und 4 sind richtig
E. Alle Aussagen sind richtig

18.023 18.2.3 Fragentyp A

Die Therapie des histologisch gesicherten M. Paget der Mamille besteht in

A. Exzision der Mamille und zytostatischer Nachbehandlung
B. Ablatio mammae
C. lokaler antiphlogistischer und antibiotischer Therapie
D. sorgfältiger Kontrolle durch Palpation und Mammographie alle 6 Monate
E. Therapie mit Zytostatika, Kortikoiden und Antiöstrogenen

19. Speiseröhre

19.001 19.1.1 Fragentyp C

Eine Ösophagusatresie kann mit pneumonischen Infiltraten einhergehen,

<u>weil</u>

eine Ösophagusatresie oft mit einer Wabenlunge kombiniert ist.

19.002
19.003 19.1.1 Fragentyp F

1 Tag nach der Geburt kommt es bei einem Säugling zur Regurgitation von Milch und Speichel. Neben Hustenanfällen fällt eine Zyanose des Säuglings auf.

19.002

Welche Verdachtsdiagnose müssen Sie stellen?

A. Atemnotsyndrom
B. Pylorusstenose
C. Dysphagia lusoria
D. Ösophagusatresie
E. Zyanotisches vitium

19.003

Welche Maßnahmen wählen Sie, um Ihre Verdachtsdiagnose zu sichern?

A. Sondierung des Ösophagus
B. Mikroskopische Sputumuntersuchung
C. Thoraxübersichtsaufnahme im Liegen
D. Herzkatheterisierung
E. EKG und MDP

19.004
19.005
19.006   19.1.1   Fragentyp B

Ordnen Sie den verschiedenen Ösophagusmißbildungen der
Liste 1 die jeweils richtige Skizze der Liste 2 zu!

   Liste 1

19.004 Ösophagusatresie ohne Fistel
19.005 Ösophagusatresie mit proximaler und distaler Fistel
19.006 Ösophagusstenose mit Fistel

Liste 2

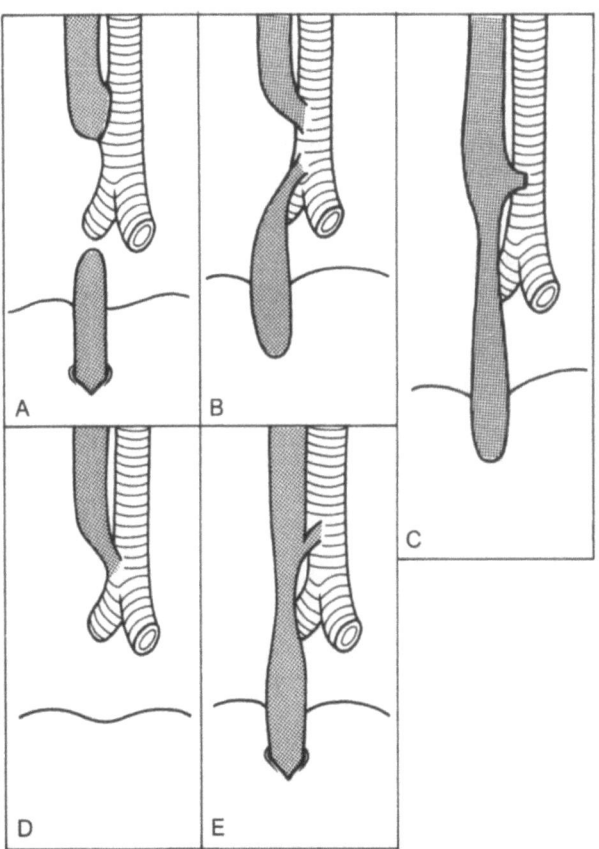

Abb. 22

19.007	19.1.1	
	19.1.3	
	19.1.8	Fragentyp A

Ein Häring-Tubus wird verwendet bei

A. einem inoperablen Magenkarzinom als Dauerernährungssonde
B. einer Achalasie
C. stenosierenden Tumoren im mittleren und unteren Drittel des Ösophagus
D. einer Pylorusstenose
E. einer Ösophagusatresie

| 19.008 | | |
| 19.009 | 19.1.2 | Fragentyp B |

Ordnen Sie den verschiedenen Divertikeln der Liste 1 die richtige Beschreibung der Liste 2 zu.

Liste 1

19.008 Pulsionsdivertikel

19.009 Traktionsdivertikel

Liste 2

A. Entstehen durch Spasmen des Ösophagus im mittleren Drittel
B. Entstehen häufig in Höhe der Tracheabifurkation nach entzündlich-schrumpfenden Prozessen
C. Im distalen Ösophagus Teil einer Hiatusgleithernie
D. Mukosa- und Submukosaausstülpungen durch eine Muskellücke
E. Keine der genannten Beschreibungen

19.010	19.1.2	
19.011	19.1.5	
	19.1.6	Fragentyp F

Eine 53jährige adipöse Frau klagt über starkes Sodbrennen, das sich v.a. beim Hinlegen in Rückenlage verschlimmert. Ferner bestehen seit einigen Wochen wechselnd starke Schmerzen hinter dem Brustbein.

19.010

Welche Verdachtsdiagnose stellen Sie?

A. Zenker-Divertikel
B. Chronische Gastritis
C. Pankreaszyste
D. Refluxösophagitis
E. Ösophaguskarzinom

19.011

Welche diagnostische Maßnahme führen Sie durch, um Ihre Verdachtsdiagnose abzusichern?

A. MDP
B. Magensaftanalyse
C. Ösophagoskopie mit Probeexzision
D. Sonogramm
E. Gastroduodenoskopie mit Probeexzision

19.012
19.013   19.1.3   Fragentyp F

Ein 48jähriger Patient wird im Schock mit heftigen Schmerzen hinter dem Brustbein und zwischen den Schulterblättern in die Klinik eingewiesen. Im Röntgenbild erkennen Sie Luftansammlungen im Pleuraraum und im Mediastinum. Neben 39,5°C Temperatur besteht eine Leukozytose von 20 100 Leukozyten/mm^3 (20,1 · 10^9/l).

19.012

Welche Verdachtsdiagnose ist am wahrscheinlichsten?

A. Aortenaneurysmaruptur
B. Ösophagusperforation
C. Magenulkus mit Spontanruptur
D. Herzinfarkt
E. Cholezystitis mit subphrenischem Abszeß

19.013

Welche therapeutischen Maßnahmen erwägen Sie?

1) Einführen einer Sengstaken-Sonde
2) Anlage einer Magenernährungsfistel
3) Übernähung der Perforationsstelle
4) Legen einer Ösophagussonde
5) Notfallmäßige Laparoskopie

Wählen Sie bitte die zutreffende Aussagenkombination.

A. Nur 2 und 4 sind richtig
B. Nur 1 und 5 sind richtig
C. Nur 2, 3 und 4 sind richtig
D. Nur 3 und 4 sind richtig
E. Nur 1, 2 und 5 sind richtig

19.014 19.1.3 Fragentyp C

Bei einer frischen Ruptur im unteren Ösophagusdrittel wird in der Regel der transabdominale Zugang mit oberer medianer Laparotomie gewählt,

weil

spontane Ösophagusrupturen bei Alkoholikern gehäuft auftreten.

19.015 19.1.3 Fragentyp A

Welche Erkrankung disponiert nicht zu einer Ösophagusruptur?

A. Sclerodermia progressiva
B. Ösophaguskarzinom
C. Mallory-Weiss-Syndrom
D. Ösophagusulzera
E. Fremdkörper im Ösophagus

19.016　　　　　　　　19.1.3　　　　　　　　Fragentyp C

Bei der spontanen Ösophagusruptur beobachtet man häufig einen linksseitigen Pleuraerguß,

weil

die spontane Ösophagusruptur am häufigsten im distalen Oesophagus links unmittelbar oberhalb der Kardia auftritt.

19.017　　　　　　　　19.1.3　　　　　　　　Fragentyp A

Ein Häftling gibt nach eingehender Befragung zu, daß er einen zusammengebogenen Löffel verschluckt habe. Welches Verfahren wählen Sie, um den Löffel aus dem Ösophagus zu entfernen.

A. Transpleurale Ösophagotomie

B. Weiterstoßen in den Magen

C. Endoskopische Extraktion

D. Medikamentös induziertes Erbrechen

E. Abwarten des Spontanabgangs

19.018　　　　　　　　19.1.3　　　　　　　　Fragentyp D

Welche diagnostische Maßnahme sollten Sie bei Verdacht auf eine Säure- oder Laugenverletzung des Ösophagus möglichst bald durchführen?

1) Ösophagusbreischluck unter Röntgenkontrolle

2) EKG-Anfertigung

3) Thoraxübersichtsaufnahme

4) Mediastinoskopie

5) Endoskopie des Ösophagus

Wählen Sie bitte die zutreffende Aussagenkombination.

A. Nur 1, 4 und 5 sind richtig

B. Nur 3 und 5 sind richtig

C. Nur 2, 3 und 4 sind richtig

D. Nur 1, 2 und 5 sind richtig

E. Nur 2 und 3 sind richtig

19.019   19.1.3   Fragentyp A

Nach einer Verätzung der Speiseröhre vor 4 Wochen leidet ein Patient an einer Dysphagie. Bei der Kontrastdarstellung des Ösophagus erkennen Sie eine etwa 4 cm lange Striktur im unteren Ösophagus. Welche Therapie schlagen Sie vor?

A. Kontinuierliche Bougierung mit einem endlosen, konischen Bougie
B. Hochdosierte Prednisongabe
C. Nasopharyngeale Plastikernährungssonde
D. Ösophagektomie und Koloninterponat
E. Fundoplikation

19.020   19.1.3   Fragentyp C

Zervikale Pulsionsdivertikel sollen immer operiert werden,

weil

Zenker-Divertikel häufig maligne entarten.

19.021   19.1.5
19.022   19.1.6   Fragentyp E

19.021

Wann ist die in Abb. 23 schematisch dargestellte Operation indiziert?

1) gastroösophagealer Reflex nach Versagen konservativer Therapie
2) Boerhave-Syndrom
3) axiale Hiatushernie mit Refluxkrankheit
4) paraösophageale Hernie

Wählen Sie bitte die zutreffende Aussagenkombination.

A. Nur 1 ist richtig
B. Nur 1 und 3 sind richtig
C. Nur 2 ist richtig

D. Nur 3 und 4 sind richtig

E. Alle Aussagen sind richtig

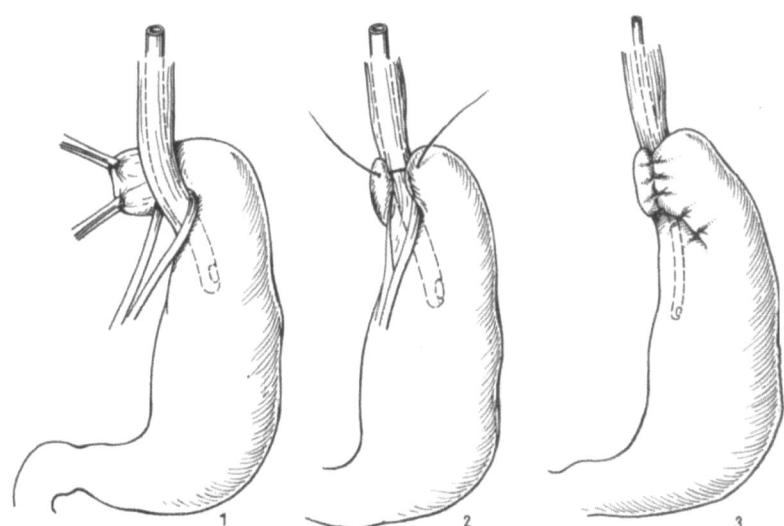

Abb. 23

19.022

Die für diese Operation übliche Bezeichnung lautet:

A. Ösophagofundopexie

B. Transthorakale Operation nach Belsey mit Bildung einer hemizirkulären Fundusmanschette

C. Fundoplikation

D. Einengung des Hiatuspfortenbruchs

E. Abdominelle Myotomie

19.023   19.1.4   Fragentyp D

Welche Therapie eignet sich bei einer Achalasie?

1) Sprengung der Kardia mit dem Stark-Dilatator in Lokalanästhesie
2) Ösophagokardiomyotomie
3) Myotomie und Fundoplikation
4) Billroth-I-Operation

Wählen Sie bitte die zutreffende Aussagenkombination.

A. Nur 1, 2 und 3 sind richtig
B. Nur 3 und 4 sind richtig
C. Nur 4 ist richtig
D. Nur 3 ist richtig
E. Alle Aussagen sind richtig

19.024   19.1.4   Fragentyp C

Eine konservative Therapie bei Achalasie mit Dilatation der Kardia ist so lange und intensiv wie möglich anzustreben,

weil

bei konservativer Therapie einer Achalasie mit Dilatation der Kardia die meisten der Patienten dauernd symptomfrei bleiben.

19.025   19.1.5   Fragentyp A

Wenn die konservative Therapie bei einer Refluxoesophagitis nicht zum Erfolg führt, sollte man welches Operationsverfahren wählen?

A. Operation nach Billroth I
B. Fundoplikation
C. Proximale selektive Vagotomie
D. Gastrektomie
E. Trunkale Vagotomie

19.026 19.1.6 Fragentyp C

Viele Patienten mit Hiatusgleithernien zeigen keine klinische Symptomatik,

weil

sich bei einer Hiatusgleithernie der kardioösophageale Übergang in den Thoraxraum verschiebt.

19.027 19.1.6
19.1.7 Fragentyp A

Eine 43jährige Patientin klagt über retrosternales Druckgefühl und Brennen hinter dem Brustbein, das besonders nach Mahlzeiten und im Liegen zunimmt. Ihr sei oft übel, und sie müsse häufiger erbrechen. Aus den Blutwerten diagnostizieren Sie eine hypochrome Anämie. An welche Erkrankung denken Sie?

A. Chronische Gastritis

B. Duodenalulzera

C. Hiatushernie

D. Magenkarzinom

E. Epiphrenisches Ösophagusdivertikel

19.028 19.1.6 Fragentyp A

Welches Operationsverfahren eignet sich nicht bei einer Hiatusgleithernie?

A. Vagotomie und Spaltung der Muskularis des unteren Ösophagusdrittels

B. Thorakale Hiatusverengung

C. Abdominelle Hiatusplastik mit Rekonstruktion des His-Winkels und Ösophagusfixation

D. Fundoplikation nach Nissen

E. Gastropexie

19.029	19.1.8	Fragentyp A

Bei einem 51jährigen Patienten mit Leberzirrhose und nachgewiesenen Ösophagusvarizen Stadium II kommt es erstmalig zu heftigem Bluterbrechen. Bei der stationären Aufnahme beträgt das Hb 11,4 g/100 ml (114 g/l). Der Blutdruck beträgt 130/70 mm Hg, der Puls zentral und peripher 96/min. Welche Maßnahme führen Sie als nächste durch?

A. Sofortiges Legen einer Linton-Nachlas-Sonde

B. Notfallmäßige Laparotomie

C. Notfallendoskopie

D. Gerinnungsstatus kontrollieren, evtl. PPSB infundieren

E. Cimetidintropf, Hämostyptika oral

19.030	19.1.8	Fragentyp D

Im blutungsfreien Intervall nach Ausschöpfung konservativer Maßnahmen kommt als operatives Verfahren bei erneuten Ösophagusvarizenblutungen in Frage

1) eine portokavale Anastomose

2) eine splenorenale Anastomose

3) eine Splenektomie

4) eine subkardiale Magendissektion mit Durchtrennung der Venen auch an der kleinen und großen Kurvatur

5) eine Antrektomie

Wählen Sie bitte die zutreffende Aussagenkombination.

A. Nur 1, 2 und 3 sind richtig

B. Nur 1, 2 und 4 sind richtig

C. Nur 1, 2, 4 und 5 sind richtig

D. Nur 1 und 2 sind richtig

E. Alle Aussagen sind richtig

19.031				19.1.8				Fragentyp A

Welche Maßnahme eignet sich nicht zur Therapie blutender Ösophagusvarizen?

A. Endoskopische Fibrosklerosierung
B. Koagulation der Varizen mit Laserlicht
C. Infusion von α-Blockern
D. Einlegen einer Sengstaken-Sonde
E. Vasopressininfusionen

19.032				19.1.8				Fragentyp D

Bei einem Leberzirrhotiker kommt es zu einer Schocksymptomatik mit Bluterbrechen. Neben blutenden Ösophagusvarizen müssen Sie denken an

1) eine Pfortaderruptur
2) eine erosive Gastritis
3) ein Mallory-Weiss-Syndrom
4) ein Ulcus ventriculi
5) ein Magenkarzinom

Wählen Sie bitte die zutreffende Aussagenkombination.

A. Nur 4 ist richtig
B. Nur 2 und 3 sind richtig
C. Nur 1, 3 und 5 sind richtig
D. Nur 2, 3 und 4 sind richtig
E. Nur 1, 2 und 5 sind richtig

20. Zwerchfell

20.001　　　　　　20.1.1　　　　　　Fragentyp C

Parasternale Hernien machen in der Regel bereits in der Kindheit Beschwerden,

weil

parasternale Hernien angeborene Fehlbildungen sind.

20.002　　　　　　20.1.1　　　　　　Fragentyp D

Mit welchen Untersuchungsverfahren können Sie eine Hiatusgleithernie diagnostizieren?

1) Ösophagoskopie
2) Druckmessung im kardioösophagealen Übergangsbereich
3) Intraösophageale Säurebestimmung
4) Ösophaguspassage in Kopftieflage

Wählen Sie bitte die zutreffende Aussagenkombination.

A. Nur 1 und 4 sind richtig
B. Nur 2 und 3 sind richtig
C. Nur 1, 2 und 3 sind richtig
D. Nur 2 und 4 sind richtig
E. Alle Aussagen sind richtig

21. Magen, Duodenum

21.001 21.1.2 Fragentyp A

Welche Aussage ist <u>falsch</u>? Die hypertrophische Pylorusstenose

A. wird mit β-Sympathikomimetika therapiert
B. führt zu Erbrechen, hypochlorämischer Alkalose und Azotämie
C. geht mit einer Stenose des Antrumkanals einher
D. manifestiert sich in den ersten 4 - 7 Lebenswochen
E. ist bei männlichen Säuglingen doppelt so häufig wie bei weiblichen

21.002 21.1.2 Fragentyp A

Wie behandelt man eine hypertrophische Pylorusstenose?

A. Billroth I
B. Proximale Vagotomie mit Antrumplastik
C. Pyloromyotomie nach Weber-Ramstedt
D. Nur konservativ mit Anticholinergika
E. Ösophagokardiomyotomie nach Heller

21.003 21.1.2 Fragentyp A

Ein 6 Wochen alter Säugling wird Ihnen vorgestellt. Die Mutter bemerkt seit 2 Wochen, daß der Säugling an Gewicht verliert und öfters bricht, obwohl er einen guten Appetit hat. Im Epigastrium tasten Sie eine kleine, rundliche Struktur, die sich derb anfühlt. Welche Diagnose ist wahrscheinlich?

A. Magenmalrotation
B. Mukoviszidose
C. Hypertrophische Pylorusstenose
D. Lebertumor
E. Duodenalstenose

21.004 21.1.2 Fragentyp A

Vom ersten Lebenstag an erbricht ein Säugling nach den Mahlzeiten die Speisen im Strahl. Der Bauch ist weich; im Röntgenbild sehen Sie 2 Gas-Flüssigkeits-Spiegel im oberen Abdomen. Der Farber-Test im Stuhl ist positiv. Welche Diagnose stellen Sie?

A. Hypertrophische Pylorusstenose
B. Duodenalatresie
C. Jejunumstenose
D. Megaduodenum
E. Ösophagusatresie

21.005 21.1.4 Fragentyp C

Jede proximale selektive Vagotomie (PSV) sollte mit einer Pyloroplastik kombiniert werden,

weil

bei der PSV nur Magenfundus und -korpus denerviert werden.

21.006	21.1.4	Fragentyp C

Die trunkuläre Vagotomie sollte immer mit einer Pyloroplastik kombiniert werden,

weil

die trunkuläre Vagotomie und Pyloroplastik beim Ulcus pepticum jejuni indiziert sein kann.

21.007 21.008	21.1.2	Fragentyp B

Den Duodenalveränderungen der Liste 1 sind die richtigen Operationsverfahren der Liste 2 zuzuordnen.

Liste 1

21.007 Duodenaldivertikel
21.008 Duodenalatresie

Liste 2

A. Duodenojejunostomie
B. Operative Abtragung
C. Duodenopankreatektomie
D. Gastroduodenostomie
E. Gastroenterostomie

21.009	21.1.4	Fragentyp A

Die alleinige proximale selektive Vagotomie bei Duodenalulzera ist indiziert bei

A. Duodenalulzera ohne Pylorusstenose
B. der Notfalloperation eines perforierten Duodenalulkus
C. jedem Duodenalulkus
D. einer Operation wegen blutender Duodenalulzera
E. einem Duodenalulkus mit Duodenalstenose

21.010   21.1.4   Fragentyp D

Typische Komplikationen von Magenulzera sind

1) Perforation
2) Penetration
3) Blutung
4) Stenose

Wählen Sie bitte die zutreffende Aussagenkombination.

A. Nur 2 und 4 sind richtig
B. Nur 1 und 3 sind richtig
C. Nur 2 und 3 sind richtig
D. Nur 3 und 4 sind richtig
E. Alle Aussagen sind richtig

21.011   21.1.4   Fragentyp A

Zu den Spätkomplikationen nach einer Magen(teil)resektion gehört (gehören) nicht

A. postprandiale Beschwerden
B. ein Ulkusrezidiv
C. ein Stumpfkarzinom
D. eine Malassimilation
E. eine peritonitische Darmparalyse

21.012
21.013   21.1.4   Fragentyp F

Eine 28jährige Lehrerin klagt über Schmerzen im Epigastrium und paraumbilikal, die ca. 2 h nach den Mahlzeiten auftreten; wenn sie sich aufrege, verschlimmern sich diese "Magenschmerzen". Sie wacht nachts auf und verspürt brennende Schmerzen im Oberbauch, die nach Trinken von 1 - 2 Glas Milch verschwinden.

21.012

An welche Verdachtsdiagnose denken Sie?

A. Magenulkus
B. Cholezystitis
C. Chronische Pankreatitis
D. Duodenalulkus
E. Gastritis

21.013

Welche diagnostische(n) Maßnahme(n) führen Sie in diesem Fall durch?

A. Magensekretionsanalyse
B. Gastrinbestimmung
C. Cholezystogramm
D. Abdomenleeraufnahme im Stehen
E. MDP und/oder Gastroduodenoskopie

21.014 21.1.4
 21.1.6 Fragentyp D

Typische Komplikationen des Duodenalulkus ist (sind)

1) Perforation
2) Magenausgangsstenose
3) Blutung
4) maligne Entartung

Wählen Sie bitte die zutreffende Aussagenkombination.

A. Nur 3 ist richtig
B. Nur 1 und 3 sind richtig
C. Nur 2, 3 und 4 sind richtig
D. Nur 1, 2 und 3 sind richtig
E. Alle Aussagen sind richtig

21.015
21.016   21.1.4   Fragentyp F

Ein 33jähriger Büroangestellter wurde vor 6 Wochen wegen eines Ulcus ventriculi nach Billroth II operiert. Jetzt klagt er über Herzklopfen, Schweißausbrüche, Schwindel und Diarrhöen ca. 10 - 15 min nach der eingenommenen Mahlzeit.

21.015

Welches Syndrom liegt wahrscheinlich vor?

A. Syndrom der zuführenden Schlinge

B. Laktasemangelsyndrom

C. Postalimentäres Frühsymptom (Dumping)

D. Postvagotomiesyndrom

E. Agastrische Dystrophie

21.016

Welche Therapievorschläge machen Sie bei diesem Patienten?

1) Eiweiß- und fettreiche Diät mit häufigen kleinen Mahlzeiten

2) Spasmolytika- und Sedativagabe

3) Vermeiden von Süßspeisen

4) Milchfreie Diät

5) Substitution von Eisen, Kalzium und Verdauungsenzymen

Wählen Sie bitte die zutreffende Aussagenkombination.

A. Nur 1, 3 und 5 sind richtig

B. Nur 2, 3 und 4 sind richtig

C. Nur 1, 2 und 3 sind richtig

D. Nur 2, 3 und 5 sind richtig

E. Nur 1, 2, 3 und 4 sind richtig

21.017   21.1.4   Fragentyp A

Welche Aussage über das Ulcus duodeni ist falsch? Das Ulcus duodeni

A. findet sich gehäuft bei Patienten mit der Blutgruppe A
B. tritt bei Männern im Alter von 20 bis 40 Jahren häufiger auf als bei Frauen
C. wird verursacht durch einen erhöhten Vagustonus und eine Hyperchlorhydrie
D. tritt auf bei Streß, Sepsis und Verbrennungen
E. provoziert Nüchternschmerz

21.018   21.1.4
          21.1.5   Fragentyp D

Eine Gastrostomie per Witzel- oder Kader-Fistel kann indiziert sein bei

1) der Ernährung bewußtloser Patienten
2) einer Schluckbehinderung nach Operationen oder Bestrahlungen im Mund- und Pharynxbereich
3) inoperablen Ösophagus- oder Kardiakarzinomen nach erfolgloser Häring-Tubuseinlage
4) blutendem Magenulkus
5) rezidivierenden Ösophagusvarizen

Wählen Sie bitte die zutreffende Aussagenkombination.

A. Nur 2, 3 und 5 sind richtig
B. Nur 1, 2 und 3 sind richtig
C. Nur 1 und 3 sind richtig
D. Nur 2, 3, 4 und 5 sind richtig
E. Alle Aussagen sind richtig

21.019
21.020
21.021   21.1.4   Fragentyp B

In Liste 1 sind verschiedene Komplikationen nach Magenoperationen aufgeführt. Wählen Sie die jeweils richtige Charakterisierung der Liste 2.

Liste 1

21.019 Spätdumpingsyndrom

21.020 Syndrom der zuführenden Schlinge

21.021 Postvagotomiesyndrom

Liste 2

A. 1 - 4 h nach der Mahlzeit Hypoglykämie, Schweißausbruch, Hypovolämie mit Blutdruckabfall, Tachykardie, Schwindel

B. Aufgetriebener Leib, Bauchschmerzen und Herzklopfen 30 min postprandial

C. Durst- und Völlegefühl, Steatorrhöe

D. Malassimilation

E. Häufige morgendliche Diarrhöen, beschleunigte Darmpassage beim Durchleuchten

21.022 - 21.024   21.1.4   Fragentyp F

Ein 30jähriger Versicherungsvertreter kommt in Ihre Praxis und klagt über "stechende Magenschmerzen". Vor 4 Jahren habe er ein "Magengeschwür" gehabt, das damals mit Medikamenten behandelt worden ist. Jetzt habe er seit 2 Tagen Magenschmerzen, die auch nach Einnahme von 3 Dolvirantabletten gestern nicht wesentlich "zurückgegangen" seien. An Kopf, Herz und Lungen erheben Sie keinen pathologischen Befund; das Abdomen ist weich, im Epigastrium besteht ein leichter Druckschmerz, Leber, Milz und Nierenlager sind o.B.

21.022

Welche Aussagen über die Magenkontrastdarstellung im Röntgenbild (Abb. 24) bei diesem Patienten sind richtig?

A. Es zeigen sich Reliefvergrößerungen im Korpusbereich im Sinne einer Gastritis.

B. Im Antrumbereich liegt eine Ulkusnische.

C. Das Röntgenbild ist mit der Diagnose Pylorusstenose vereinbar.
D. Im Fundusbereich lassen sich breite Schleimhautfalten, die von polypösen Gebilden durchsetzt sind, erkennen.
E. Es liegt eine unauffällige Magenaufnahme vor.

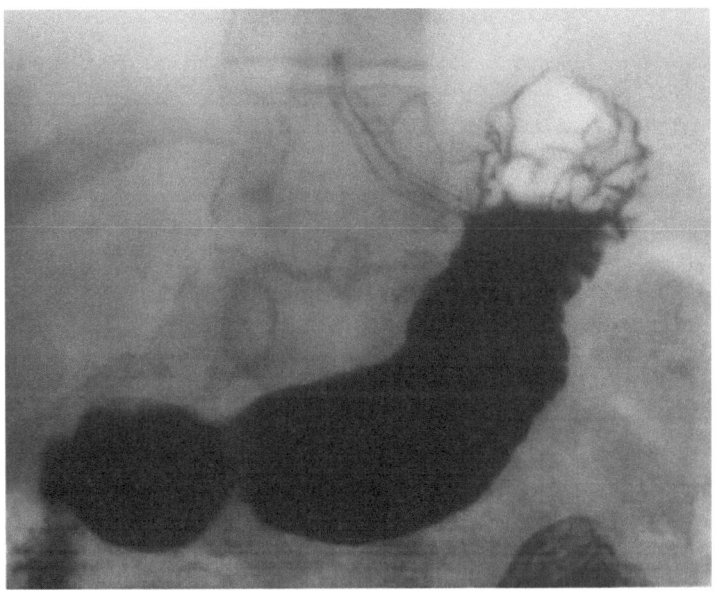

Abb. 24

21.023

Welche der folgenden Maßnahmen befürworten Sie bei obigem Patienten nicht?

A. Nahrungskarenz für 1 Tag, dann Kamillentee und Zwieback
B. Einnahme von Gelusil-Lac-Tabletten
C. Gabe von Paspertintropfen
D. Nikotinkarenz
E. Verordnung von Tagamet

21.024

Bei obigem Patienten besteht eine chronische Gastritis,

<u>weil</u>

in obiger Magenkontrastdarstellung die Magenschleimhaut atrophisch ist.

21.025 21.1.4 Fragentyp D

Welche operative Technik ist bei einem Patienten mit Leberzirrhose und einem Ulcus ventriculi geeignet?

1) Selektive gastrale Vagotomie
2) Ulkusexzision
3) Antrektomie
4) Billroth II-Operation
5) Pyloroplastik

Wählen Sie bitte die zutreffende Aussagenkombination.

A. Nur 1, 2 und 5 sind richtig
B. Nur 2, 4 und 5 sind richtig
C. Nur 1, 2, 3 und 4 sind richtig
D. Nur 1, 2 und 4 sind richtig
E. Nur 3, 4 und 5 sind richtig

21.026 21.1.4 Fragentyp E

Welche der Skizzen (A - E) stellt u.a. eine Braun-Anastomose dar?

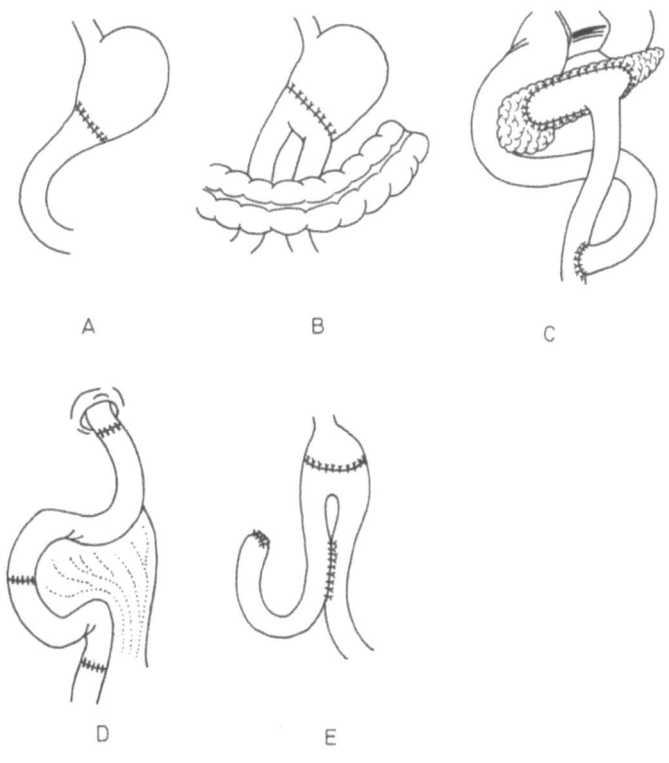

Abb. 25

21.027   21.1.4   Fragentyp A

Nach einer Billroth-I-Operation kommt es am 3. postoperativen Tag zu einem Hb-Abfall von 12,3 g/100 ml auf 8,2 g/100 ml. Die Hb-Kontrolle nach Transfusion von 2 Erythrozytenkonzentraten beträgt 8,7 g/100 ml. Welche Maßnahme ist jetzt durchzuführen?

A. Gastrektomie

B. Relaparotomie und Umstechung des blutenden Gefäßes

C. Selektive Vagotomie und Operation nach Billroth II

D. Gabe von Humanalbumin und Erythrozytenkonzentraten

E. Gabe von Cohn-Fraktion I und Faktor-V-Substitution

21.028	21.1.4	Fragentyp A

Welche Aussage über das Ulcus pepticum jejuni ist falsch?
Das Ulcus pepticum jejuni

A. zeigt eine hohe Entartungsrate
B. kann gastrojejunokolische Fisteln bilden
C. reagiert schlecht auf konservative Therapie
D. kann perforieren und bluten
E. tritt am häufigsten nach alleiniger Gastroenterostomie auf

21.029	21.1.4	Fragentyp A

Streßulzera manifestieren sich in der Regel zuerst durch

A. Perforation
B. Blutung
C. Penetration
D. maligne Entartung
E. keine der genannten

21.030	21.1.5	Fragentyp A

Welche Aussage über das Magenkarzinom ist falsch? Das Magenkarzinom

A. ist bei Männern 3mal so häufig wie bei Frauen
B. wird prädisponiert durch Unterernährung und chronische Gastritis
C. kann aus Magenpolypen entstehen
D. ist selten an der großen Kurvatur lokalisiert
E. ist frühzeitig an einem erhöhten α-Foetoproteinspiegel diagnostizierbar

22. Dünndarm

22.001   22.1.1   Fragentyp D

Welche Komplikationen kann ein Meckel-Divertikel verursachen?

1) Appendizitissymptomatik an atypischer Stelle
2) Postprandiale Mittelbauchschmerzen
3) Strangulationsileus
4) Darmfistel
5) Maligne Entartung

Wählen Sie bitte die zutreffende Aussagenkombination.

A. Nur 2, 3, 4 und 5 sind richtig
B. Nur 1, 3 und 4 sind richtig
C. Nur 1, 2 und 3 sind richtig
D. Nur 3, 4 und 5 sind richtig
E. Nur 1, 2, 3 und 4 sind richtig

22.002   22.1.1   Fragentyp C

Bei einer hohen angeborenen Jejunumstenose sind im Röntgenbild des Abdomens im Hängen 2 deutliche Darmspiegel zu sehen,

weil

bei hohen Jejunumstenosen das Abdomen weich und nicht aufgetrieben ist.

22.003   22.1.1   Fragentyp A

Ein 4 Tage alter Säugling hat einen aufgetriebenen, weichen Leib und erbricht nach den Mahlzeiten. Auf dem Röntgenbild des Abdomens erkennt man eine unscharf konturierte weitgestellte Dünndarmschlinge. Welche Verdachtsdiagnose stellen Sie?

A. Hypertrophische Pylorusstenose
B. Analatresie
C. Mekoniumileus
D. Duodenalstenose
E. Dyspepsia coli

22.004   22.1.3   Fragentyp A

Woran muß die Kombination von Arthritis, Anämie, Iridozyklitis und rezidivierender Dünndarmfistel denken lassen?

A. M. Whipple
B. Sprue
C. Colitis ulcerosa
D. M. Bechterew
E. Enteritis regionalis

22.005   22.1.3   Fragentyp D

Welche Symptome charakterisieren einen akuten Schub eines M. Crohn?

1) Bohrende Schmerzen im Epigastrium
2) Diarrhöen und Obstipation im Wechsel
3) Fieber, Übelkeit und Brechreiz
4) Meteorismus
5) Schmerzen im rechten Unterbauch

Wählen Sie bitte die zutreffende Aussagenkombination.

A. Nur 2 und 3 sind richtig
B. Nur 2, 3 und 4 sind richtig

C. Nur 3, 4 und 5 sind richtig

D. Nur 1, 2 und 3 sind richtig

E. Nur 4 und 5 sind richtig

22.006　　　　　　　　22.1.3　　　　　　　Fragentyp F

Ein 25jähriger Student klagt über krampfartige Bauchschmerzen, Meteorismus, Gewichtsabnahme in den letzten Monaten und häufige Diarrhöen. Er kann Milch und Süßspeisen nicht vertragen. In letzter Zeit fühlt er sich schlapp und kann sich schlecht konzentrieren. Vor einem Jahr habe nach einer Appendektomie die Wunde sehr lange "nachgeeitert".

22.006

Welche Verdachtsdiagnose(n) stellen Sie?

A. Chronische Pankreatitis

B. Duodenalulzera, depressive Verstimmung des Patienten

C. Anämie und exsudative Gastroenteropathie

D. Rezidivierende Divertikulitis

E. Enteritis regionalis (M. Crohn)

22.007

Welche Untersuchung veranlassen Sie, um die Verdachtsdiagnose zu bestätigen?

A. Differentialblutbild, Hb, Hämatokritwert, BSG

B. Amylasebestimmung im Serum und im Urin

C. Schilling-Test

D. Gordon-Test

E. MDP; Koloskopie

22.008　　　　　　　　22.1.3　　　　　　　Fragentyp D

Welche Medikamente verwendet man zur Therapie bei einer akuten Phase eines M. Crohn?

1) Spasmolytika
2) Morphin
3) Antibiotika
4) Kortison
5) Azulfidine

Wählen Sie bitte die zutreffende Aussagenkombination.

A. Nur 1, 3 und 5 sind richtig
B. Nur 3, 4 und 5 sind richtig
C. Nur 2, 3 und 4 sind richtig
D. Nur 1, 3, 4 und 5 sind richtig
E. Alle Aussagen sind richtig

22.009　　　　　　　　22.1.3　　　　　　　Fragentyp C

Im Röntgenkontrastbild ist bei M. Crohn die Darmschleimhaut pflastersteinartig verändert,

weil

bei M. Crohn die regionalen Lymphknoten vergrößert sind.

22.010　　　　　　　　22.1.3　　　　　　　Fragentyp A

Ein 38jähriger Patient klagt über krampfartige Bauchschmerzen und häufiges Bauchknurren. Sie stellen eine vermehrte Peristaltik bei einem weichen Abdomen fest. Eine chronische Malabsorption und eine gestörte Passage im Röntgenbild sind zusätzliche Befunde. Welche Verdachtsdiagnose erscheint wahrscheinlich?

A. Dünndarmkarzinom
B. Jejunitis
C. Hirschsprung-Erkrankung
D. M. Crohn
E. Enterale Sclerodermia progressiva

22.011 22.1.6 Fragentyp D

Eine intestinale Polyposis wird beobachtet bei

1) dem Peutz-Jeghers-Syndrom
2) dem Karzinoidsyndrom
3) dem Gardner-Syndrom
4) dem Turcot-Syndrom
5) der Dünndarm-Endometriose

Wählen Sie bitte die zutreffende Aussagenkombination.

A. Nur 1 und 4 sind richtig
B. Nur 1 und 3 sind richtig
C. Nur 1, 2 und 3 sind richtig
D. Nur 1, 3 und 4 sind richtig
E. Nur 1, 3, 4 und 5 sind richtig

22.012 22.1.6 Fragentyp D

Welche Symptome können die intestinalen Polypen beim Peutz-Jeghers-Syndrom machen?

1) Darminvagination
2) Rezidivierende Fisteln des Dünndarms
3) Exsudative Enteropathie mit perniziöser Anämie
4) Darmblutungen
5) Kolikartige Beschwerden

Wählen Sie bitte die zutreffende Aussagenkombination.

A. Nur 1, 4 und 5 sind richtig
B. Nur 2, 3 und 4 sind richtig
C. Nur 3, 4 und 5 sind richtig
D. Nur 1, 3 und 4 sind richtig
E. Alle Aussagen sind richtig

22.013 22.1.6 Fragentyp D

Welche Symptome zeigen gutartige Dünndarmtumoren?

1) Leistungsschwäche und Anämie
2) Obstipation und schleimige Diarrhöen im Wechsel
3) Hohes Fieber und positiven Haemocculttest
4) Krampfartige Bauchschmerzen
5) Chronische Obstipation

Wählen Sie bitte die zutreffende Aussagenkombination.

A. Nur 1, 2 und 3 sind richtig
B. Nur 3, 4 und 5 sind richtig
C. Nur 4 und 5 sind richtig
D. Nur 1, 3 und 4 sind richtig
E. Nur 1, 2, 3 und 4 sind richtig

23. Kolon

23.001　　　　　23.1.1
　　　　　　　　23.1.4　　　　Fragentyp A

Ein 23jähriger Student klagt über rezidivierende Diarrhoen mit Schleimabgängen und krampfartigen Schmerzen. Die Leistung und die Konzentration haben in letzter Zeit nachgelassen. Dünn- und Dickdarm erscheinen bei der Palpation verdickt. Haemocculttest 3mal positiv an 3 Tagen hintereinander. Welche diagnostische Maßnahme führen Sie durch?

A. EKG, Thoraxaufnahme in 2 Ebenen
B. CEA-Titerbestimmung
C. Abdomenleeraufnahme, Rektoskopie, Kolonoskopie
D. Gastroduodenoskopie
E. Angiographie des Truncus coeliacus

23.002　　　　　23.1.1
　　　　　　　　23.1.4　　　　Fragentyp C

Bei einem erworbenen Megakolon bei Colitis ulcerosa ist eine Hemikolektomie angezeigt,

weil

bei einem erworbenen Megakolon keine Stenose vorliegt.

23.003	23.1.1	Fragentyp C

Das primäre idiopathische Megakolon (Pseudo-Hirschsprung-Krankheit) kann mit Prostigmin behandelt werden,

weil

die beim primären idiopathischen Megakolon bestehende generalisierte Erweiterung und Adynamie im Kolon erst im Laufe des 2. oder 3. Lebensjahrs auftritt.

| 23.004 | | |
23.005	21.1.2	Fragentyp F

Nach einem Auffahrunfall wird ein Pkw-Fahrer mit peritonealen Schockzeichen in eine Krankenhaus eingeliefert. Die Abdomenleeraufnahme im Stehen zeigt freie Luft unter dem Zwerchfell.

23.004

Welche Verdachtsdiagnose stellen Sie?

A. paralytischer Darmileus
B. Darminvagination
C. Milz- und/oder Leberruptur
D. Traumatische Darmruptur
E. Blutendes Magenulkus

23.005

Welche therapeutische Maßnahme ist umgehend einzuleiten?

A. Gastroduodenoskopie und Koagulation der blutenden Gefäße
B. Legen einer Miller-Abbot-Sonde
C. Laparatomie und Naht der rupturierten Strukturen
D. MDP mit Doppelkontrastverfahren
E. Kolonkontrasteinlauf

23.006　　　　　　　　23.1.3　　　　　　　Fragentyp D

An welche Differentialdiagnosen müssen Sie bei einer Appendizitis denken?

1) Pyelitis
2) Akute Cholezystitis
3) Adnexitis
4) Harnleiterstein
5) Meckel-Divertikel

Wählen Sie bitte die zutreffende Aussagenkombination.

A. Nur 1, 3 und 5 sind richtig
B. Nur 2, 3 und 4 sind richtig
C. Nur 3, 4 und 5 sind richtig
D. Nur 2, 3, 4 und 5 sind richtig
E. Alle Aussagen sind richtig

23.007　　　　　　　　23.1.3　　　　　　　Fragentyp A

Zeichen einer akuten Appendizitis sind alle außer

A. rezidivierende Diarrhöen
B. Übelkeit und Erbrechen
C. Leukozytose
D. Druckschmerz im rechten Unterbauch
E. initialen Oberbauchschmerzen

23.008 23.1.3 Fragentyp A

Eine 24jährige Studentin klagt seit 12 h über Brechreiz und Erbrechen sowie über Schmerzen in der Nabelgegend, die in der letzten halben Stunde in den Unterbauch ausstrahlen.
Leukozyten: 10800/mm^3 (10,8 · 10^9/l); rektal-axilläre Temperaturdifferenz von 1,5°C; rechtsseitiger Druckschmerz bei rektaler Austastung. Welche Diagnose ist am wahrscheinlichsten?

A. Akute Pyelitis

B. Adnexitis

C. Gedrehte Ovarialzyste

D. Extrauteringravidität

E. Akute Appendizitis

23.009 23.1.3 Fragentyp A

Zu den positiven Schmerzsymptomen bei einer akuten Appendizitis gehört nicht der

A. stechende Mittelschmerz

B. Druckschmerz am McBurney-Punkt

C. Rovsing-Schiebeschmerz

D. rektale Druckschmerz

E. Blumberg-Loslaßschmerz

23.010 23.1.4
        23.1.5
        24.1.4 Fragentyp D

Welche Erkrankungen können zu einer Fistelbildung im Dickdarm führen?

1) Colitis ulcerosa

2) M. Crohn

3) Sigmadivertikel

4) Rektumadenome

5) Colica mucosa

Wählen Sie bitte die zutreffende Aussagenkombination.

A. Nur 1 und 3 sind richtig
B. Nur 1, 2 und 3 sind richtig
C. Nur 2, 3 und 5 sind richtig
D. Nur 3, 4 und 5 sind richtig
E. Alle Aussagen sind richtig

23.011 23.1.4 Fragentyp D

Zu den allgemeinen Komplikationen einer Colitis ulcerosa zählen

1) Amyloidose
2) Pankreatitis
3) Chronische Cholangiohepatitis
4) Iritis, Uveitis
5) Thrombophlebitis

Wählen Sie bitte die zutreffende Aussagenkombination.

A. Nur 2, 3, 4 und 5 sind richtig
B. Nur 1, 4 und 5 sind richtig
C. Nur 1, 2 und 3 sind richtig
D. Nur 1, 2, 3 und 4 sind richtig
E. Alle Aussagen sind richtig

23.012 23.1.4 Fragentyp A

Welche Aussage über die Colitis ulcerosa ist _falsch?_
Die Colitis ulcerosa

A. geht von infizierten Darmkrypten und sekundären Darmabszessen aus
B. beginnt in den meisten Fällen im Rektum
C. tritt häufig bei Personen mit symbiotischer Abhängigkeit von einer psychopathologischen Mutter auf
D. kann bei langer Dauer und bei Befall des gesamten Kolons zur malignen Entartung führen
E. manifestiert sich meistens im 4. - 5. Lebensjahrzehnt

23.013   23.1.4
           23.1.5   Fragentyp D

Welche Aussage(n) über die Differentialdiagnose Colitis ulcerosa - Enteritis regionalis Crohn ist (sind) richtig?

1) Die gedeckte oder freie Perforation tritt v.a. bei der Colitis ulcerosa auf.
2) Die Colitis ulcerosa führt häufiger zur Fistelbildung.
3) Für die Enteritis regionalis Crohn ist eine frühe karzinomatöse Entartung typisch.
4) Beim M. Crohn sind die Durchfälle nur gelegentlich blutig.

Wählen Sie bitte die zutreffende Aussagenkombination.

A. Nur 1, 2 und 3 sind richtig
B. Nur 1 und 4 sind richtig
C. Nur 2, 3 und 4 sind richtig
D. Nur 1 und 2 sind richtig
E. Alle Aussagen sind richtig

23.014   23.1.4   Fragentyp D

Bei der Colitis ulcerosa kann es zu folgenden Komplikationen kommen:

1) Perianale Fisteln
2) Divertikelbildung
3) Karzinomentwicklung
4) Darmperforation
5) Toxisches Megakolon

Wählen Sie bitte die zutreffende Aussagenkombination.

A. Nur 1, 3, 4 und 5 sind richtig
B. Nur 2, 3 und 4 sind richtig
C. Nur 1 und 3 sind richtig
D. Nur 3, 4 und 5 sind richtig
E. Alle Aussagen sind richtig

23.015 23.1.4 Fragentyp D

Welcher der aufgeführten Zustände rechtfertigt bei der Colitis ulcerosa eine operative Therapie?

1) Schwere Blutung
2) Gedeckte Darmperforation
3) Toxisches Megakolon
4) Maligne Entartung der befallenen Darmabschnitte
5) Akuter Krankheitsschub

Wählen Sie bitte die zutreffende Aussagenkombination.

A. Nur 2, 3 und 5 sind richtig
B. Nur 2 und 4 sind richtig
C. Nur 3, 4 und 5 sind richtig
D. Nur 1, 2, 3 und 4 sind richtig
E. Alle Aussagen sind richtig

23.016 23.1.6 Fragentyp A

Welche Aussage über Kolondivertikel trifft nicht zu?
Kolondivertikel

A. werden durch schlackenreiche Kohlenhydratnahrung begünstigt
B. entstehen bei intraluminaler Druckerhöhung
C. sind hauptsächlich im Sigma lokalisiert
D. können zur Perforation mit Fistelbildung in Nachbarorgane führen
E. sind am häufigsten bei über 70jährigen Patienten

23.017 23.1.6 Fragentyp C

Die Kolondivertikulose besitzt als solche noch keinen Krankheitswert,

weil

die Kolondivertikulose bis auf gelegentlich auftretende Divertikelblutungen symptomlos ist.

23.018   23.1.6   Fragentyp A

Bei einem 43jährigen Postbeamten wurde vor 3 Jahren eine
Kolondivertikulose festgestellt. Seinem Bericht ist zu
entnehmen, daß er damals kurzfristig Diät eingehalten
habe. Nunmehr klagt er, daß er seit mehreren Tagen krampfartige Schmerzen im Bauch habe und an Verstopfung leide.
Befund: Temperatur 38,6°C, Leukozyten 12 700 mm^3 (12,7
· 10^9/l), BKS 34/42 mm. Auskultatorisch sind nur spärlich
Darmgeräusche registrierbar. Druckempfindlichkeit im linken unteren Abdomen.
Aufgrund der Anamnese und des Befundes vermuten Sie eine
akute Divertikulitis ohne Komplikationen. Welche therapeutischen Maßnahmen führen Sie durch?

A. Spasmolytikagabe

B. Anstreben einer Frühresektion des betroffenen Kolonabschnitts mit Primäranastomose

C. Totale Kolektomie mit Anus praeter

D. Konservative Therapie mit Bettruhe, lokaler Kälteapplikation, schlackenfreier Diät und nichtresorbierbaren Antibiotika

E. Sigmoidektomie mit Transversorektostomie

23.019   23.1.6
23.020   23.1.7   Fragentyp B

Ordnen Sie den verschiedenen Erkrankungen der Liste 1
die jeweils typische Lokalisation der Liste 2 zu.

    Liste 1   Liste 2

23.019 Villöse Adenome   A. Sigmabereich

23.020 Divertikel   B. Sigma und Rektum

                            C. Jejunum

                            D. Terminales Ileum

                            E. Duodenum

23.021   23.1.7   Fragentyp C

Ein gestieltes oder breitbasig aufsitzendes Kolonadenom,
das rektoskopisch zugänglich ist, braucht nicht entfernt
zu werden,

weil

gestielte oder breitbasig aufsitzende Kolonadenome bei
5 - 10% aller Menschen multipel oder solitär vorkommen.

23.022 23.1.7 Fragentyp D

Welche Erkrankungen disponieren in hohem Maß für ein Kolonkarzinom?

1) M. Crohn
2) Ruhr
3) Villöse Adenome
4) Colitis ulcerosa
5) Familiäre Polyposis

Wählen Sie bitte die zutreffende Aussagenkombination.

A. Nur 2, 4 und 5 sind richtig
B. Nur 1, 2 und 3 sind richtig
C. Nur 1, 2, 4 und 5 sind richtig
D. Nur 3, 4 und 5 sind richtig
E. Alle Aussagen sind richtig

23.023 23.1.7
        24.1.5 Fragentyp A

Sie führen bei einer 64jährigen Patientin eine Rektoskopie durch, nachdem bei dieser Patientin der Haemoculttest 3mal positiv ausgefallen ist.
Bei der Rektoskopie sehen Sie in ca. 8 cm Höhe einen adenomatösen Polypen von ca. 1 cm Durchmesser.
Wie gehen Sie nun weiter vor?

A. Biopsie aus dem Polypen
B. Beobachtung der Patientin mit 6monatigen Rektoskopiekontrollen
C. MDP
D. Endoskopische Abtragung und histologische Untersuchung des Polypen und Veranlassung eines Kolonkontrasteinlaufs zwecks Ausschlusses höhergelegener Polypen
E. Rektumsekretion

23.024　　　　　　　　23.1.7　　　　　　　　Fragentyp C

Die ersten Symptome bei Adenomen des Dickdarms sind gewöhnlich rektale Blut- und Schleimabgänge,

weil

Adenome des Dickdarms eine Tendenz zur malignen Entartung haben.

23.025
23.026　　　　　　　　23.1.7
23.027　　　　　　　　24.1.5　　　　　　　　Fragentyp E

Ein 69jähriger Patient kommt zu Ihnen in die Praxis, weil er seit einiger Zeit schlecht Stuhlgang lassen könne und dumpfe Schmerzen tief im Kreuz verspüre. Der Stuhlgang sei normal braun und käme dann so dünn wie ein Bleistift heraus. Außerdem habe er in letzter Zeit ca. 4 kg an Gewicht verloren.
Befund: 69jähriger, 167 cm großer und 50 kg schwerer Patient in reduziertem AZ, KZ und EZ. Cor und Pulmo unauffällig. Abdomen: Hepar 1 QF unter dem Rippenbogen tastbar, Spanne 12 cm, Lien nicht palpabel, Nierenlager frei, keine Resistenzen tastbar. Prostata ca. mandarinengroß, normale Konsistenz. Rektale Austastung o.B., kein Blut am Fingerling.
Laborwerte: BSG 69/102 mm n.W., Hb 9,2 g/100 ml, Transaminasen, alkalische Phosphatase normal, LDH 484 U/l
Thoraxröntgenaufnahme: knöcherner Thorax unauffällig, Emphysem, Aortensklerose, Herz nicht vitiumtypisch konfiguriert, keine zentralen oder peripheren Stauungszeichen.
Retrograder Kolonkontrasteinlauf: s. Röntgenbild (Abb. 26).

23.025

Welche Diagnose stellen Sie?

A. Sigmadiveritkulitis
B. M. Crohn
C. Sigmakarzinom
D. Rektumkarzinom
E. Megakolon

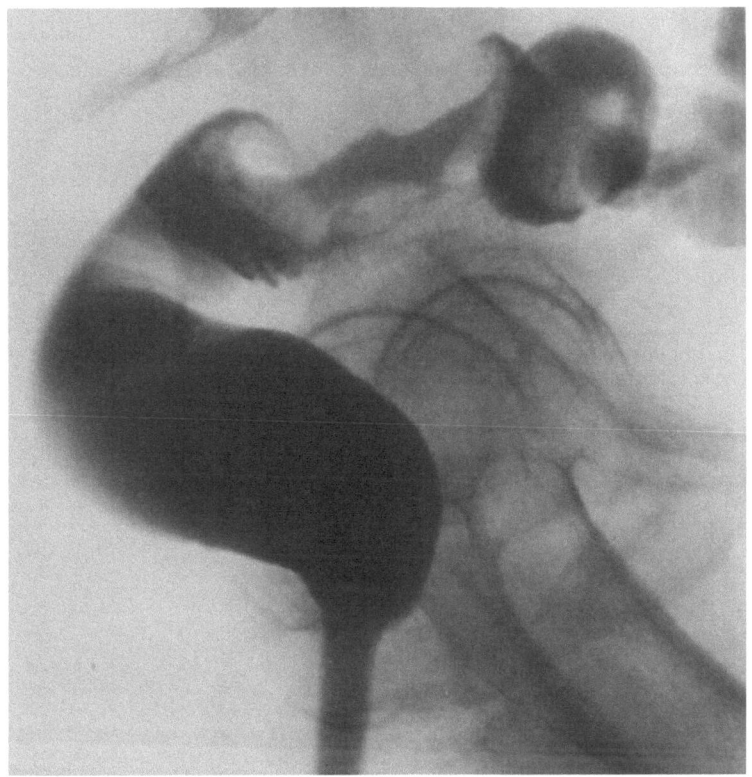

Abb. 26

23.026

Für welche Therapie entscheiden Sie sich bei diesem Patienten?

A. Linksseitige Hemikolektomie und Sigmoidresektion mit anschließender Transversorectoanastomose und Sphinkterdehnung
B. Gabe von Azulfidine und Kortikosteroiden
C. Verordnung von Dulcolaxsuppositorien und Analgetika
D. Endoskopische Tumorexzision
E. Sigmaproktokolektomie mit Anlegen eines Anus prater

23.027

Bei obigem Patienten ist eine operative Therapie anzustreben,

<u>weil</u>

bei diesem Patienten eine Zytostatikatherapie allein nicht in Frage kommt.

23.028   23.1.7   Fragentyp A

Nach der Lokalisation im Rektum befinden sich Kolonkarzinome am häufigsten im

A. Colon ascendens
B. Colon transversum
C. Zäkum
D. Sigma
E. Colon descendens

24. Rektum und Anus

24.001 24.1.1 Fragentyp C

Die Durchtrennung der Hautmembran bei einer Analatresie führt zu einer normalen Kontinenz,

weil

bei einer Analatresie der Schließmuskel funktionstüchtig ist.

24.002
24.003 24.1.1 Fragentyp E

Ordnen Sie den Fehlbildungen der Liste 1 die jeweils richtige Skizze der Liste 2 zu.

Liste 1

24.002 Isolierte Rektumatresie
24.003 Analatresie

Liste 2

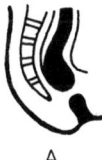

A

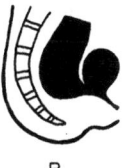

B

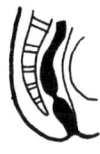

C

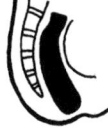

D

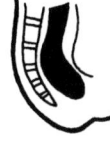

E

Abb. 27

24.004   24.1.2   Fragentyp D

Typische Hämorrhoidenkomplikationen sind

1) Thrombosen in den Hämorrhoidalgeflechten
2) Inkarzeration
3) Blutungen
4) Amyloidose
5) maligne Entartung

Wählen Sie bitte die zutreffende Aussagenkombination.

A. Nur 1, 4 und 5 sind richtig
B. Nur 2, 3 und 4 sind richtig
C. Nur 1, 2 und 3 sind richtig
D. Nur 2 und 3 sind richtig
E. Alle Aussagen sind richtig

24.005
24.006
24.007   24.1.2   Fragentyp B

Ordnen Sie den verschiedenen Stadien der Hämorrhoiden-
bildung der Liste 1 die richtige Beschreibung der
Liste 2 zu.

Liste 1   Liste 2

24.005 Stadium I   A. Vorfall der Knoten beim Gehen
24.006 Stadium II   und Stehen mit einer Blutung
24.007 Stadium III B. Pruritus mit Obstipation
                   C. Analekzem und häufige Diarrhöen
                   D. Beim Pressen schmerzhafte Vor-
                      wölbung der Knoten
                   E. Schmerzlose Blutungen

24.008   24.1.4   Fragentyp D

Ein Pruritus ani kann verursacht werden durch

1) Oxyuren
2) Analsoor

3) psychogene Faktoren
4) Diabetes mellitus
5) Analfissuren

Wählen Sie bitte die zutreffende Aussagenkombination.

A. Nur 2, 3 und 5 sind richtig
B. Nur 4 und 5 sind richtig
C. Nur 1, 3 und 4 sind richtig
D. Nur 1, 2, 4 und 5 sind richtig
E. Alle Aussagen sind richtig

24.009   24.1.4   Fragentyp D

Perianale Fisteln treten vorwiegend auf bei

1) Colitis ulcerosa
2) Enteritis regionalis Crohn
3) Divertikulose
4) Rektumkarzinom
5) Analkarzinom

Wählen Sie bitte die zutreffende Aussagenkombination.

A. Nur 3, 4 und 5 sind richtig
B. Nur 1 und 2 sind richtig
C. Nur 2, 3 und 4 sind richtig
D. Nur 4 und 5 sind richtig
E. Alle Aussagen sind richtig

24.010		
24.011		
24.012	24.1.4	Fragentyp E

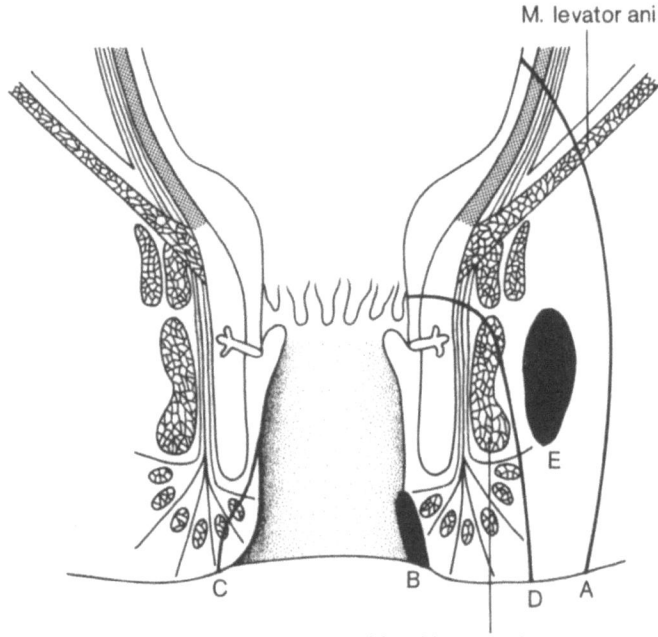

Abb. 28

24.010

Welche der unter A - E bezeichneten Strukturen in Abb. 28 stellt eine extrasphinktäre submuköse Analfistel dar?

24.011

Die in der Abb. 28 unter E eingezeichnete Struktur ist

A. ein Ileorektalabszeß

B. ein pelviner Abszeß

C. ein subkutaner Abszeß

D. ein ischiorektaler Abszeß

E. keiner der genannten Abszesse

24.012

Welche der unter A - E bezeichneten Strukturen in Abb. 28 stellt eine transsphinktäre Analfistel dar?

24.013 24.1.4 Fragentyp D

Welche Analerkrankungen sind Indikationen für ein operatives Vorgehen?

1) Chronische Analekzeme
2) Perianalsabszeß
3) Chronische Analfissur
4) Condylomata lata

Wählen Sie bitte die zutreffende Aussagenkombination.

A. Nur 2 und 3 sind richtig
B. Nur 2 und 4 sind richtig
C. Nur 1 und 4 sind richtig
D. Nur 3 und 4 sind richtig
E. Alle Aussagen sind richtig

24.014 24.1.4 Fragentyp D

Welche Befunde sprechen für eine Proktitis?

1) Relative Sphinkterparese
2) Blutig schleimige und eitrige Diarrhöen
3) Obstipation und Diarrhöen im Wechsel
4) Druckschmerz über der Symphyse
5) Neigung zu Analfisteln

Wählen Sie bitte die zutreffende Aussagenkombination.

A. Nur 1 und 2 sind richtig
B. Nur 3, 4 und 5 sind richtig
C. Nur 2 und 4 sind richtig
D. Nur 3 und 5 sind richtig
E. Nur 1, 3 und 4 sind richtig

24.015	24.1.4	Fragentyp C

Bei einer Rektumatresie ist nach operativem Durchzug des Kolons durch die Levatorschlinge eine relative Kontinenz zu erwarten,

weil

bei einer Rektumatresie der innere Schließmuskel nicht angelegt ist.

24.016	24.1.4	Fragentyp A

Ein 52jähriger Patient klagt über stechende, schneidende Schmerzen im Analbereich, die etwa bis 20 min nach der Defäkation anhalten. Manchmal sei er obstipiert; bei der Analreinigung habe er schon ab und zu hellrotes Blut entdeckt. Longitudinal zum Analkanal sehen Sie in der hinteren Kommissur einen geröteten, leicht blutenden Schleimhautdefekt. Welche Diagnose ist wahrscheinlich?

A. Rektumkarzinom
B. Hämorrhoiden
C. Analfissur
D. Peripapillitis
E. Analekzem

24.017	24.1.4	Fragentyp C

Eine Anorektalfistel breitet sich pararektal und perianal aus,

weil

die meisten Anorektalfisteln häufig als Folge eines periproktitischen oder Kryptenabszesses auftreten.

24.018	24.1.4	Fragentyp A

Wie behandelt man eine chronische Analfissur?

A. Kortisonzäpfchen
B. Azulfidine

C. Ichthyolsuppositorien
D. Submuköse laterale Sphinkterotomie
E. Lauwarme Klysmen mit Betnesol und Kamille

24.019 24.1.5 Fragentyp D

Welche Differentialdiagnosen kommen bei einem Analtumor in Betracht?

1) Melanom
2) Condylomata lata
3) Marisken
4) Prolabierte Hämorrhoiden
5) M. Bowen

Wählen Sie bitte die zutreffende Aussagenkombination.

A. Nur 2, 4 und 5 sind richtig
B. Nur 3, 4 und 5 sind richtig
C. Nur 1, 2 und 3 sind richtig
D. Nur 2, 3, 4 und 5 sind richtig
E. Alle Aussagen sind richtig

24.020 24.1.5 Fragentyp A

Die wichtigste Screeninguntersuchung für das Rektumkarzinom ist die

A. Stuhluntersuchung
B. Anoskopie
C. rektale Untersuchung
D. röntgenologische Kontrastdarstellung des Rektums
E. Stuhluntersuchung auf Karzinomzellen

24.021	24.1.5	Fragentyp C

Jedes rektoskopisch erreichbare Adenom sollte transanal exzidiert werden,

weil

Adenome im Rektum karzinomatös entarten können.

24.022	24.1.5	Fragentyp C

Ist ein Rektumkarzinom mit einem Durchmesser von > 3 cm nur 6 cm vom Anus entfernt, so ist ein endständiger endgültiger Anus praeter sigmoidalis erforderlich,

weil

bei einem größeren Rektumkarzinom in 6 cm Entfernung vom Anus eine Rektumamputation einschließlich der Anussphinkteren notwendig ist.

24.023	24.1.5	Fragentyp E

Welche der in der Abb. 29 mit A bis E bezeichneten Lokalisationen bezeichnet das Tumorstadium B nach Dukes?

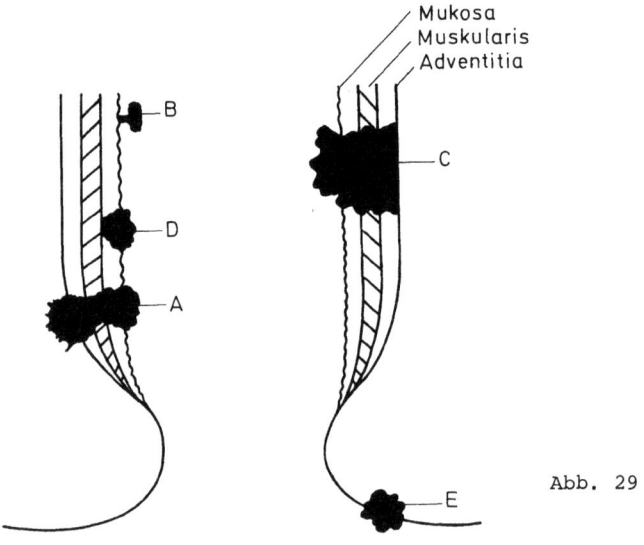

Abb. 29

24.024	24.1.5	Fragentyp C

Das Frühsymptom eines Rectumcarcinoms ist der blutige Stuhl,

weil

mehr als die Hälfte aller Rektumkarzinome die Darmwand infiltrativ durchsetzt und somit die Darmgefäße arrodiert.

24.025	24.1.5	Fragentyp A

Bei einem Karzinom im oberen Rektum ist welches der folgenden Symptome nicht zu erwarten?

A. Tenesmen im rechten Unterbauch und über der Symphyse

B. Blut- und Schleimabgänge

C. Wechsel von Durchfall und Verstopfung

D. Bleistift- und Kerbenstühle

E. Relative Stuhlinkontinenz

25. Akutes Abdomen, Peritonitis und Ileus

25.001 25.1.1 Fragentyp A

Die 3 häufigsten Ursachen eines akuten Abdomens in abfallender Reihenfolge sind

A. akute Appendizitis - akuter Ileus - Perforation eines Hohlorgans
B. akute Appendizitis - gastrointestinale Blutung - akuter Ileus
C. gastrointestinale Blutung - akuter Ileus - Perforation eines Hohlorgans
D. Perforation eines Hohlorgans - akute Appendizitis - akuter Ileus
E. gastrointestinale Blutung - akute Appendizitis - akuter Ileus

25.002 25.1.1 Fragentyp C

Der somatische Schmerz beim akuten Abdomen ist im Gegensatz zum viszeralen Schmerz lage- und bewegungsabhängig,

weil

der somatische Schmerz über die Nn. splanchnici dextri et sinistri geleitet wird.

25.003 25.1.1 Fragentyp A

Welche Aussage ist die beste? Das Leitsymptom des akuten Abdomens ist

A. der Bleistiftstuhl
B. der Schmerz
C. der blutige Stuhl

D. das Wind- und Stuhlverhalten
E. die Bauchdeckenspannung

25.004 25.1.1 Fragentyp D

Die Abdomenübersichtsaufnahme beim akuten Abdomen wird angefertigt, um

1) Spiegelbildungen im Darm zu erkennen
2) eine perforierte Pankreaszyste zu erkennen
3) eine subphrenische Luftsichel zu erkennen
4) eine Magenatonie deutlicher zu machen

Wählen Sie bitte die zutreffende Aussagenkombination.

A. Nur 1 ist richtig
B. Nur 3 ist richtig
C. Nur 3 und 4 sind richtig
D. Nur 1 und 3 sind richtig
E. Alle Aussagen sind richtig

25.005 25.1.1 Fragentyp C

Eine Luftsichel unter dem Zwerchfell nach einem stumpfen Bauchtrauma läßt auf eine Perforation des Magen-Darm-Kanals schließen,

weil

bei Darmverletzungen die Peristaltik reflektorisch ausfällt.

25.006 25.1.1 Fragentyp A

Zu den pathognomonischen Veränderungen der Laborparameter bei einem akuten Abdomen gehört

A. eine erhöhte Amylase im Serum oder Urin
B. eine positive Indikanprobe im Harn
C. eine Erhöhung des Hämatokrits
D. ein Abfall der Hämoglobinkonzentration unter 10 g/100 ml (100 g/l)
E. keine der genannten Veränderungen

25.007 25.1.1 Fragentyp A

Das Bild der typischen "Linksappendizitis" findet sich bei der

A. stielgedrehten Ovarialzyste
B. Leistenhernie links
C. Sigmadivertikulitis
D. Nierenpapillomatose links
E. keiner der genannten Erkrankungen

25.008 25.1.1 Fragentyp C

Das Schlange-Zeichen ist bei einem Strangulationsileus nicht zu erwarten,

weil

das Schlange-Zeichen ein Frühzeichen eines paralytischen Ileus bei einer Peritonitis diffusa ist.

25.009 25.1.1 Fragentyp A

Während der Arbeit verspürt ein bis dahin völlig gesunder 22jähriger Monteur (Raucher) heftige brennende Schmerzen in Oberbauchmitte, die sich laufend verstärken. 1/2 h nach diesem Ereignis kommt es zum Erbrechen von Mageninhalt, Blässe und raschem Herzschlag.
Befunde: Stark beeinträchtigter Allgemeinzustand, Angst, Blässe, kalter Schweiß, Puls 110/min, RR 100/70 mm Hg. Schonatmung; Abwehrspannung im gesamten Oberbauch; nur vereinzelt Peristaltikgeräusche. Douglas frei. Temperatur 37,4 °C.
Welche Maßnahmen zur Sicherung der Diagnose stehen im Vordergrund?

A. Schmerzmittel, Nahrungs- und Flüssigkeitsverbot

B. Klinikeinweisung, Probelaparotomie

C. Schmerzmittel, Klinikeinweisung, Blutuntersuchung

D. Klinikeinweisung, i.v.-Urogramm, Blutuntersuchung und Blutkultur

E. Klinikeinweisung, Abdomenübersicht im Stehen, EKG

25.010
25.011   25.1.1   Fragentyp F

Ein 38jähriger Patient berichtet über seit einigen Wochen bestehende Oberbauchbeschwerden, die v.a. im Nüchternzustand und in den frühen Morgenstunden auftreten und sich nach Nahrungsaufnahme bessern.
Seit einigen Stunden sei es zunehmend zu Atemnot bei Belastung, Herzklopfen und Schwindel sowie Ohrenrauschen gekommen.
Bei der Inspektion des Patienten fällt die starke Gesichtsblässe auf, der Puls ist 120/min, der Blutdruck 100/70 mm Hg. Druckschmerz im Epigastrium, keine Resistenzen tastbar. Peristaltik lebhaft. Leber bei tiefer Inspiration 3 Qf unter dem Rippenbogen tastbar. Lien nicht tastbar, Nierenlager frei. Rektale Untersuchung: Ampulle frei. Schwarzer Stuhl am Fingerling.

25.010

Um welche Diagnose handelt es sich am ehesten?

A. Hiatusgleithernie mit Refluxösophagitis
B. Ösophagusvarizenblutung
C. Herzinfarkt
D. Blutung aus einem Ulcus duodeni
E. Akute Pankreatitis

25.011

Welche diagnostische Maßnahme ist in dieser Situation am wichtigsten?

A. Ösophagoskopie
B. EKG-Kontrolle und Bestimmung von CK-MB
C. Gastroduodenoskopie
D. Röntgenologische Kontrastdarstellung des Magen-Darm-Trakts
E. Haemoccultest an 3 aufeinanderfolgenden Tagen

25.012   25.1.1   Fragentyp A

Welche Diagnose ist bei folgendem Beschwerdebild zu stellen? Plötzlich auftretender diffuser Abdominalschmerz unmittelbar nach der Nahrungsaufnahme, keine

Abwehrspannung, aufgetriebenes Abdomen, Darmgeräusche noch nachweisbar. Abklingen der Beschwerden nach ca. 1 h; Ca. 1 - 2 Tage später Wiedereinsetzen der gleichen Symptomatik mit Anzeichen eines beginnenden Kreislaufschocks.

A. Akute intermittierende Porphyrie
B. Mesenterialinfarkt
C. Perforiertes Magenulkus
D. Zweizeitige Milzruptur
E. Keine der genannten Diagnosen

25.013 25.1.1 Fragentyp A

Bei einem 30jährigen Patienten, der seit ca. 4 Wochen an erhöhten Temperaturen (um 38°C) und leichten Durchfällen leidet, tasten Sie im rechten unteren Bauchquadranten eine Resistenz. Der Stuhl soll nicht rötlich verfärbt gewesen sein. Mäßige Gewichtsabnahme.
BKS 24/36 mm, Hb 14,1 g/100 ml (141 g/l), Leukozyten 11200/mm^3 (11,2 · 10^9/l).
Welches ist die wahrscheinlichste Diagnose?

A. Verdacht auf ein malignes Lymphom
B. Enteritis regionalis
C. Kolondivertikulitis
D. Ileozäkaltuberkulose
E. Colitis ulcerosa

25.014
25.015
25.016   25.1.1   Fragentyp F

Ein 10jähriger Junge wird von seinen Eltern zu Ihnen in die Ambulanz gebracht. Er ist vor ca. 6 h mit dem Fahrrad hingestürzt und dabei mit dem linken Rippenbogen auf die Bordsteinkante gefallen. Jetzt klagt der Junge über zunehmende Schmerzen im linken oberen Bauchquadranten. Erbrochen hat er bisher nicht. Es besteht keine Übelkeit und kein Durchfall.
Befunde: Herz und Lungen o.B., Druckschmerz der linken Schulterregion und unter dem linken Rippenbogen. Blutdruck 120/70 mm Hg, Puls 88/min, Temperatur 37,3°C, Hb 14,2 g/100 ml (142 g/l), Hämatokrit 42% (0,42), Leukozyten 11600/mm^3 (11,6 · 10^9/l). Urinstatus: Erythrozyten +. Eiweiß +. Sediment unauffällig.

25.014

An welche Diagnose denken Sie in erster Linie?

A. Magenperforation

B. Milzhämatom

C. Nierenkontusion

D. Lungenriß linker Unterlappen

E. Zwerchfellruptur links

25.015

Wie würden Sie den linksseitigen Schulterschmerz interpretieren?

A. Vagusirritation

B. Pleurakontusion

C. Hämatom im Bereich des M. deltoideus

D. Psychogen bedingt

E. Keine der genannten Erklärungen

25.016

Welche Maßnahme würden Sie in diesem Fall ergreifen?

A. ein i.v.-Pyelogramm anfertigen

B. Die Abdomenleeraufnahme in einigen Tagen wiederholen

C. Das Kind nach Hause schicken und in 3 Tagen wiederbestellen

D. Ultraschalldiagnose des Milzhämatoms, stationäre Aufnahme mit Beobachtung und Wiederholung der Sonographie

E. Eine Notfallaparotomie durchführen

25.017
25.018   25.1.1   Fragentyp F

Eine 27jährige Patientin wird mit dem Krankenwagen in die chirurgische Ambulanz gebracht. Sie gibt an, daß sie vor ca. 2 h plötzlich starke Schmerzen in der Magengrube verspürte, die bis in den Rücken ausstrahlten. Bis jetzt seien die Schmerzen nicht besser geworden. Nach genauerem Befragen erfahren Sie, daß die Patientin bereits gestern abend an Übelkeit und Unwohlsein gelitten hat. Nachts hat sie 3 - 4mal Unverdautes erbrochen.
Befunde: Adipöse Patientin, Zunge trocken und belegt, Atemgeräusche rechts basal abgeschwächt, gedämpfter Klopfschall im gleichen Areal. Tachykardie von 124/min. Diffuser Druckschmerz im Epigastrium, leichte Bauchdeckenspannung, Douglas-Raum frei.
RR 120/60 mm, Temperatur 38,2 °C rektal.
Labor: BSG 40/58 mm, Erythrozyten 3,6 Mill/mm^3 (3,6 · 10^{12}/l), Hb 12,9 g/100 ml (129 g/l), Hämatokrit 38 Vol% (0,38), Leukozyten 12 800/mm^3 (12,8 · 10^9/l), Bilirubin 2,0 mg/100 ml, Blutzucker 190 mg/100 ml (15,5 mmol/l), Elektrolyte normal, GPT 16 U/l, Serumanalyse 4200 U/l, Serumlipase 1600 U/l, alkalische Phosphatase 210 U/l.
Röntgen: In der Abdomenübersichtsaufnahme Zeichen der Darmparalyse.

25.017

Welche Verdachtsdiagnose stellen Sie?

A. Insulinom

B. Pseudoperitonitis diabetica

C. Magenperforation

D. Akute Pankreatitis

E. Linksseitige Pneumonie

25.018

Gegen eine Gallenblasenperforation spricht (sprechen)

1) der erhöhte Blutzuckerspiegel im Blut
2) die erhöhten Amylasewerte
3) das Fehlen eines brettharten Abdomens
4) der schmerzfreie Douglas-Raum

Wählen Sie bitte die zutreffende Aussagenkombination.

A. Nur 1 und 4 sind richtig
B. Nur 1, 2 und 3 sind richtig
C. Nur 2, 3 und 4 sind richtig
D. Nur 1 und 2 sind richtig
E. Alle Aussagen sind richtig

25.019
25.020
25.021 25.1.1 Fragentyp B

Ordnen Sie den in Liste 1 aufgeführten verschiedenen Ursachen eines akuten Abdomens die richtigen Symptome und Befunde der Liste 2 zu.

Liste 1

25.019 Akute Pankreatitis
25.020 Rupturiertes Aneurysma der Bauchaorta
25.021 Ureterstein

Liste 2

A. Blutungsschock, in der Abdomenübersicht Kalkschatten im Oberbauch, Leukozytose, paralytischer Ileus, starke Schmerzen

B. Kolikschmerzen mit Ausstrahlung in die Leiste und das Genitale, weiche Bauchdecken

C. Tastbarer Tumor im linken Unterbauch, Diarrhöen

D. Oberbauchresistenz, paralytischer Ileus, Douglas-Raum-Austastung schmerzhaft

E. Schmerzen im unteren Epigastrium mit gürtelförmiger Ausstrahlung in den Rücken, Leukozytose, Hypokalzämie

| 25.022 | 25.1.1 | |
| | 22.1.2 | Fragentyp A |

Welche Maßnahme müssen Sie bei Verdacht auf eine traumatische Darmruptur durchführen?

A. MDP
B. Legen einer Miller-Abbot-Sonde
C. Laparotomie
D. Rektoskopie
E. Kolonkontrasteinlauf

| 25.023 | 25.1.1 | Fragentyp C |

Beim akuten Abdomen sind die Gaben von Opiaten oder Morphinderivaten zur Schmerzlinderung zu vermeiden,

weil

Opiate und Morphinderivate die Symptomatik des akuten Abdomens verschleiern und damit die Diagnosestellung erschweren.

| 25.024 | 25.1.2 | Fragentyp A |

Die häufigste Ursache der diffusen Peritonitis ist

A. die perforierte Appendizitis
B. das perforierte Magenulkus
C. das perforierte Duodenalulkus
D. die Pneumokokkenperitonitis
E. die Gallenblasenperforation

25.025   25.1.2   Fragentyp A

Zu den Symptomen einer diffusen Peritonitis zählen alle, außer

A. vertiefte Atmung
B. Darmparalyse
C. diffuse oder umschriebene Bauchdeckenspannung
D. Tachykardie
E. Facies abdominalis

25.026   25.1.2   Fragentyp D

Zu den allgemeinen Symptomen einer diffusen Peritonitis sind zu zählen

1) Pulsanstieg, Blutdruckabfall
2) Oligurie
3) Brechreiz, Abwehrspannung des Abdomens
4) bohrende Schmerzen im Mittelbauch
5) tiefliegende, halonierte Augen

Wählen Sie bitte die zutreffende Aussagenkombination.

A. Nur 2, 4 und 5 sind richtig
B. Nur 1, 2 und 4 sind richtig
C. Nur 2, 3, 4 und 5 sind richtig
D. Nur 1, 2, 3 und 5 sind richtig
E. Alle Aussagen sind richtig

25.027   25.1.2   Fragentyp A

Wie wird die Diagnose "diffuse Peritonitis" gestellt?

A. Röntgenologisch durch die Abdomenübersichtsaufnahme im Stehen
B. Klinisch
C. Aufgrund der Anamnese
D. Labormäßig durch Nachweis der Entzündungszeichen
E. Labormäßig durch Nachweis der Exsikkose und der Enzymentgleisung

25.028   25.1.2   Fragentyp A

Welche Aussage ist die beste? Typisch für eine freie Perforation eines Hohlorgans mit Peritonitis ist

A. eine starke Leukozytose
B. eine Stille über dem Abdomen bei der Auskultation
C. freie Luft unter dem Zwerchfell
D. Stuhlverhaltung
E. ein Schockindex > 1

25.029   25.1.2   Fragentyp A

Schmerzhafte Leberpalpation, supraklavikulärer Schmerz und rechtsseitiger Zwerchfellhochstand sowie Peritonitiszeichen sprechen für

A. einen Douglas-Abszeß
B. eine Appendixgangrän
C. eine akute Pankreatitis
D. einen subphrenischen Abszeß rechts
E. ein Gallenblasenempyem

25.030   25.1.2   Fragentyp D

Welche extraperitonealen Erkrankungen können eine Peritonitis mit Druck-, Entlastungs- und Klopfschmerz, aber ohne reflektorische Bauchdeckenspannung vortäuschen?

1) Aneurysma dissecans der Aorta
2) Nephrolithiasis
3) Tiefe Beckenvenenthrombose
4) Pneumothorax

Wählen Sie bitte die zutreffende Aussagenkombination.

A. Nur 1 ist richtig
B. Nur 4 ist richtig
C. Nur 1 und 2 sind richtig
D. Alle Aussagen sind richtig
E. Nur 2 ist richtig

25.031 25.1.2 Fragentyp C

Bei der operativen Versorgung einer Peritonitis wird die Miller-Abbot-Sonde bis an die Ileozäkalklappe geschoben,

weil

die Miller-Abbot-Sonde einen postoperativen Adhäsionsileus verhindern kann.

25.032 25.1.3 Fragentyp D

Welche Ursachen kommen für einen paralytischen Ileus in Frage?

1) Urämie
2) Porphyrie
3) Diabetes mellitus
4) Peritonitis

Wählen Sie bitte die zutreffende Aussagenkombination.

A. Nur 1, 3 und 4 sind richtig
B. Nur 2, 3 und 4 sind richtig
C. Nur 1, 2 und 4 sind richtig
D. Nur 3 und 4 sind richtig
E. Alle Aussagen sind richtig

25.033 25.1.3 Fragentyp A

Welches Symptom ist im Anfangsstadium eines mechanischen Ileus noch nicht vorhanden?

A. Weiches, nicht druckschmerzhaftes Abdomen
B. Erbrechen
C. Fehlende Darmperistaltik
D. Heftige kolikartige Schmerzen
E. Meteorismus

25.034 25.1.3 Fragentyp A

Für einen akuten hohen Dünndarmileus spricht nicht

A. das röntgenologische Auftreten zahlreicher Spiegel im oberen Abdomen
B. das frühzeitige Auftreten von Meteorismus
C. frühes Erbrechen
D. heftiger Schmerz im Oberbauch
E. die rasch einsetzende Beeinträchtigung des Allgemeinzustandes

25.035 25.1.3 Fragentyp C

Ein Mekoniumileus kann durch eine Mukoviszidose verursacht werden,

weil

bei der Mukoviszidose der NaCl-Gehalt im Schweiß erhöht ist.

25.036 25.1.3 Fragentyp A

Welche Aussage ist die beste? Die Diagnose "Ileus" wird gestellt

A. aufgrund des Röntgenbildes und der Beschwerden
B. anhand der Anamnese und der Laborbefunde
C. anhand der Anamnese, des klinischen Befundes und der Röntgenuntersuchung
D. anhand des Verlaufs des klinischen Beschwerdebildes
E. anhand der Röntgenuntersuchung und der Laborbefunde

25.037 25.1.3 Fragentyp D

Welche diagnostischen Erstmaßnahmen sollten bei Verdacht auf einen Ileus durchgeführt werden?

1) Indikanprobe im Urin
2) Auskultation des Abdomens
3) Abdomenpalpation einschließlich rektaler Palpation
4) Peritoneallavage
5) Röntgenaufnahmen des Abdomens

Wählen Sie bitte die zutreffende Aussagenkombination.

A. Nur 1, 2 und 3 sind richtig
B. Nur 1, 3 und 4 sind richtig
C. Nur 2, 3 und 5 sind richtig
D. Nur 3, 4 und 5 sind richtig
E. Alle Aussagen sind richtig

25.038 25.1.3 Fragentyp C

Ein Strangulationsileus des Dünndarms zeigt eher eine Ileussymptomatik als ein Okklusionsileus des Dünndarms,

weil

sich eine Ileussymptomatik um so früher einstellt, je höher der Dünndarmverschluß gelegen ist.

25.039 25.1.3 Fragentyp D

Eine akute Obstruktion im Duodenojejunalwinkel geht in der Regel einher mit

1) einem hypovolämischen Schock
2) einem paralytischen Ileus
3) galligem Erbrechen
4) einer Bauchauftreibung

Wählen Sie bitte die zutreffende Aussagenkombination.

A. Nur 2 und 3 sind richtig

B. Nur 1, 3 und 4 sind richtig

C. Nur 1 und 4 sind richtig

D. Nur 3 und 4 sind richtig

E. Alle Aussagen sind richtig

25.040   25.1.3   Fragentyp A

Welche Aussage ist die beste? Bei einem akuten Dünndarmverschluß wegen einer inkarzerierten Hernie sind die schmerzhaften Krämpfe zu erklären durch

A. die Kompression der Darmnerven

B. die Ischämie des Darms distal der Stenose

C. die Kontraktionen des dilatierten proximalen Darmabschnitts

D. die beginnende Nekrose der inkarzerierten Hernie

E. die peritoneale Reizung im Bereich der inkarzerierten Hernie

25.041   25.1.3   Fragentyp C

Bei einem Patienten mit einer Ileussymptomatik müssen immer die Bruchpforten untersucht werden,

weil

Ileus eine der häufigsten Komplikationen einer äußeren Hernie ist.

25.042 25.1.3 Fragentyp A

Welche Röntgenuntersuchung veranlassen Sie zuerst bei klinischem Verdacht auf einen Dünndarmileus?

A. MDP
B. Abdomenleeraufnahme
C. Kolonkontrasteinlauf
D. Zöliakographie
E. Keine der genannten

25.043 25.1.3 Fragentyp A

Hell klingende Darmgeräusche weisen hin auf

A. eine akute Appendizitis
B. eine Magenperforation
C. einen mechanischen Ileus
D. einen Obstruktionsikterus
E. einen paralytischen Ileus

25.044 25.1.3 Fragentyp D

Welche Aussage(n) über die Ileusdiagnostik ist (sind) richtig?

1) Die typischen Röntgenzeichen eines mechanischen Verschlusses werden ca. 3 - 6 h nach dem mechanischen Ileus sichtbar.

2) Bei inkomplettem mechanischen Dünndarmileus ist eine orale Kontrastmitteluntersuchung mit Bariumsulfat kontraindiziert.

3) Das Erbrechen tritt um so früher auf, je höher der Verschluß lokalisiert ist.

4) Bei älteren laparotomierten Patienten ist der Ileus meistens durch Briden verursacht, bei nichtlaparotomierten älteren Patienten meist durch einen obstruierenden Darmtumor bedingt.

Wählen Sie bitte die zutreffende Aussagenkombination.

A. Nur 1, 2 und 4 sind richtig
B. Nur 1, 3 und 4 sind richtig
C. Nur 4 ist richtig
D. Nur 3 ist richtig
E. Nur 3 und 4 sind richtig

26. Leber

26.001	26.1.2	Fragentyp A

Die häufigste Ursache der portalen Hypertension ist

A. der intrahepatische Block durch eine Leberzirrhose
B. der prähepatische Block durch eine Milzvenenthrombose
C. das Budd-Chiari-Syndrom
D. der intrahepatische Block durch eine Virushepatitis
E. der posthepatische Block durch eine Rechtsherzinsuffizienz

26.002	26.1.2	Fragentyp C

Eine funktionierende splenorenale oder portokavale Anastomose bei portaler Hypertension infolge eines Leberzirrhose führt zu einer fast normalen Lebenserwartung des Patienten,

weil

funktionierende Anastomosen zur Umgehung eines intrahepatischen Blocks das Blutungsrezidiv in den meisten Fällen verhindern.

26.003	26.1.2	Fragentyp C

Nach portokavalen Anastomosen zeigen sich im Spätverlauf häufiger Enzephalopathien als bei splenorenalen Anastomosen,

weil

durch portokavale Anastomosen in der Regel eine bessere Drucksenkung im Pfortadergebiet erzielt wird als durch splenorenale Anastomosen.

26.004 26.1.2 Fragentyp A

Die häufigste Langzeitkomplikation eines portokavalen Shunts bei portaler Hypertension ist

A. das Auftreten von Magen-Darm-Ulzera
B. die Niereninsuffizienz
C. der Diabetes mellitus
D. die Enzephalopathie
E. eine hämolytische Anämie

26.005 26.1.3 Fragentyp D

Wird bei einer portalen Hypertension infolge eines intrahepatischen Blocks ein portokavaler Shunt angelegt, so wird

1) die Aszitesbildung verringert
2) eine fast normale Lebenserwartung erreicht
3) die vorhandene Leberzirrhose zurückgebildet
4) das Auftreten einer Enzephalopathie verhindert

Wählen Sie bitte die zutreffende Aussagenkombination.

A. Nur 1 ist richtig
B. Nur 1 und 2 sind richtig
C. Nur 1, 2 und 4 sind richtig
D. Nur 1, 3 und 4 sind richtig
E. Nur 4 ist richtig

26.006 26.1.3 Fragentyp C

Die Naht der Leberkapsel nach einer Leberruptur kann erst nach zentraler Blutstillung und Drainage aller entstandenen Trümmerhöhlen in der Leber erfolgen,

weil

die Spätkomplikation einer operativ versorgten Leberruptur die gallige Peritonitis ist.

26.007   26.1.4   Fragentyp A

Sie haben bei einem Patienten anamnestisch die Verdachtsdiagnose Echinokokkusinfekt gestellt. Welche diagnostische Maßnahme ist zur Abklärung von Echinokokkuszysten in der Leber kontraindiziert?

A. Leberszintigramm
B. KBR, Hämagglutinationstest, Latexagglutinationstest
C. Splenoportographie
D. Leberblindpunktion
E. Sonogramm der Leber

26.008
26.009   26.1.4   Fragentyp F

Ein 38jähriger Kaufmann war vor 2 Wochen in Mittelamerika. Seit 3 Tagen hat er Schüttelfrost, Fieber und wechselnd starke Bauchschmerzen. Er klagt über Übelkeit und Erbrechen; er fühle sich schlapp und merke, daß seine Leistungen nachlassen. In der letzten Woche habe er 3 kg an Gewicht verloren. Bei der Untersuchung fallen perlmuttartig veränderte Skleren auf. Die Leber ist um 3 QF in der MCL vergrößert und druckschmerzhaft.
BKS: 45/64 mm, Leukozyten 14500/mm^3 (14,5 · 10^9/l).
Röntgenübersichtsaufnahme des Thorax: rechtsseitiger Zwerchfellhochstand.

26.008

Welche Verdachtsdiagnose stellen Sie?

A. Duodenalulzera
B. Hepatitis
C. Stauungsleber
D. Echinokokkuszysten in der Leber
E. Leberabszeß

26.009

Welche Therapie schlagen Sie bei diesem Patienten vor, nachdem die Diagnose abgesichert worden ist?

A. Sedativa- und Carbenoxolongabe
B. Bettruhe und Leberschonkost

C. Chirurgische Entfernung der Zysten

D. Operative Eröffnung mit Drainage unter Antibiotikaschutz

E. Aderlaß und Leberblindpunktion

26.010   26.1.4   Fragentyp A

Wie behandeln Sie eine unilokuläre Echinokokkuszyste in der Leber?

A. Über 10 Tage hohe Cephalosporingaben

B. Röntgenbestrahlung der Leber

C. Enukleation der Zyste nach Abtöten der Parasiten mit Formalin

D. Lebersegmentresektion mit darin enthaltender Zyste

E. Ultraschall und Metronidazol

26.011   26.1.5   Fragentyp D

Welche diagnostischen Möglichkeiten gibt es u.a. zur Lebertumorsuche?

1) Bestimmung der Transaminasen
2) Laparoskopie
3) Leberszintigramm, Sonogramm
4) Bestimmung des α-Fetoproteins
5) Arteriosplenoportographie

Wählen Sie bitte die zutreffende Aussagenkombination.

A. Nur 3, 4 und 5 sind richtig

B. Nur 1, 3 und 4 sind richtig

C. Nur 2 und 4 sind richtig

D. Nur 1, 2, 3 und 4 sind richtig

E. Alle Aussagen sind richtig

27. Gallenblase und Gallenwege

27.001 27.1.1 Fragentyp A

Welches diagnostische Kriterium ist bei einer chronischen Cholezystitis auf dem Boden von Gallenblasensteinen im Kolikintervall oft verwertbar?

A. Konjugiertes Bilirubin in Serum und Urin über 2 mg%
B. Hohe GOT- und GPT-Konzentration im Serum
C. Positives Courvoisier-Zeichen
D. Pathologischer Bromsulphaleintest (BSP-Test)
E. Positives Murphy-Zeichen

27.002 27.1.1 Fragentyp D

An welche Differentialdiagnosen müssen Sie bei einer chronischen Cholezystitis denken?

1) Chronische Pankreatitis
2) Ulcus duodeni
3) Magenkarzinom
4) Karzinom des
5) Pankreaskarzinom

Wählen Sie bitte die zutreffende Aussagenkombination.

A. Nur 1, 4 und 5 sind richtig
B. Nur 1 und 2 sind richtig
C. Nur 3, 4 und 5 sind richtig
D. Nur 2, 3, 4 und 5 sind richtig
E. Alle Aussagen sind richtig

27.003	27.1.1	Fragentyp D

Welche Komplikationen gibt es bei einer akuten Cholezystitis?

1) Gedeckte Perforation der Gallenblase
2) Papillitis, Verschlußikterus
3) Cholangitis und Leberabszeß
4) Cholangitis und Pankreatitis
5) Gallenblasenempyem und Gangrän

Wählen Sie bitte die zutreffende Aussagenkombination.

A. Nur 2, 3 und 5 sind richtig
B. Nur 1, 3 und 4 sind richtig
C. Nur 1, 4 und 5 sind richtig
D. Nur 1, 2, 3 und 4 sind richtig
E. Alle Aussagen sind richtig

27.004	27.1.1	Fragentyp C

Mit Hilfe der endoskopischen retrograden Papillotomie (ERPT) lassen sich durch die eröffnete Vater-Papille Gallensteine aus dem Ductus choledochus extrahieren,

weil

bei Cholelithiasis Koliken mit rezidivierender Cholezystitis auftreten können.

27.005   27.1.1   Fragentyp A

Welche Antwort ist die beste? Die intraoperative Cholangiographie bei einer Cholezystektomie dient

A. der Tonusprüfung des Sphincter Oddi
B. der Dilatation des Ductus choledochus
C. der retrograden Darstellung des Ductus hepaticus
D. der Flowmessung in den Gallenwegen
E. dem Ausschluß von Konkrementen im Gallengangsystem

27.006   27.1.1   Fragentyp D

Wodurch kann ein "Postcholezystektomiesyndrom" verursacht werden?

1) Narbige Stenose des Ductus choledochus
2) Übersehenes Papillenkarzinom bei der Operation
3) Papillenstenose
4) Übersehener Stein im Ductus choledochus
5) Langer Ductus cysticus-Stumpf

Wählen Sie bitte die zutreffende Aussagenkombination.

A. Nur 2, 3 und 5 sind richtig
B. Nur 1, 2 und 4 sind richtig
C. Nur 3, 4 und 5 sind richtig
D. Nur 2, 3, 4 und 5 sind richtig
E. Alle Aussagen sind richtig

27.007   27.1.1   Fragentyp D

Welche Behandlungsmethode(n) kommt (kommen) bei Cholesterinsteinen in Frage?

1) "Gallenschonkost"
2) Cholesterinfreie Ernährung
3) Gabe von Chenodesoxycholsäurepräparaten
4) Retrograde Papillotomie mit Steinentfernung aus dem Ductus choledochus
5) Cholezystektomie

Wählen Sie bitte die zutreffende Aussagenkombination.

A. Nur 2 und 5 sind richtig
B. Nur 2, 4 und 5 sind richtig
C. Nur 1, 3 und 5 sind richtig
D. Nur 3, 4 und 5 sind richtig
E. Alle Aussagen sind richtig

27.008
27.009   27.1.1   Fragentyp F

Eine 44jährige Patientin klagt über einen plötzlichen an- und abschwellenden Schmerz im rechten Oberbauch, der in den Rücken bis etwa zur Schulter hinaus ausstrahlt. In den letzten 2 Jahren habe sie gegrilltes und gebratenes Fleisch schlecht vertragen.
Sie hat 38,2°C Temperatur und eine Leukozytose von 15800/mm^3 (15,8 · 10^9/l). Sie können im rechten Oberbauch eine schmerzhafte Resistenz tasten.

27.008

Welche Verdachtsdiagnose stellen Sie?

A. Akute Pankreatitis
B. Perforiertes Ulcus duodeni
C. Appendix perforata mit Peritonitis
D. Akute Cholezystitis
E. Duodenaldivertikel

27.009

Welche weitere diagnostische Maßnahme halten Sie für überflüssig?

A. Anfertigen eines Blutbildes, Amylasebestimmung im Blut und im Urin
B. Bestimmung der alkalischen Phosphatase
C. Bilirubinbestimmung im Serum und im Urin
D. Röntenleeraufnahme des Abdomens, Sonographie der Gallenblase
E. MDP

27.010 27.1.2
27.1.3 Fragentyp A

Welche Aussage ist richtig? Bei der Differentialdiagnose des extrahepatischen cholestatischen Ikterus zwischen Steinverschluß und Papillenkarzinom spricht für ein Papillenkarzinom

A. das positive Courvoisier-Zeichen
B. die Splenomegalie
C. die langsame Entwicklung des Ikterus
D. die kolikartigen Schmerzen im linken Oberbauch
E. das Fehlen eines Pruritus

27.011 27.1.2 Fragentyp A

Für einen Ikterus infolge eines extrahepatischen Verschlußsyndroms ist nicht typisch

A. ein normaler Cholesterinspiegel im Blut
B. eine erhöhte alkalische Phosphatase
C. ein normales bis erniedrigtes Serumeisen
D. ein erhöhter Bilirubinspiegel
E. normale bis mäßig erhöhte Transaminasen

27.012 27.1.2 Fragentyp C

Bei längerdauerndem Verschlußikterus kann sich eine hämorrhagische Diathese entwickeln,

weil

bei längerdauerndem Verschlußikterus die Patienten in der Regel über Pruritus klagen.

27.013 27.1.2 Fragentyp C

Bei Serumbilirubinwerten > 3 mg% werden die Gallenwege bei einer Cholangiographie nicht dargestellt,

weil

bei Serumbilirubinwerten > 3 mg% (> 51,3 µmol/l) das Kontrastmittel von der Leber nicht ausgeschieden werden kann.

28. Pankreas

28.001   28.1.2   Fragentyp D

Bei welchen der aufgeführten Erkrankungen ist in der Regel eine Operationsindikation gegeben?

1) Bei der komplikationslosen chronisch rezidivierenden Pankreatitis
2) Bei der exkretorischen Pankreasinsuffizienz mit oral eingestelltem Diabetes mellitus
3) Bei einem Inselzelladenom
4) Bei einer Pankreaspseudozyste
5) Bei einer traumatisch bedingten Pankreasruptur

Wählen Sie bitte die zutreffende Aussagenkombination.

A. Nur 2, 4 und 5 sind richtig
B. Nur 1, 2, 4 und 5 sind richtig
C. Nur 3, 4 und 5 sind richtig
D. NUr 1, 3 und 4 sind richtig
E. Nur 2 und 4 sind richtig

28.002   28.1.2   Fragentyp C

Bei einem subkapsulären Riß mit Gangverletzung im Pankreasschwanz nach einem stumpfen Bauchtrauma zeigt sich in der Abdomenleeraufnahme typischerweise freie Luft unter dem Zwerchfell,

weil

es bei subkapsulären Rissen des Pankreas mit Gangverletzung häufiger zu einer diffusen Peritonitis kommt als zur Ausbildung von Pankreaspseudozysten.

28.003 28.1.3 Fragentyp A

Das häufigste Symptom einer akuten Pankreatitis ist (sind)

A. Übelkeit und Erbrechen
B. Obstipationen
C. der Ikterus
D. Blähungen
E. Schmerzen im Oberbauch

28.004 28.1.3
        28.1.5 Fragentyp D

Welche Aussagen über die diagnostischen Möglichkeiten bei einer chronischen Pankreatitis sind richtig?

1) Die in der Abdomenleeraufnahme sichtbaren Verkalkungen im Pankreasbereich sprechen für eine alkoholische Genese.

2) Die mittels MDP und hypotoner Duodenographie darstellbare Kompression des Duodenums bzw. Erweiterung der duodenalen C-Schlinge kommen bei entzündlichen und tumorösen Pankreaskopfveränderungen vor.

3) Die Pankreasszintigraphie ist wegen der hohen Rate an falsch-positiven Befunden nur beschränkt einsetzbar.

4) Die Hauptbedeutung der Sonographie liegt in der Differenzierung von Zysten und soliden Tumoren.

5) Mittels transkutaner Pankreasfeinnadelpunktion und zytologischer Untersuchung ist eine relativ sichere Entscheidung zwischen Entzündung oder Karzinom des Pankreas möglich.

Wählen Sie bitte die zutreffende Aussagenkombination.

A. Nur 1, 2 und 4 sind richtig
B. Nur 1, 2, 4 und 5 sind richtig
C. Nur 1, 2, 3 und 4 sind richtig
D. Nur 1, 3 und 4 sind richtig
E. Alle Aussagen sind richtig

28.005 28.1.3 Fragentyp D

Welche der folgenden Untersuchungen ist bei Verdacht auf eine akute Pankreatitis am aussagekräftigsten?

1) Amylasebestimmung in Serum und Urin
2) Lipasebestimmung im Serum
3) ERCP
4) Bestimmung der Transaminasen im Serum

Wählen Sie bitte die zutreffende Aussagenkombination.

A. Nur 1 und 2 sind richtig
B. Nur 1, 2 und 3 sind richtig
C. Nur 3 ist richtig
D. Nur 1 und 3 sind richtig
E. Nur 3 und 4 sind richtig

28.006 28.1.3 Fragentyp D

Die Angiographie bei der Abklärung von Pankreaserkrankungen ist schwierig, weil

1) das Pankreas im Gegensatz zur Niere keine Stammarterie besitzt
2) Pankreaskarzinome oft gefäßarm sind
3) Gefäßveränderungen bei Pankreaserkrankungen relativ unspezifisch sind
4) das Kontrastmittel zu Pankreasnekrosen führen kann
5) die chronische interstitielle Pankreatitis eine Kontraindikation zur Angiographie darstellt

Wählen Sie bitte die zutreffende Aussagenkombination.

A. Nur 1, 2, 4 und 5 sind richtig
B. Nur 1, 2 und 3 sind richtig
C. Nur 1 und 4 sind richtig
D. Nur 3 und 4 sind richtig
E. Alle Aussagen sind richtig

28.007 28.1.3
        28.1.5   Fragentyp C

Im akuten Schub und in den folgenden Tagen einer akuten Pankreatitis ist eine ERCP kontraindiziert,

weil

mit der ERCP Rückschlüsse aus den Gangveränderungen für die Differentialdiagnose Karzinom oder Entzündung nur begrenzt möglich sind.

28.008 28.1.3   Fragentyp C

Die Indikation zur ERCP ist bei chronisch rezidivierenden Pankreatitiden eng zu stellen,

weil

die Gefahr der Pankreatitisauslösung bei der ERCP relativ groß ist.

28.009 28.1.3   Fragentyp D

In der Diagnostik und der differentialdiagnostischen Abgrenzung der chronischen Pankreatitis spielen folgende Untersuchungen eine Rolle:

1) Sekretin-Pankreozymin-Test
2) Endoskopische retrograde Pankreasgangdarstellung
3) Retropneumoperitoneum
4) Hypotone Duodenographie

Wählen Sie bitte die zutreffende Aussagenkombination.

A. Nur 2 und 4 sind richtig
B. Nur 1 und 2 sind richtig
C. Nur 1, 2 und 4 sind richtig
D. Nur 2 ist richtig
E. Alle Aussagen sind richtig

28.010	28.1.3	Fragentyp D

Komplikationen bei der akuten Pankreatitis können sein

1) Hypoglykämien
2) Verbrauchskoagulopathie
3) Hypokalzämiesyndrom
4) Ikterus

Wählen Sie bitte die zutreffende Aussagenkombination.

A. Nur 1, 2 und 4 sind richtig
B. Nur 2 und 4 sind richtig
C. Nur 1, 3 und 4 sind richtig
D. Nur 2, 3 und 4 sind richtig
E. Alle Aussagen sind richtig

28.011	28.1.3	Fragentyp D

Begünstigende Faktoren einer chronischen Pankreatitis sind:

1) Alkoholismus
2) Hyperlipidämien
3) Hyperparathyreoidismus
4) Proteinmangel bei übermäßigem Fettgenuß

Wählen Sie bitte die zutreffende Aussagenkombination.

A. Nur 1, 2 und 4 sind richtig
B. Nur 1 ist richtig
C. Nur 2, 3 und 4 sind richtig
D. Nur 1 und 4 sind richtig
E. Alle Aussagen sind richtig

28.012
28.013	28.1.3	Fragentyp F

Ein 36jähriger Mann wurde vor 12 h wegen Verdacht auf eine akute Pankreatitis stationär aufgenommen. Röntgenologisch zeigten sich keine Hinweise auf Pankreasverkalkungen, Steine oder obstruktive Veränderungen im Gallengangsystem.

28.012

Welche Röntgenzeichen würden Sie bei einer akuten Pankreatitis erwarten?

1) ε-förmige Einengung der Pars descendens duodeni
2) Gasgedehntes Jejunalsegment im linken Epigastrium
3) Luft- und Flüssigkeitsspiegel im gesamten Dünndarm
4) Luftsichel unter dem Zwerchfell
5) Linksseitiger Pleuraerguß und Zwerchfellhochstand links

Wählen Sie bitte die zutreffende Aussagenkombination.

A. Nur 2, 3 und 5 sind richtig
B. Nur 1, 2 und 4 sind richtig
C. Nur 2 und 3 sind richtig
D. Nur 1, 2, 4 und 5 sind richtig
E. Nur 3 ist richtig

28.013

Wenn Sie in diesem Fall eine ε-Form der Duodenalschlinge (Frostberg-Zeichen) auf der Röntgenaufnahme sehen würden, wäre dies ein Hinweis auf

A. eine nekrotisierende Pankreatitis
B. ein Insulinom
C. ein Papillenkarzinom
D. eine Pankreaszyste
E. einen Verschluß des Ductus pancreaticus

28.014	28.1.3	
	28.1.4	
	28.1.5	Fragentyp D

Eine Duodenopankreatektomie nach Whipple ist in der Regel indiziert bei

1) einem Pankreaskopfkarzinom mit Ikterusanamnese von 1 Woche
2) einer großen Pseudozyste im Pankreaskopfbereich
3) Insulinomen im Pankreaskopf
4) Karzinomen im Duodenalbereich

Wählen Sie bitte die zutreffende Aussagenkombination.

A. Nur 2 ist richtig

B. Nur 3 und 4 sind richtig

C. Nur 1 ist richtig

D. Nur 1 und 2 sind richtig

E. Nur 1, 3 und 4 sind richtig

28.015	28.1.4	
28.016	28.1.5	Fragentyp F

Ein 46jähriger Patient kommt wegen anhaltend starker Schmerzen im Oberbauch zu Ihnen in die chirurgische Ambulanz. Sie erfahren, daß seit den Brechattacken vor 2 Monaten diese Schmerzen im rechten und linken Oberbauch konstant vorhanden sind. Nachts seien die Schmerzen stärker gewesen, durch Aufrichten haben sie sich gebessert. Koliken habe er nie gehabt, und einen Zusammenhang zwischen Speisenaufnahme und den Schmerzen verneint der Patient.
Befunde: 180 cm, 74 kg, Pulmo und Cor altersentsprechend, Parotishyperplasie, Palmarerythem, Leber 3 QF unter dem Rippenbogen tastbar. Unter dem linken Rippenbogen glatt begrenzter Tumor ca. 10 cm Durchmesser tastbar. Keine Abwehrspannung im Abdomen.
Labor: BSG 38/55 mm n.W., Blutzucker 88 mg/100 ml. Hb 13,3 g%, HKt 0,39, Erythrozyten $3,9 \cdot 10^6/mm^3$ ($3,9 \cdot 10^{12}/l$), Leukozyten 7680/mm^3 ($7,68 \cdot 10^9/l$), GOT 18 U/l, GPT 35 U/l, γ-GT 47 U/l, LAP 25 U/l, alkalische Phosphatase 270 U/l. Bilirubin 1,1 mg/100 ml (19 µmol/l), Gesamteiweiß 6,7 g/100 ml (67 g/l).

28.015

Welche Verdachtsdiagnose stellen Sie?

A. Leberzellkarzinom
B. Magenkarzinom
C. Pankreaszyste
D. Insulinom
E. Pylorusstenose

28.016

Mit welchen diagnostischen Maßnahmen würden Sie Ihre obige Diagnose sichern?

A. MDP und Sonographie
B. ERCP
C. Bestimmung der Serumspiegel von Insulin und fortlaufende Blutzuckerkontrollen
D. MDP und Pankreasszintigraphie
E. Angiographie und Laparotomie

28.017   28.1.5   Fragentyp D

Das Pankreaskarzinom

1) ist bei Männern häufiger als bei Frauen
2) ist meistens ein Adenokarzinom
3) kann mit einer Thrombophlebitis migrans einhergehen
4) zeigt als führendes Symptom die fast immer vorhandene tastbare Resistenz im linken Oberbauch

Wählen Sie bitte die zutreffende Aussagenkombination.

A. Nur 1, 2 und 3 sind richtig
B. Nur 1 und 3 sind richtig
C. Nur 2 und 4 sind richtig
D. Nur 4 ist richtig
E. Alle Aussagen sind richtig

28.018   28.1.5   Fragentyp D

Bei der klinischen Symptomatik des Pankreaskopfkarzinoms stehen im Vordergrund

1) Fieber
2) Gewichtsabnahme
3) Schmerzen
4) progredienter Verschlußikterus mit Pruritus
5) Splenomegalie

Wählen Sie bitte die zutreffende Aussagenkombination.

A. Nur 1 und 4 sind richtig
B. Nur 2, 3 und 4 sind richtig
C. Nur 1, 3 und 4 sind richtig
D. Nur 2, 4 und 5 sind richtig
E. Nur 2, 3, 4 und 5 sind richtig

28.019   28.1.5   Fragentyp A

Die Frühdiagnose des Pankreaskopfkarzinoms kann mit folgenden diagnostischen Maßnahmen gestellt werden:

A. Angiographie, Computertomographie und ERCP
B. ERCP und Magen-Darm-Passage
C. ERCP und Sonographie
D. Sonographie und Angiographie
E. Weder mit den einzelnen Methoden noch mit der Kombination aller Methoden

28.020   28.1.5   Fragentyp A

Die Methode der Wahl bei einem resezierbaren periampullären Pankreaskarzinom ist die

A. partielle Duodenopankreatektomie nach Whipple
B. Papillektomie
C. totale Pankreatektomie
D. subtotale Linksresektion nach Child
E. Zystojejunostomie

28.021　　　　　　　　28.1.5　　　　　　　　Fragentyp C

Für die präoperative Lokalisationsdiagnostik eines Insulinoms im Pankreasbereich ist die Zöliakographie wertvoll,

weil

Insulinome im Pankreasbereich in der Regel gefäßreich sind.

29. Nebenniere

29.001 29.1.1 Fragentyp D

Einen erhöhten ACTH-Spiegel, erhöhte Kortisolplasmaspiegel und beiderseitige NNR-Hyperplasie findet man in der Regel bei einem

1) hypothalamisch bedingten M. Crohn
2) NNR-Adenom
3) ektopischen ACTH-Syndrom
4) exogenen Glukokortikoidexzeß

Wählen Sie bitte die zutreffende Aussagenkombination.

A. Nur 1, 2 und 3 sind richtig
B. Nur 1 und 3 sind richtig
C. Nur 1 und 2 sind richtig
D. Nur 2 ist richtig
E. Alle Aussagen sind richtig

29.002 29.1.1 Fragentyp C

Bei autonomen Nebennierenridentumoren ist die subtotale Adrenalektomie das Operationsverfahren der Wahl,

weil

eine beidseitige totale Adrenalektomie eine lebenslange Substitution mit Nebennierenrindenhormonen erfordert.

29.003 29.1.1 Fragentyp A

Ätiologisch kommt beim erworbenen adrenogenitalen Syndrom (AGS) hauptsächlich in Betracht

A. ein primäres HVL-Adenom
B. eine hypothalamische Läsion
C. ein primärer NNR-Tumor
D. eine ektopische ACTH-Produktion
E. ein Enzymdefekt der adrenalen Kortisolsynthese

29.004   29.1.1   Fragentyp D

Ein erworbenes adrenogenitales Syndrom (AGS) aufgrund eines NNR-Tumors bei einer Frau führt zu

1) erhöhter Ausscheidung der 17-Ketosteroide
2) Virilisierungserscheinungen
3) einer sekundären Amenorrhö
4) Höherwerden der Stimme

Wählen Sie bitte die zutreffende Aussagenkombination.

A. Nur 1, 2 und 3 sind richtig
B. Nur 1, 2 und 4 sind richtig
C. Nur 2, 3 und 4 sind richtig
D. Nur 1 ist richtig
E. Alle Aussagen sind richtig

29.005   29.1.2   Fragentyp A

Welche Befunde sind mit der Diagnose "Phäochromozytom" vereinbar?

A. RR 180/70 mm Hg, Puls 110/min, Thyroxin 16 µg% (206 nmol/l), Kalium 3,8 mmol/l, Belastungs-EKG abgebrochen.
B. BR 190/110 mm Hg, Vanillinmandelsäure 28 mg/24 h, Thyroxin 9 µg% (116 nmol/l).
C. RR bleibt 160/90 mm Hg, während der Puls bei Belastung mit 75 W auf 140/min steigt. Thyroxin 8 µg% (103 nmol/l), $NaHCO_3$ im Serum 22 mmol/l.
D. RR 220/110 mm Hg, Systolikum rechts oberhalb des Nabels, Thyroxin 9 µg% (116 nmol/l). Vanillinmandelsäure 7 mg/24 h.
E. RR 180/110 mm Hg, Kalium 2,9 mmol/l, $NaHCO_3$ im Serum 35 mmol/l, Thyroxin 8 µg% (103 nmol/l).

29.006 29.1.2 Fragentyp D

Beim Phäochromozytom können folgende Symptome bzw. Befunde gefunden werden:

1) Permanente arterielle Hypertonie
2) Blutdruckkrisen
3) Häufig auftretende Hyperglykämien
4) Erhöhung der freien Fettsäuren im Blut

Wählen Sie bitte die zutreffende Aussagenkombination.

A. Nur 1, 2 und 3 sind richtig
B. Nur 1, 3 und 4 sind richtig
C. Nur 2, 3 und 4 sind richtig
D. Nur 2 und 3 sind richtig
E. Alle Aussagen sind richtig

30. Milz

30.001 30.1.2 Fragentyp A

Bei welcher der folgenden Erkrankungen wird in der Regel keine Splenomegalie beobachtet?

A. Sepsis
B. Askaridiasis
C. Endocarditis lenta
D. Toxoplasmose
E. M. Pfeiffer

30.002 30.1.2 Fragentyp D

Eine Splenomegalie findet sich gewöhnlich bei

1) akuter Mesenterialarterienembolie
2) chronisch myeloischer Leukämie
3) Sepsis lenta
4) Kugelzellanämie

Wählen Sie bitte die zutreffende Aussagenkombination.

A. Nur 2, 3 und 4 sind richtig
B. Nur 2 und 4 sind richtig
C. Nur 3 ist richtig
D. Nur 2 ist richtig
E. Alle Aussagen sind richtig

30.003	30.1.2	Fragentyp A

Die Splenektomie ist die Therapie der Wahl bei

A. der Leberzirrhose mit portaler Hypertension und Ösophagusvarizen
B. der hereditären Sphärozytose
C. der hämolytischen Anämie vom Kälteantikörpertyp
D. der Lymphogranulomatose, klinisches Stadium I und II
E. der Osteomyelosklerose

30.004	30.1.2	Fragentyp D

Eine Indikation zur Splenektomie ist gegeben bei

1) einer traumatisch bedingten Milzruptur
2) einer großen Zystenmilz
3) hereditäre Sphärozytose
4) der Milzechinokokkose
5) dem Clinical staging des M. Hodgkin

Wählen Sie bitte die zutreffende Aussagenkombination.

A. Nur 1 ist richtig
B. Nur 1 und 5 sind richtig
C. Nur 1, 2 und 4 sind richtig
D. Nur 1, 3 und 5 sind richtig
E. Alle Aussagen sind richtig

30.005	30.1.2	
	26.1.2	Fragentyp D

Bei welchen Formen der portalen Hypertension wird im Rahmen der chirurgischen Intervention eine Splenektomie durchgeführt?

1) Milzvenenthrombose
2) Splenomegale Markhemmung
3) Anlegen einer splenorenalen Anastomose
4) Anlegen eines portokavalen Shunts

Wählen Sie bitte die zutreffende Aussagenkombination.

A. Nur 1, 2 und 3 sind richtig
B. Nur 3 und 4 sind richtig
C. Nur 2, 3 und 4 sind richtig
D. Nur 1 ist richtig
E. Alle Aussagen sind richtig

31. Hernien, Hydrozelen

31.001   31.1.1
           20.1.1   Fragentyp D

Wo können intraabdominelle Hernien auftreten?

1) Unterhalb des M. piriformis
2) Im Mesokolon
3) Im Recessus duodenojejunalis
4) Im Foramen epiploicum
5) Zwischen der 12. Rippe und dem M. erector spinae

Wählen Sie bitte die zutreffende Aussagenkombination.

A. Nur 2, 3 und 4 sind richtig
B. Nur 1, 3 und 5 sind richtig
C. Nur 2, 3, 4 und 5 sind richtig
D. Nur 2 und 3 sind richtig
E. Alle Aussagen sind richtig

31.002   31.1.1   Fragentyp C

Eine Leistenhernie geht in der Regel mit einem Dünndarmprolaps einher,

weil

sich bei einer Leistenhernie im Bruchsack gewöhnlich Dünndarm befindet.

31.003   31.1.1   Fragentyp D

Zu einer irreponiblen Hernie kann es kommen infolge

1) Inkarzeration des Bruchsackinhalts
2) Verwachsung des Bruchsackinhalts
3) eines Gleitbruchs
4) übergroßer Hernien

Wählen Sie bitte die zutreffende Aussagenkombination.

A. Nur 1 und 2 sind richtig
B. Nur 3 ist richtig
C. Nur 1, 2 und 4 sind richtig
D. Nur 2, 3 und 4 sind richtig
E. Alle Aussagen sind richtig

31.004   31.1.1   Fragentyp A

Eine Operationsindikation ist stets gegeben bei

A. Rektusdiastase
B. kindlichem Leistenbruch
C. epigastrischer Hernie
D. der sog. "weichen Leiste"
E. Nabelbruch des Säuglings

31.005   31.1.1   Fragentyp C

Eine Paraumbilikalhernie einer älteren Patientin sollte primär konservativ mit einem Bruchband therapiert werden,

weil

Paraumbilikalhernien bei älteren Frauen meistens mit Verwachsungen des Bruchsackinhalts einhergehen.

31.006	31.1.1	Fragentyp A

Bei jeder Form der eingeklemmten Leistenhernie

A. ist ein Abwarten auf die "6-h-Nüchterngrenze" gerechtfertigt
B. besteht eine relative Operationsindikation
C. sollte präoperativ eine MDP bzw. Kontrastmittelinjektion in die Bauchhöhle durchgeführt werden
D. besteht eine absolute Operationsindikation
E. sollte primär in jedem Fall eine Reposition unter Durchleuchtung durchgeführt werden

31.007 31.008 31.009	31.1.1	Fragentyp B

Ordnen Sie den Hernienformen der Liste 1 die jeweils richtige Operationsmethode der Wahl (Liste 2) zu.

Liste 1

31.007 Indirekte Leistenhernie

31.008 Direkte Leistenhernie

31.009 Schenkelhernie

Liste 2

A. Meistens inguinales Vorgehen, Einengung der Lacuna vasorum, evtl. Bassini-Nähte
B. Subfasziale Abtragung von Bruchgebilden, einfache Fasziennaht
C. Partielle Abtragung des Bruchsacks und entsprechende Fasziennaht, evtl. bei großem Bruch Fasziendoppelung
D. Abtragung des Brucksacks, Verstärkung der Hinterwand des Bruchkanals nach dem Bassini-Prinzip
E. In der Regel keine Bruchsackabtragung, Verstärkung der Hinterwand des Bruchkanals nach dem Bassini-Prinzip

31.010	31.1.1	Fragentyp C

Wenn bei einem Patienten eine direkte Leistenhernie tastbar ist, sollte man nicht versuchen, diese zu reponieren,

weil

die Inkarzeration von Darmanteilen im Bruchsack eine schwere Komplikation einer Leistenhernie ist.

31.011	31.1.1	Fragentyp A

Ihnen wird ein 17jähriger Schüler vorgestellt, der beim Fußballspielen plötzlich einen stechenden Schmerz in der rechten Leistenregion verspürte. Sie tasten eine indirekte Leistenhernie und versuchen vergeblich, die Hernie zu reponieren. Wie verhalten Sie sich nun?

A. Abwarten und Versuch einer erneuten Reposition 12 h später

B. Spasmolytikagabe und warme Umschläge

C. Antibiotikagabe und strenge Bettruhe

D. Sofortige Herniotomie

E. Röntgenaufnahme des Abdomens im Liegen und Stehen

31.012 31.1.1 Fragentyp D

Welche Aussagen über die Inguinalhernienoperation nach Bassini sind richtig?

1) In der Regel sind keine Drainagen notwendig.
2) Nach Spaltung der Vorderwand des Leistenkanals wird der Funiculus spermaticus nach außen verlagert, der Bruchinhalt in die Bauchhöhle zurückverlagert, der Bruchsack an der Basis abgetragen und der Peritonealraum sorgfältig verschlossen.
3) Durch Vernähen des Lig. inguinale mit den Unterrändern des M. obliquus internus abdominis und des M. transversus vor dem wieder in Normallage gebrachten Funiculus spermaticus wird die Vorderwand des Leistenkanals verstärkt.
4) Die Brucklücke bei direkten Brüchen wird in der Regel verschlossen, bei indirekten eingeengt.

Wählen Sie bitte die zutreffende Aussagenkombination.

A. Nur 1, 2 und 3 sind richtig
B. Nur 1 und 2 sind richtig
C. Nur 1, 2 und 4 sind richtig
D. Nur 1, 3 und 4 sind richtig
E. Alle Aussagen sind richtig

31.013 31.1.2 Fragentyp A

Welche Untersuchungstechnik wenden Sie neben der Palpation zunächst an, um eine Hydrozele von einem Hodentumor abzugrenzen?

A. Probeexzision des Hodens
B. Austastung des äußeren Leistenrings beim Preßversuch des Patienten
C. Beurteilung des Kremasterreflexes
D. Diaphanoskopie
E. Thoraxübersichtsaufnahme und i.v. Urogramm

32. Unfallheilkunde

32.001   31.1   Fragentyp D

Zu einer Volkmann-Kontraktur kann es kommen bei

1) iatrogener Durchtrennung des N. radialis
2) subfaszialen Hämatomen am Unterarm
3) Versorgung einer frischen Ulnafraktur im mittleren Drittel des Unterarms mit einem zirkulären Gips, der sekundär nicht aufgeschnitten wird.
4) unbemerkter traumatisch bedingter Einklemmung der A. cubitalis durch eine suprakondyläre Humerusfraktur

Wählen Sie bitte die zutreffende Aussagenkombination.

A. Nur 2, 3 und 4 sind richtig
B. Nur 1, 3 und 4 sind richtig
C. Nur 3 ist richtig
D. Nur 1, 3 und 4 sind richtig
E. Alle Aussagen sind richtig

32.002   32.1   Fragentyp D

Zum sog. Kompartmentsyndrom gehört

1) die Volkmann-Kontraktur
2) das Tibialis-anterior-Syndrom
3) die Dupuytren-Kontraktur
4) die atrophische Pseudarthrose

Wählen Sie bitte die zutreffende Aussagenkombination.

A. Nur 1, 2 und 3 sind richtig
B. Nur 1 und 2 sind richtig
C. Nur 2 ist richtig
D. Nur 1 ist richtig
E. Alle Aussagen sind richtig

32.003   32.2.1   Fragentyp D

Bei Verbrennungen 1. Grades

1) sind die Hautanhangsgebilde erhalten
2) ist die Sensibilität aufgehoben
3) ist die gesamte Epidermisschicht nekrotisch
4) imponieren bullöse Effloreszenzen

Wählen Sie bitte die zutreffende Aussagenkombination.

A. Nur 2 und 3 sind richtig
B. Nur 1 ist richtig
C. Nur 4 ist richtig
D. Nur 3 ist richtig
E. Nur 1, 2 und 4 sind richtig

32.004   32.2.1   Fragentyp C

Bei schweren Verbrennungen über 25% der Körperoberfläche muß eine Infusionstherapie in den ersten 4 Tagen (primäre Schockphase der Verbrennung) entsprechend der klassischen Evans-Formel durchgeführt werden,

weil

in den ersten 4 Tagen nach schweren Verbrennungen ein Volumenmangelschock und ein primärer verbrennungsbedingter neurovaskulärer Schock zusammentreffen.

32.005　　　　　　　32.2.1　　　　　　Fragentyp C

In der 2. Phase nach schweren Verbrennungen (ab 4. Tag) steht die ausreichende Digitalisierung im Vordergrund der Therapie, wobei die Dosierung des Digitalispräparates das Ausmaß der Nierenschädigung zu berücksichtigen hat,

weil

in der 2. Phase der Verbrennungskrankheit neben organischen Funktionsschäden eine Hypoproteinämie und eine Vasodilatation durch Toxineinwirkung bestehen.

32.006　　　　　　　32.2.1　　　　　　Fragentyp A

Welche der aufgeführten Maßnahmen bei einer Verbrennung 2. Grades von 30% würden Sie nicht befürworten?

A. Tetanol-, Tetagamgabe
B. Injektion von Pethidin (Dolantin) oder Morphinpräparaten
C. Legen eines zentralen Venenkatheters
D. Puls- und Blutdruckmessung
E. Lokale Anwendung von Silbernitrat

32.007 32.2.1 Fragentyp A

Welche Aussage über die Lokalbehandlung von Verbrennungen 3. Grades unter stationären Bedingungen ist falsch?

A. Zirkuläre Nekrosen an Rumpf und Gliedmaßen müssen gespalten werden.
B. Nach Beherrschen des Schocks erfolgt die sterile Nekrosenentfernung.
C. Bei Handverletzungen wird eine offene trockene Behandlung mit flacher Lagerung auf sterilen Tüchern durchgeführt.
D. Je nach der Resistenzbestimmung erfolgt eine orale oder intravenöse Antibiotikatherapie.
E. Deckung der Weichteildefekte mit Meshgraft

32.008 32.2.1 Fragentyp A

Mit der Neunerregel nach Wallace wird bei Verbrennungen abgeschätzt

A. die Tiefe der Verbrennung
B. der Schweregrad der Verbrennung
C. die Ausdehnung der Verbrennung
D. die Infusionsmenge für die nächsten 48 h
E. die Prognose der Verbrennung

32.009 32.2.1 Fragentyp D

Um den Volumenersatz richtig einzuschätzen und die Prognose zu stellen, ist die Abschätzung der Verbrennung hinsichtlich Ausdehnung und Tiefe erforderlich. Wenn ein Erwachsener 36% Verbrennungen 3. Grades aufweist, so läßt sich dies folgendermaßen interpretieren:

1) Beide Beine sind drittgradig verbrannt.
2) Das rechte Bein ist drittgradig, das linke Bein zweitgradig und der rechte Arm drittgradig verbrannt.
3) Rücken drittgradig, beide Beine zweitgradig verbrannt.

4) Kopf und beide Arme drittgradig und Rumpf zweitgradig verbrannt.

5) Rumpf drittgradig verbrannt, rechter Arm erstgradig verbrannt.

Wählen Sie bitte die zutreffende Aussagenkombination.

A. Nur 1, 2 und 4 sind richtig

B. Nur 2, 3 und 5 sind richtig

C. Nur 1 und 5 sind richtig

D. Nur 3 und 4 sind richtig

E. Nur 2 und 5 sind richtig

32.010 32.013
32.011
32.012   32.3.1   Fragentyp B

Ordnen Sie den Frakturtypen der Liste 1 die jeweils richtige Definition der Liste 2 zu.

Liste 1

32.010 Kompressionsfraktur

32.011 Biegungsfraktur

32.012 Defektfraktur

32.013 Torsionsfraktur

Liste 2

A. Durch 2 von verschiedenen Stellen gegensinnig angreifende Kräfte verursacht, die zu einer länglichen schraubenförmigen Bruchlinie führen

B. Entsteht durch Druckspannung auf der der Gewalt zugewandten Seite und Zugspannung auf der der Gewalt abgewandten Seite des Knochens mit resultierendem Ausriß eines Knochenkeils

C. Knochenfraktur, die dadurch entsteht, daß der Knochen gleichzeitig von zwei entgegengesetzt wirkenden gleich starken Kräften getroffen wird

D. Offene Fraktur mit verlorengegangener Knochensubstanz

E. Keine der genannten Erklärungen

32.014 32.3.1 Fragentyp D

Welche der aufgeführten Beckenfrakturen entstehen durch direkte Gewalteinwirkung?

1) Fraktur im Ileosakralgelenk
2) Vollständiger vertikaler Beckenringbruch (Typ Malgaigne)
3) Trümmerbruch der Darmbeinschaufel
4) Duverney-Thieme-Fraktur
5) Steißbeinbruch

Wählen Sie bitte die zutreffende Aussagenkombination.

A. Nur 1, 3, 4 und 5 sind richtig
B. Nur 1, 2, 4 und 5 sind richtig
C. Nur 1 und 3 sind richtig
D. Nur 3, 4 und 5 sind richtig
E. Nur 3 und 5 sind richtig

32.015 32.3.1 Fragentyp C

Bei den durch indirekte Gewalteinwirkung entstehenden Biegungsfrakturen kommt es auf der der Gewalteinwirkung abgewandten Seite des Knochens zu einem Biegungskeil,

weil

auf der der Gewalt abgewandten Seite Zugkräfte wirksam werden.

32.016
32.017 32.3.2
32.018 32.3.1 Fragentyp B

Ordnen Sie den Frakturtypen der Liste 1 die jeweils richtige Aussage der Liste 2 zu.

    Liste 1

32.016 Grünholzfraktur
32.017 Fissur
32.018 Pathologische Fraktur

Liste 2

A. Traumatisch bedingte Spaltbildung im Knochen ohne vollkommene Kontinuitätslösung eines Knochens

B. Ohne Frakturereignis entstandene, durch schnelle und wiederholte Biegungsbeanspruchung hervorgerufene bruchartige Auflockerung der Knochenstruktur in disponierten Knochenpartien

C. Spontane Kontinuitätslösung eines Knochens ohne adäquates Trauma

D. Unvollständige traumatisch bedingte Fraktur der langen Röhrenknochen, bei der das Periost intakt bleibt

E. Vollständige Kontinuitätslösung eines Knochens durch ein adäquates Trauma

32.019   32.3.2   Fragentyp A

Unter Trümmerfraktur versteht man eine

A. Fraktur, die nach 8 Monaten noch nicht belastungsstabil ist
B. Fraktur mit einer Vielzahl von Knochensplittern
C. Fraktur mit Gelenkbeteiligung
D. offene Fraktur mit verlorengegangener Knochensubstanz
E. Fraktur bei Polytraumatisierten

32.020   32.3.3   Fragentyp A

Eine junge Frau, die beim Aussteigen aus der Straßenbahn mit dem rechten Fuß nach außen umknickt, kommt anschließend zu Ihnen in die Ambulanz und klagt über Schmerzen in der rechten Knöchelgegend. Welche Untersuchung führen Sie als letzte durch?

A. Überprüfung der aktiven Beweglichkeit
B. Prüfung auf Syndesmosensprengung
C. Palpation des Pulses der A. dorsalis pedis
D. Röntgen des oberen Sprunggelenks in 2 Ebenen
E. Prüfung der Aufklappbarkeit im oberen Sprunggelenk

32.021   32.3.3   Fragentyp D

Sichere Frakturzeichen sind

1) Dislokation
2) Functio laesa
3) Krepitation
4) abnormale passive Beweglichkeit
5) Hämatombildung

Wählen Sie bitte die zutreffende Aussagenkombination.

A. Nur 1, 2 und 5 sind richtig
B. Nur 1, 3 und 4 sind richtig
C. Nur 3 und 4 sind richtig
D. Nur 2, 3, 4 und 5 sind richtig
E. Alle Aussagen sind richtig

32.022   32.3.4   Fragentyp A

Aufgrund welchen Kriteriums werden offene Frakturen in verschiedene Schweregrade (I - III) eingeteilt? Nach

A. der Schädigung des Weichteilmantels
B. dem Bruchmechanismus
C. der Größe des Knochendefekts
D. dem Blutverlust
E. dem Ausmaß des Hautdefekts

32.023   32.3.4   Fragentyp A

Bei einem Verkehrsunfall zieht sich ein 16jähriger Mofafahrer eine offene Unterschenkelfraktur zu. Welche Maßnahmen führen Sie als Notarzt u.a. am Unfallort durch?

A. Lagerung in stabile Seitenlage, Abbinden des Beins und Notieren der Uhrzeit
B. Infusion eines Plasmaexpanders und intramuskuläre Injektion von Tetanustoxoid
C. Ruhigstellung des Unterschenkels bei steriler Wundbedeckung

D. Intravenöse Injektion von Dolantin und Trasylol
E. Kopftieflagerung durchführen lassen, intravenöse Injektion von Pethidin (Dolantin) und Cephalotin

32.024   32.3.5   Fragentyp D

Die Frakturheilung hängt ab von

1) dem Lebensalter des Patienten
2) dem Frakturort
3) dem Ausmaß der Nebenverletzungen
4) der ausreichenden Ruhigstellung
5) der Länge der Frakturlinien (Frakturtyp)

Wählen Sie bitte die zutreffende Aussagenkombination.

A. Nur 1, 2, 3 und 4 sind richtig
B. Nur 1, 3, 4 und 5 sind richtig
C. Nur 1, 2 und 4 sind richtig
D. Nur 1, 4 und 5 sind richtig
E. Alle Aussagen sind richtig

32.025   32.3.5   Fragentyp C

Eine Differenzierung zwischen einer hypertrophen und atrophischen Pseudarthrose ist anhand des Röntgenbildes nicht möglich,

weil

bei der hypertrophen und atrophischen Pseudarthrose die Frakturspalten fibrös überbrückt werden, ohne jedoch zu Knochengewebe auszudifferenzieren.

32.026   32.3.5   Fragentyp C

Bei der sekundären Knochenheilung findet eine ausgeprägte Kallusbildung statt, im Gegensatz zur primären Knochenheilung,

weil

bei der sekundären Knochenheilung im Gegensatz zur primären während der Heildauer keine Bewegungsstabilität besteht.

32.027   32.3.5   Fragentyp A

Die knöcherne Durchbauung einer Fraktur, die konservativ versorgt wurde, wird in der Regel beurteilt anhand

A. der klinischen Muskelprüfung
B. des Röntgenbildes
C. einer klinischen Verlaufskontrolle
D. der aktiven Beweglichkeit
E. des Serumkalziumspiegels

32.028   32.3.5   Fragentyp A

Von einer Pseudarthrose spricht man bei mangelnder Frakturstabilität nach

A. 12 Wochen
B. 4 Monaten
C. 8 Monaten
D. 12 Monaten
E. 18 Monaten

32.029   32.3.6
                    32.10.4   Fragentyp E

Bei Beugesehnenverletzungen gilt die Regel für Nichthandspezialisten, im sog. Niemandsland keine Sehnen zu nähen. Welche Ausdehnung hat das "Niemandsland"?

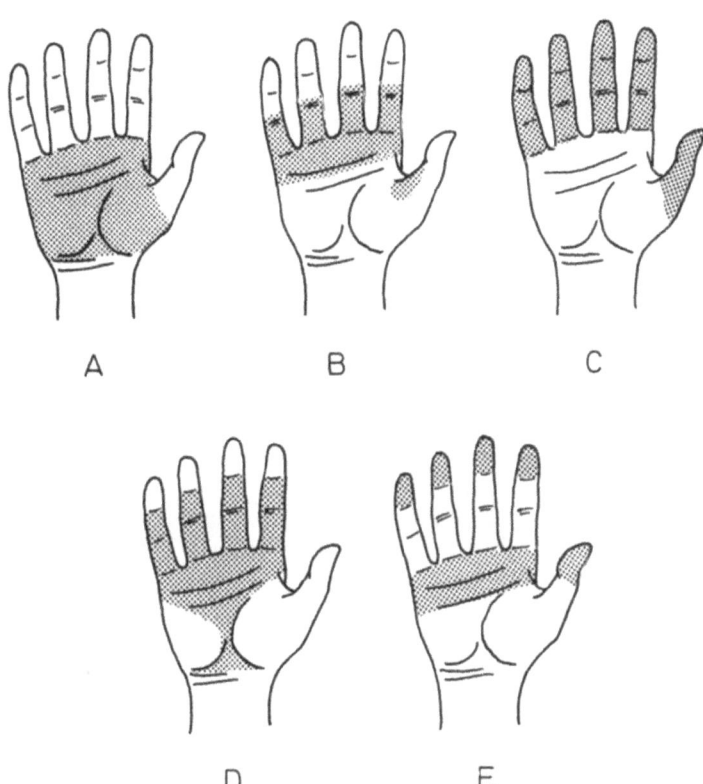

Abb. 30

32.030   32.4.2   Fragentyp A

Unter Aitken I-Fraktur versteht man

A. eine gelenknahe Fraktur mit Epiphysenlösung, wobei die Wachstumsfuge intakt ist
B. eine Radiusfraktur loco classico mit deutlicher Distraktion
C. eine Querfraktur des medialen Malleolus unterhalb der Syndesmose, wobei letztere intakt ist
D. eine Querfraktur des medialen Malleolus unterhalb der Syndesmose mit Riß des Lig. tibiotalare medianum
E. Keine der genannten Frakturen

32.031
32.032   32.4.2   Fragentyp B

Ordnen Sie den verschiedenen Typen von Epiphysenverletzungen bei Kindern (Liste 1) die jeweils richtige Skizze der Liste 2 zu.

Liste 1

32.031 Aitken II

32.032 Aitken III

Liste 2

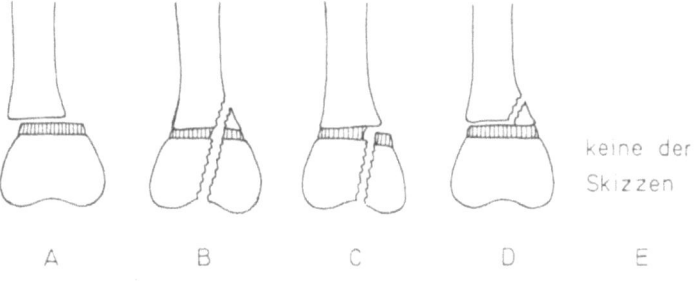

Abb. 31

32.033 32.5.1 Fragentyp D

Welche der Frakturen kann eine Indikation zur Marknagelung darstellen?

1) Pilon-tibiale-Fraktur
2) Schrägfraktur im proximalen Tibiateil unterhalb der Tuberositas tibiae
3) Querfraktur im mittleren Tibiaschaft
4) Kurze Schrägfraktur im mittleren Ulnaschaft
5) Kurze Schrägfraktur im mittleren Femurdrittel

Wählen Sie bitte die zutreffende Aussagenkombination.

A. Nur 1 und 3 sind richtig
B. Nur 2 und 4 sind richtig
C. Nur 4 ist richtig
D. Nur 3 und 5 sind richtig
E. Nur 3, 4 und 5 sind richtig

32.034 32.5.1 Fragentyp D

Für die operative Frakturversorgung nach der AO gilt:

1) Das Prinzip der Spongiosaschraube beruht darauf, daß der Gewindeteil nur jenseits der Frakturlinie faßt.
2) Bei der Zuggurtungsosteosynthese sollen die einwirkenden Druckkräfte in Zugkräfte umgewandelt werden.
3) Neutralisationsplatten wirken durch Verbiegung als axiale Kompressionsplatten.
4) Abstützplatten sollen nur im spongiösen Knochenbereich verwendet werden.

Wählen Sie bitte die zutreffende Aussagenkombination.

A. Nur 1, 3 und 4 sind richtig
B. Nur 1, 2 und 4 sind richtig
C. Nur 2, 3 und 4 sind richtig
D. Nur 1 und 2 sind richtig
E. Alle Aussagen sind richtig

32.035 32.5.1 Fragentyp A

Oberstes Ziel der Frakturbehandlung soll sein

A. die achsengerechte Heilung der Fraktur
B. die Primärheilung der Fraktur
C. die Heilung der Fraktur ohne Längeneinbuße
D. die Herstellung der Funktionstüchtigkeit des betreffenden Körperabschnitts
E. keines der genannten Ziele

32.036 32.5.1
        32.3.4 Fragentyp A

Welches ist das Behandlungsprinzip einer offenen Fraktur 1. Grades?

A. Ruhigstellung, nach Abklingen des Infekts operative Rekonstruktion
B. Prinzipiell operative Revision und Osteosynthese
C. Behandlung wie geschlossene Fraktur
D. Offene Wundbehandlung mit ausgiebiger Drainage und äußere Stabilisierung
E. Keine der genannten Maßnahmen

32.037 32.5.1 Fragentyp C

Die Kalkaneusdrahtextension sollte von außen nach innen geschlagen werden,

weil

hinter dem Innenknöchel die A. tibialis posterior verläuft.

32.038 32.5.1 Fragentyp D

Welche Frakturen eines Erwachsenen werden in der Regel konservativ versorgt?

1) Kahnbeinfraktur
2) Olekranonfraktur
3) Subtuberkuläre Humerusfraktur
4) Pilon-tibiale-Fraktur

Wählen Sie bitte die zutreffende Aussagenkombination.

A. Nur 1, 2 und 3 sind richtig
B. Nur 2 und 4 sind richtig
C. Nur 2 und 3 sind richtig
D. Nur 1 und 3 sind richtig
E. Nur 2 ist richtig

32.039　　　　　　　　32.5.1　　　　　　Fragentyp D

Welche Aussagen über die Reposition von Frakturen sind richtig?

1) Das Prinzip ist die Stellungsangleichung des distalen an das proximale Fragment.
2) Hauptmechanismus der Frakturreposition ist die Überwindung des Muskeltonus durch Zug per Hand oder Draht.
3) Seitenverschiebungen bis zur doppelten Schaftbreite sind beim Erwachsenen klinisch ohne funktionelle Bedeutung.
4) Der Ausgleich der Rotationsfehler ist wichtiger als der Ausgleich der Seitenverschiebung.
5) Frakturen mit Gelenkbeteiligung sind primär operativ zu versorgen.

Wählen Sie bitte die zutreffende Aussagenkombination.

A. Nur 1, 2 und 5 sind richtig
B. Nur 3, 4, und 5 sind richtig
C. Nur 1 und 2 sind richtig
D. Nur 1, 2, 4 und 5 sind richtig
E. Alle Aussagen sind richtig

32.040   32.5.1   Fragentyp D

Für die Kompressionsosteosynthese der AO im Schaftbereich langer Röhrenknochen durch Schrauben gilt:

1) Durch Zugwirkung soll die Schraube eine Kompression auf den Frakturspalt bewirken.
2) Kortikalisschrauben unterscheiden sich von Spongiosaschrauben nur in ihrer Länge.
3) Das Gewindeloch hat immer einen größeren Durchmesser als das Gleitloch.
4) Beim Einbringen der Schraube in den Bohrkanal muß darauf geachtet werden, daß die Schraube nicht in der Gegenkortikalis faßt.

Wählen Sie bitte die zutreffende Aussagenkombination.

A. Nur 1 ist richtig
B. Nur 1, 3 und 4 sind richtig
C. Nur 2, 3 und 4 sind richtig
D. Nur 1, 3 und 4 sind richtig
E. Alle Aussagen sind richtig

32.041   32.5.1   Fragentyp A

Welche Stabilisierung ist bei undislozierten Querfrakturen im mittleren Drittel der langen Röhrenknochen im Bereich der unteren Extremität bei Erwachsenen zu bevorzugen?

A. Drahtcerclage
B. Marknagelung
C. Winkelplatte
D. Zugschrauben
E. Plattenosteosynthese

32.042   32.5.1
           32.4   Fragentyp A

Der sog. Weber-Tisch eignet sich zur Behandlung

A. kindlicher Femurschaftbrüche
B. der kindlichen Femurepiphysenlösung

C. kindlicher Unterschenkelfrakturen
D. von Weber-Frakturen des oberen Sprunggelenks
E. von keiner der genannten

32.043
32.044   32.5.1   Fragentyp B

Ordnen Sie den Standard-AO-Winkelplatten der Liste 1
die jeweils typische Indikation zur Anwendung (Liste 2)
zu.

Liste 1

32.043 95°-Kondylenplatten
32.044 130°-Winkelplatte

Liste 2

A. Schenkelhalsfrakturen und bestimmte pertrochantere Frakturen mit weitgehend intaktem Trochanter major
B. Valgisierende Osteotomien und suprakondyläre Femurfrakturen
C. Intertrochantere Osteotomien und varisierende suprakondyläre Osteotomien
D. Umlagerungsosteotomien nach Schenkelhalspseudarthrosen mit noch vitalem Kopf sowie Schenkelhalsfrakturen mit stark atrophischem Schenkelkopf
E. Valgisationsosteotomie mit Lateralisation des Femurschafts

32.045   32.5.1   Fragentyp C

Bei einer Zuggurtungsosteosynthese mit DC-Platten ist
die Verwendung eines Plattenspanners nicht unbedingt
notwendig,

weil

durch exzentrisches Bohren und Eindrehen der Schrauben
mit konischem Kopf in die ovalen Löcher der Halb- und
Drittelrohrplatten die Frakturlinie unter Druck gesetzt
wird.

32.046 32.5.2 Fragentyp C

Bei Verdacht auf eine akute Wirbelsäulenosteomyelitis sollte sofort eine Röntgenaufnahme des betroffenen Wirbelsäulenbereichs in 2 Ebenen angefertigt werden,

weil

sich bei einer akuten Osteomyelitis röntgenologisch in wenigen Tagen eine Kalksalzminderung und Verschmälerung der Zwischenwirbelscheiben nachweisen läßt.

32.047 32.5.2 Fragentyp C

Bei einer chronischen Osteomyelitis ist bei der Ausräumung des infizierten Knochenherdes sparsam vorzugehen,

weil

eine chronische Knocheninfektion unter instabilen Bedingungen länger zur Ausheilung braucht als unter stabilen Bedingungen.

32.048 32.5.5 Fragentyp D

Nach der AO-Versorgung einer Fraktur sollte postoperativ für 2 - 3 Monate entlastet werden

1) die Querfraktur des Humerusschafts
2) ein unvollständiger Beckenringbruch
3) die Impressionsfraktur des Tibiakopfs nach Versorgung mit Spongiosaschraube und Spongiosaunterfütterung
4) die Epiphysenverschraubung der proximalen Oberschenkelepiphyse

Wählen Sie bitte die zutreffende Aussagenkombination.

A. Nur 2 und 3 sind richtig

B. Nur 2 und 4 sind richtig

C. Nur 3 und 4 sind richtig

D. Nur 1 und 3 sind richtig

E. Nur 1 und 2 sind richtig

32.049 32.5.5 Fragentyp D

Eine Massagebehandlung ist kontraindiziert bei

1) Myositis
2) Myogelosen
3) Muskelkontrakturen
4) Muskelatrophien

Wählen Sie bitte die zutreffende Aussagenkombination.

A. Nur 1 und 4 sind richtig
B. Nur 2 und 3 sind richtig
C. Nur 1 ist richtig
D. Nur 3 und 4 sind richtig
E. Alle Aussagen sind richtig

32.050 32.5.5 Fragentyp C

Bei Frakturen mit Läsion eines oder mehrerer Nerven sollte im Rahmen der Rehabilitationsmaßnahmen so früh wie möglich eine Reizstrombehandlung begonnen werden,

weil

galvanischer Reizstrom die Reinnervation beschleunigt.

32.051　　　　　32.6
　　　　　　　　32.10.3
　　　　　　　　32.10.4　　　　　　　Fragentyp D

Bei Arbeiten mit Preßluftwerkzeugen treten folgende Erkrankungen gehäuft auf und werden u.U. als Berufskrankheit anerkannt:

1) Wirbelkörperkompressionsfrakturen
2) flake fractures
3) Lunatummalazie
4) Arthrosis deformans des Ellbogengelenks
5) Dupuytren-Kontraktur

Wählen Sie bitte die zutreffende Aussagenkombination.

A. Nur 1, 3 und 5 sind richtig
B. Nur 2 und 3 sind richtig
C. Nur 3 und 5 sind richtig
D. Nur 3 und 4 sind richtig
E. Nur 5 ist richtig

32.052　　　　　　　32.6　　　　　　　Fragentyp C

In der Unfallambulanz werden Totalverrenkungen des Atlas nach vorn i. allg. selten gesehen,

weil

die Totalverrenkung des Atlas infolge einer Medullaquetschung durch den Dens axis unmittelbar tödlich ist.

32.053　　　　　　　32.6　　　　　　　Fragentyp D

Welche Wirbelsäulenverletzungen gelten in der Regel als stabil?

1) HWS-Distorsion
2) Isolierter Bogenbruch des 5. Halswirbelkörpers
3) Querfortsatzbruch des Lendenwirbels im Bereich L2 - L4

4) Isolierte Wirbelluxation von C7

5) Fraktur des Wirbelkörpers L1 mit Diskusverletzung

Wählen Sie bitte die zutreffende Aussagenkombination.

A. Nur 1, 2 und 4 sind richtig
B. Nur 1 und 3 sind richtig
C. Nur 2 und 4 sind richtig
D. Nur 1, 2 und 3 sind richtig
E. Alle Aussagen sind richtig

32.054   32.057
32.055
32.056   32.6   Fragentyp B

Ordnen Sie den verschiedenen Verletzungen der Wirbelsäule der Liste 1 die jeweils richtige Behandlungsmethode der Liste 2 zu.

Liste 1

32.054 Abriß des Dornfortsatzes von C7

32.055 HWS-Schleudertrauma bei einem Auffahrunfall

32.056 Rotationsluxation im Bereich des 3. - 7. Halswirbels

32.057 Wirbelkörperfraktur C7

Liste 2

A. Lediglich funktionelle Behandlung
B. Reposition in Vollnarkose, anschließend Schanz-Krawatte
C. Bettruhe für 4 - 6 Wochen, Gipsmieder
D. Kopf-Brust-Gipsverband für 2 - 3 Monate
E. Kunststoffkragen für 4 - 6 Wochen, anschließend physikalische Therapie

32.058   32.6   Fragentyp A

Der häufigste Unfallmechanismus bei Verletzungen der Lendenwirbelsäule ist (sind)

A. Schleudertraumen
B. Überstreckung
C. Abnorme Biegungs- und Stauchungskräfte
D. Verrenkung
E. Sehr starke ruckartige Zugkräfte

32.059   32.6   Fragentyp D

Die Methode der Wahl beim Berstungsbruch des Atlas (Bruchform nach Jefferson) ohne neurologische Ausfälle ist

1) die Extensionsbehandlung
2) die Ruhigstellung im Schanz-Kragen für 2 - 3 Wochen
3) der Kopf-Brust-Gipsverband für 2 - 3 Monate
4) die primäre operative Spanverriegelung (H-Span)
5) die Fixierung in einem Kunststoffkragen für 4 - 6 Wochen und anschließende physikalische Therapie

Wählen Sie bitte die zutreffende Aussagenkombination.

A. Nur 5 ist richtig
B. Nur 2 ist richtig
C. Nur 1 und 3 sind richtig
D. Nur 4 ist richtig
E. Nur 1, 3 und 4 sind richtig

32.060   32.6   Fragentyp C

Frakturen der Brustwirbelkörper 1 - 7 erfordern keine Therapie mit einem Stützkorsett,

weil

die Wirbelkörper 1 - 7 durch die Rippen abgestützt sind und daher kaum aufgerichtet werden können.

32.061
32.062
32.063   32.6   Fragentyp E

Bei einem 34jährigen Pkw-Fahrer, der bei einem Auffahrunfall verletzt wurde, stellen Sie die in Abb. 32 skizzierte Verletzung der Halswirbelsäule fest. Neurologische Ausfälle sind auffallenderweise nicht nachweisbar.

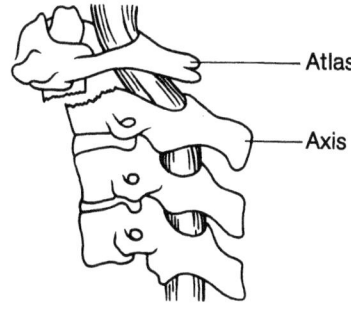

Atlas

Axis

Abb. 32

32.061

Welche Therapie käme bei diesem Patienten in Frage?

A. Sofortige Reposition, Retention mit Crutchfield-Extension für 4 - 6 Wochen, anschließend Kopf-Hals-Brust-Gips für 8 - 10 Wochen

B. Sofortige Reposition, 2 Wochen Zugreposition und -retention in Glisson-Schlinge, dann Schanz-Krawatte für weitere 2 Wochen

C. Reposition, 4 Wochen Schanz-Wattekragen

D. Chiropraktische Reposition, dann für einige Tage Glisson-Zug

E. keine der genannten Therapien

32.062

Bei der in Abb. 32 dargestellten Verletzung ist eine Ruhigstellung nach Reposition im kleinen Minerva-Gips für 4 - 6 Wochen notwenig,

weil

es sich bei der abgebildeten Verletzung um eine transdentale Atlasverrenkung nach hinten handelt.

32.063

Bei der abgebildeten Verletzung (Abb. 32) ist trotz fehlender neurologischer Ausfälle eine operative Stabilisierung mittels vorderer Fusiln notwendig,

weil

die oben abgebildete Halswirbelsäulenverletzung instabil ist.

32.064	32.6	
	32.5.5	Fragentyp D

Welche physikalischen und krankengymnastischen Maßnahmen kommen bei einer Wirbelsäulenfraktur mit Querschnittslähmung in Betracht?

1) Reizstrombehandlung mit Exponentialstrom
2) Passive Bewegungsübungen
3) Schüttelungen zur Dehnung und Kräftigung der Muskulatur
4) Heiße Rollen zur Hyperämisierung und Lösung von Spannungsschmerzen
5) Beine wickeln

Wählen Sie bitte die zutreffende Aussagenkombination.

A. Nur 2 und 5 sind richtig
B. Nur 2 und 3 sind richtig
C. Nur 1, 2, 3 und 5 sind richtig
D. Nur 1, 2 und 5 sind richtig
E. Alle Aussagen sind richtig

32.065	32.7	Fragentyp A

Ein Trauma der vorderen Thoraxwand kann nicht führen zu

A. einem Hämatothorax
B. ventrikulären Extrasystolen
C. einer paradoxen Embolie
D. infarktähnlichen EKG-Veränderung
E. einer Aortenruptur

32.066   32.8   Fragentyp C

Nach einem stumpfen Bauchtrauma ist differentialdiagnostisch auch bei Fehlen einer Hämaturie, Anurie oder Nierenkolik an eine Nierenruptur zu denken,

weil

bei einer Nierenruptur zunächst Symptome wie Hämaturie, Nierenkolik und Anurie fehlen können.

32.067   32.8
         30.1.1   Fragentyp A

Ein 18jähriger Mann wird nach einem Motorradunfall mit multiplen Frakturen und einer Hirnkontusion zu Ihnen eingeliefert.
Nach der Primärversorgung der Frakturen ist der postoperative Verlauf komplikationslos. 10 Tage nach dem Unfallereignis kommt es zu einem akuten Blutdruckabfall mit Pulsfrequenzanstieg sowie einem Hb-Abfall von 15,8 g% (9,8 mmol/l) auf 10,4 g% (6,5 mmol/l).
Welches ist die wahrscheinlichste Diagnose?

A. Subdurales Hämatom

B. Subarachnoidalblutung

C. traumatische Milzruptur

D. Hämoperikard

E. Keine der genannten Diagnosen

32.068   32.10.1   Fragentyp A

Die unkompliziert Klavikularfraktur im mittleren Drittel bei einem 22jährigen Studenten wird am häufigsten behandelt

A. operativ durch Verspickung bzw. Verschraubung

B. konservativ mit einem Rucksackverband für 4 Wochen

C. konservativ mit kurzfristiger Ruhigstellung in einer Mitella oder einem Gilchrist-Verband und nachfolgenden aktiven Bewegungsübungen

D. konservativ im Minervagips für 2 Wochen

E. operativ durch Plattenosteosynthese

32.069	32.10.1	Fragentyp C

Die habituelle Schultergelenkluxation mit Limbusabscherung wird in der Regel operativ behandelt,

<u>weil</u>

es bei habituellen Schultergelenkluxationen zu einer Schädigung des N. axillaris kommen kann.

32.070	32.10.1	Fragentyp A

Das sog. Klaviertastenphänome- im Akromioklavikulargelenk spricht für

A. Ruptur des Lig. acromioclaviculare sowie der Ligg. coracoclavicularia

B. eine Subluxation der Klavikula mit Riß von Kapsel und akromioklavicularen Bändern

C. eine subkorakoidale vordere Schultergelenkluxation

D. eine Periarthritis humeroscapularis

E. eine Klavikularfraktur im akromialen Drittel

32.071	32.10.1	Fragentyp D

Welche Schultergelnkverletzungen können in der Regel konservativ behandelt werden? Di

1) axillare Schultergelenkluxation
2) habituelle Schultergelnkluxation
3) subkapitale Humerusfraktur mit Kopfluxation nach hinten
4) vordere Schultergelenkluxation
5) hintere Schultergelenkluxation

Wählen Sie bitte die zutreffende Aussagenkombination.

A. Alle Aussagen sind richtig
B. Nur 1, 4 und 5 sind richtig
C. Nur 1, 3 und 4 sind richtig
D. Nur 1 und 3 sind richtig
E. Nur 3 und 5 sind richtig

32.072 32.10.1 Fragentyp A

Befund: Schultergelenkpfanne leer, Humeruskopf nach dorsal luxiert und gekippt, keine federnde Fixation, Stauchungsschmerz und Ellbogenhochstand. Welche ist die richtige Diagnose?

A. Subkapitale Luxationsfraktur
B. Subkorakoidale Schulterluxation
C. Abriß der langen Bizepssehne
D. Skapulahalsfraktur
E. Habituelle Schultergelenkluxation

32.073 32.10.1 Fragentyp A

Befund: Leere Gelenkpfanne des Schultergelenks, Humeruskopf ist unter dem Rabenschnabelfortsatz palpabel. Ellbogentiefstand und Unterarm in leichter Supinationsstellung. Oberarm federnd fixiert und abduziert. Welche ist die wahrscheinlichste Diagnose?

A. Abriß der langen Bizepssehne
B. Subkorakoidale Schultergelnkluxation
C. Subakromiale Schultergelenkluxation
D. Luxatio axillaris
E. Keine der genannten Diagnosen

32.074   32.10.1   Fragentyp D

Komplikationen einer Schultergelenkluxation können sein

1) ein Abriß des unteren und vorderen Pfannenrandes
2) eine Parese des N. axillaris
3) ein Abriß der Tuberkula und des Processus coracoideus
4) eine Volkmann-Kontraktur

Wählen Sie bitte die zutreffende Aussagenkombination.

A. Nur 1, 2 und 3 sind richtig
B. Nur 1 und 3 sind richtig
C. Nur 1, 2 und 4 sind richtig
D. Nur 2, 3 und 4 sind richtig
E. Nur 2 und 3 sind richtig

32.075   32.10.2   Fragentyp A

Behandlungsprinzip der fest eingestauchten subkapitalen Humerusfraktur ist

A. das Anstreben einer operativen Fixation
B. eine Ruhigstellung für mindestens 6 Wochen im Abduktionsgips
C. eine möglichst frühe Übungsbehandlung
D. eine möglichst frühe Belastbarkeit
E. keine der genannten Maßnahmen

32.076   32.10.2   Fragentyp D

Bei Patienten im mittleren Lebensalter mit einer proximalen Humerusfraktur wird gewöhnlich eine Operationsindikation gestellt bei: Vorliegen einer (eines)

1) subkapitalen Humerusfraktur mit Interposition der langen Bizepssehne
2) subkapitaler Humerusfraktur mit Humeruskopfluxation nach vorn unten
3) Abriß des Tuberculum majus mit Verklemmung des Fragments unter dem Akromion

4) dislozierten Humeruskopffraktur

Wählen Sie bitte die zutreffende Aussagenkombination.

A. Nur 1, 2 und 4 sind richtig
B. Nur 1 und 3 sind richtig
C. Nur 1, 3 und 4 sind richtig
D. Nur 3 und 4 sind richtig
E. Alle Aussagen sind richtig

32.077 32.10.2 Fragentyp A

Anerkanntes häufigstes Behandlungsprinzip des Oberarmschaftsbruchs ist die

A. Plattenosteosynthese
B. Fixation mittels Marknagel
C. Schraubenosteosynthese
D. konservative Behandlung
E. Bündelnagelung nach Hackethal

32.078 32.10.2 Fragentyp A

Häufigste Komplikation bei der operativen Versorgung der Humeruskopffraktur ist die

A. Volkmann-Kontraktur
B. Ulnarislähmung
C. Humeruskopfnekrose
D. Abduktionsinsuffizienz des M. deltoideus
E. Schulter-Arm-Steife

32.079 32.10.2 Fragentyp A

Welches Behandlungsprinzip der fest eingestauchten subkapitalen Humerusfraktur würden Sie durchführen?

A. Operative Stabilisierung mit T-Platte, anschließend frühe funktionelle Nachbehandlung
B. Konservative Fixation für 2 - 3 Wochen im Abduktionsgips, dann aktive Bewegungsübungen
C. Sofortige Mobilisation oder Ruhigstellung in Mitella für 3 Tage, funktionelle Nachbehandlung
D. Reposition in Narkose, anschließend Desault-Gips für 1 Woche, funktionelle Nachbehandlung
E. Keine der genannten Methoden

32.080 32.10.2 Fragentyp C

Bei der operativen Versorgung des Oberarmschaftbruchs dürfen AO-Platten nicht verwendet werden,

weil

bei der operativen Stabilisierung der Oberarmschaftfraktur mittels Platte die Gefahr der N.-radialis-Schädigung besteht.

32.081 32.10.2 Fragentyp A

Die häufigste Komplikation der Humerusschaftfraktur ist

A. die Fallhand
B. die Dupuytren-Kontraktur
C. die Pseudarthrose
D. die Ulnarislähmung
E. keine der genannten

32.082 32.10.2 Fragentyp D

Welche Oberarmschaftbrüche stellen eine absolute Indikation zur Operation dar?

1) Humerusquerbruch
2) Schrägbruch im mittleren Drittel
3) Defektbrüche
4) Drehbruch mit Verletzung der A. brachialis
5) Offene Fraktur 1. Grades

Wählen Sie bitte die zutreffende Aussagenkombination.

A. Nur 3 und 4 sind richtig
B. Nur 2, 3 und 4 sind richtig
C. Nur 1, 2, 3 und 4 sind richtig
D. Nur 4 und 5 sind richtig
E. Nur 3, 4 und 5 sind richtig

32.083	32.10.3	Fragentyp A

Welche Behandlungsmethode ist bei den meisten Olekranonquerbrüchen erfolgreich?

A. Fixierung mit der Kompaktaschraube
B. Spickung
C. Fixierung mit Winkelplatte
D. Cerclage
E. Zuggurtung

32.084	32.10.3	Fragentyp C

Instabile Olekranonfrakturen sind in der Regel operativ zu versorgen,

weil

Olekranonfrakturen immer intraartikuläre Frakturen sind.

32.085 32.10.3 Fragentyp A

Ein junger Mann erscheint nach einem Sturz auf seinen rechten Arm in der Ambulanz. Sein Ellbogen ist stark geschwollen, die Beweglichkeit im Ellbogen ist vollständig aufgehoben. Röntgenologisch zeigt sich eine Fraktur im proximalen Ulnabereich und eine Luxation des Radiuskopfes. Welche Diagnose stellen Sie?

A. Smith-Fraktur
B. Galeazzi-Fraktur
C. Colles-Fraktur
D. Monteggia-Fraktur
E. Bennett-Fraktur

32.086 32.10.3 Fragentyp D

Welche Radiuskopffraktur sollte primär operativ durch Osteosynthese versorgt werden?

1) Marginale Frakturen ohne Dislokation
2) Fissur im Radiuskopf
3) Epiphysenlösung des Radiuskopfes
4) Meißelfrakturen
5) Trümmerfrakturen

Wählen Sie bitte die zutreffende Aussagenkombination.

A. Nur 1, 4 und 5 sind richtig
B. Nur 2, 3 und 4 sind richtig
C. Nur 2, 3 und 5 sind richtig
D. Nur 4 und 5 sind richtig
E. Nur 3 und 5 sind richtig

32.087
32.088 32.10.3 Fragentyp B

Ordnen Sie den Frakturen der Liste 1 die jeweils richtige Beschreibung der Liste 2 zu.

Liste 1

32.087 Monteggia-Fraktur

32.088 Galeazzi-Fraktur

Liste 2

A. Intraartikuläre Luxationsfraktur der Basis des Os metacarpale I
B. Radiuskopfsubluxation
C. Ulnafraktur mit Radiuskopfluxation
D. Transnavikuläre perilunäre Luxation
E. Keine der genannten

32.089 32.10.3 Fragentyp D

Zu welchen Verletzungen kann es bei einem Sturz auf die ausgestreckte, dorsalflektierte Hand kommen?

1) Radiusfraktur loco classico
2) Subluxatio capitis radii (Chassaignec)
3) Kahnbeinbruch
4) Suprakondyläre Oberarmfraktur bei Kindern
5) Radiuskopffrakturen bei Kindern

Wählen Sie bitte die zutreffende Aussagenkombination.

A. Nur 1, 4 und 5 sind richtig
B. Nur 1, 3, 4 und 5 sind richtig
C. Nur 1, 2 und 4 sind richtig
D. Nur 2, 3 und 4 sind richtig
E. Nur 1, 2, 4 und 5 sind richtig

32.090 - 32.094   32.10.3   Fragentyp E

Ihnen wird ein 8jähriges Mädchen vorgestellt, das beim Laufen stolperte, hinstürzte und dabei noch versuchte, sich mit dem ausgestreckten Arm abzufangen. Sie tasten bei der klinischen Untersuchung links suprakondylär eine schmerzhafte Schwellung mit Stufenbildung nach ventral. Handgelenkfunktion ungestört. Alle peripheren Pulse tastbar. Spreizen der Finger und Abduktion derselben unbehindert. Anschließend lassen Sie das Ellbogengelenk links und rechts in 2 Ebenen röntgen. (Abb. 33 gibt das Prinzip der Fraktur am linken Ellbogen wieder).

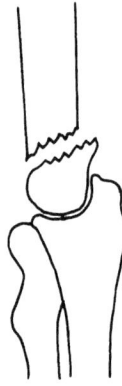

Abb. 33

32.090

Welche Aussage über die bei dem 8jährigen Mädchen vorliegende Fraktur ist (sind) richtig?

1) Diese Fraktur ist eine typische extraartikuläre Extensionsfraktur.

2) Es ist ein typischer Bruch des Klein- und Schulkindes bei Fall auf den ausgestreckten Arm.

3) Praktisch jede kindliche suprakondyläre Fraktur muß operativ stabilisiert werden.

4) Bei dieser Fraktur muß auf periphere Durchblutungsstörungen geachtet werden.

Wählen Sie bitte die zutreffende Aussagenkombination.

A. Nur 1, 2 und 3 sind richtig
B. Nur 1 und 2 sind richtig
C. Nur 2, 3 und 4 sind richtig
D. Nur 2 und 4 sind richtig
E. Nur 1, 2 und 4 sind richtig

32.091

Diese kindliche suprakondyläre Humerusfraktur ist eine absolute Operationsindikation,

weil

es bei kindlichen suprakondylären Humerusextensionsfrakturen durch das nach ventral ausweichende proximale Fragment zu einer Verletzung der Kubitalgefäße mit nachfolgender Volkmann-Kontraktur kommen kann.

32.092

Die durchgeführte obige Motilitätsprüfung (Spreiz- und Abduktionsbewegung der Finger 2 - 5) dient zum Ausschluß einer Verletzung

A. des N. radialis
B. des N. ulnaris
C. des N. medianus
D. des Condylus radialis humeri
E. der Bizepssehne

32.093

Welche Retentionsmöglichkeiten bei der kindlichen suprakondylären Humerusfraktur ohne Weichteilinterposition und Gefäß- oder Nervenläsion sind allgemein gebräuchlich?

1) Vertikalextension nach Baumann
2) Perkutane Spickdrahtosteosynthese mit Oberarmgipsverband
3) "Cuff and collar" nach Blount
4) Extensionsbehandlung in Glisson-Schlinge

Wählen Sie bitte die zutreffende Aussagenkombination.

A. Nur 1, 2 und 3 sind richtig
B. Nur 1 und 3 sind richtig
C. Nur 1 und 4 sind richtig
D. Nur 1, 3 und 4 sind richtig
E. Alle Aussagen sind richtig

32.094

Komplikationen der bei dem 8jährigen Mädchen vorliegenden Fraktur können alle sein außer

A. Versteifung und Bewegungseinschränkung des Ellbogens
B. Volkmann-Kontraktur
C. Cubitus varus
D. Krallenhand
E. Fakirhand

32.095	32.098		
32.096		32.10.3	
32.097		32.10.4	Fragentyp E

Eine 71jährige Frau, die in einem Altersheim auf dem Boden liegend aufgefunden wurde, wird Ihnen vorgestellt, da sie über Schmerzen im linken Handgelenk klagt. Der diensthabende internistische Kollege hat die Patientin bereits untersucht und den Verdacht auf einen Adam-Stokes-Anfall bei krankem Sinusknoten geäußert. Nachdem Sie die Patientin untersucht haben, lassen Sie die abgebildeten Röntgenaufnahmen des linken Handgelenks anfertigen (Abb. 34 und 35).

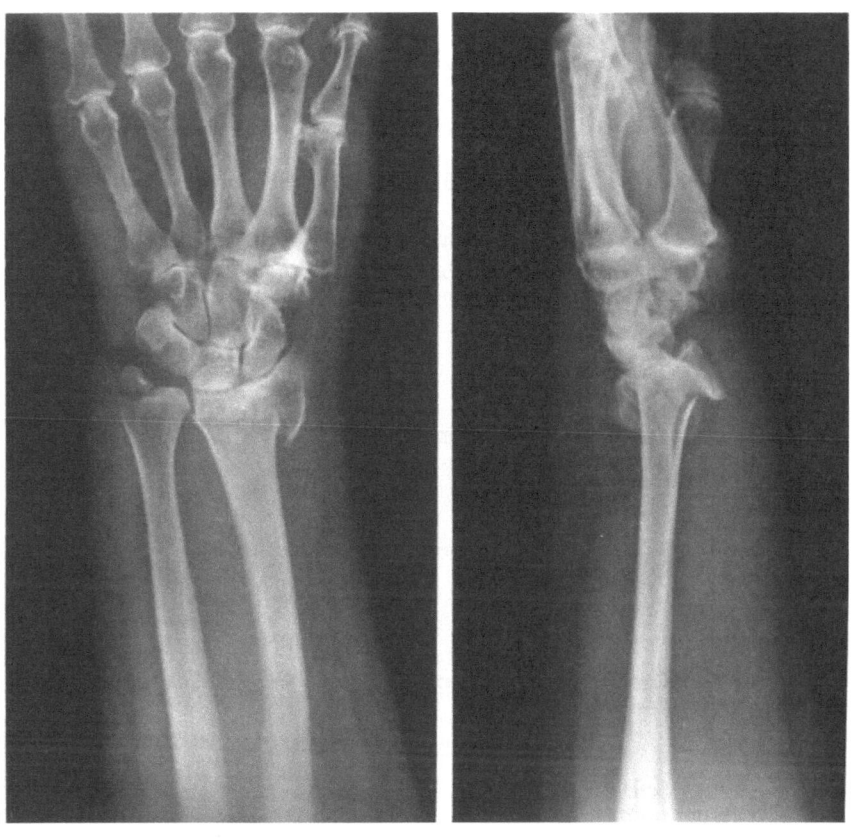

Abb. 34   Abb. 35

32.095

Welche Verletzung ist in diesen Röntgenbildern zu erkennen?
A. Kahnbeinfraktur bei alter konsolidierter Radiusfratur loco classico
B. Pathologische Fraktur des distalen Radius ohne Gelenkbeteiligung
C. Distale Radiusfraktur an typischer Stelle
D. Distale Radiusfraktur loco typico mit Abriß des Processus styloideus ulnae
E. Monteggia-Fraktur

32.096

Aufgrund der obigen Röntgenaufnahmen ist eine Monteggia-Fraktur anzunehmen,

weil

bei Verdacht auf eine Monteggia-Fraktur auch die Lage des Radiuskopfes zu prüfen ist.

32.097

Bei den obigen Röntgenaufnahmen liegt keine Galeazzi-Fraktur vor,

weil

bei einer Galeazzi-Fraktur eine Luxation des Ulnakopfes vorliegen muß.

32.098

Bei der 71jährigen Patientin mit der in den Röntgenbildern (Abb. 34 und 35) dargestellten Verletzung ist ein konservatives Vorgehen angezeigt,

weil

die Monteggia-Fraktur gewöhnlich konservativ behandelt wird.

32.099   32.10.3   Fragentyp D

Komplikation(en) der distalen Radiusfraktur kann (können) sein:

1) das Karpaltunnelsyndrom
2) die Ruptur der Daumenstrecksehne
3) das Sudeck-Syndrom
4) Sekundäre Redislokation
5) Abriß des Processus styloideus ulnae

Wählen Sie bitte die zutreffende Aussagenkombination.

A. Nur 1, 2 und 3 sind richtig
B. Nur 1 und 3 sind richtig
C. Nur 2 ist richtig
D. Nur 3 ist richtig
E. Alle Aussagen sind richtig

32.100   32.10.3   Fragentyp A

Anerkanntes Therapieverfahren von kompletten Unterarmschaftfrakturen des Erwachsenen ist die

A. Druckplattenosteosynthese
B. Bündelnagelung nach Hackethal
C. Schraubenosteosynthese
D. konservative Gipsfixation
E. Adaptation mit Spickdrähten

32.101   32.10.3   Fragentyp D

Welche Aussage(n) über die Ellbogenluxation ist (sind) richtig?

1) Luxationsfrakturen stellen eine Indikation zur operativen Behandlung dar.
2) Die Luxatio humeroulnaris geht in der Regel mit einer Ulnafraktur einher.
3) Die häufigste Ellbogenluxation ist die Luxatio antebrachii anterior.
4) Durch Hochziehen eines Arms an der pronierten Hand bei Kindern kommt es relativ häufig zu einer unvollständigen Luxation des Radiuskopfes.

Wählen Sie bitte die zutreffende Aussagenkombination.

A. Nur 1, 2 und 3 sind richtig
B. Nur 1 und 4 sind richtig
C. Nur 1 und 3 sind richtig
D. Nur 2 und 4 sind richtig
E. Alle Aussagen sind richtig

32.102   32.10.3   Fragentyp A

Ein 22jähriger Mann, von Beruf Locher, klagt über Schmerzen, wenn er bei gebeugtem Ellbogen die Faust dorsalflektiert. In den letzten Wochen habe er sehr viele Überstunden gemacht. An ein Trauma kann er sich nicht erinnern. Sie stellen keine Frakturzeichen fest. Lediglich im Bereich des Epicondylus humeri lateralis besteht eine umschriebene Druckdolenz. Welche Diagnose stellen Sie?

A. Aseptische Knochennekrose im Ellbogenbereich
B. Epicondylitis humeri ulnaris
C. Akute Bursitis olecrani
D. Radiuskopfluxation
E. Keine der genannten Diagnosen

32.103 32.10.4 Fragentyp C

Beim Kahnbeinbruch (Navikularefraktur, Skaphoidfraktur) ist die Gefahr der Pseudarthrose groß,

weil

mit der Kahnbeinfraktur nicht selten eine perilunäre dorsale Handgelenkluxation verbunden ist.

32.104 32.10.4 Fragentyp A

Wie lange muß bei konservativer Behandlung einer Navikularefraktur die Ruhigstellung des Handgelenks in der Regel erfolgen?

A. Etwa 3 Wochen
B. Etwa 6 Wochen
C. 8 - 10 Wochen
D. Mindestens 3 Monate
E. Keine der genannten

32.105 32.10.4 Fragentyp A

Unter einer perilunären Luxation versteht man

A. eine Lunatumfraktur nach volar mit einer Dehnung um 180°
B. eine Luxation des Os lunatum mit einer quer verlaufenden Fissur
C. ein disloziertes Os lunatum mit Symptomen, die ein Karpaltunnelsyndrom imitieren
D. eine Luxation der Handwurzelknochen mit Luxationsfraktur des Os lunatum
E. eine Luxation der Handwurzelknochen nach dorsal, wobei das Os lunatum nicht luxiert ist

32.106 32.10.4 Fragentyp D

Welche(r) Untersuchungsbefund(e) gibt (geben) Hinweis(e) auf eine Fraktur des Os naviculare?

1) Druckdolenz in der Tabatière
2) Stauchungsschmerz in der Tabatiere bei Stauchung des Zeigefingers
3) Froment-Zeichen positiv
4) Einschränkung der Dorsalflexion und Radialabduktion
5) Parästhesien und nächtliche Schmerzen in Handgelenk und Unterarm

Wählen Sie bitte die zutreffende Aussagenkombination.

A. Nur 1 und 2 sind richtig
B. Nur 1, 3 und 5 sind richtig
C. Nur 2, 3 und 4 sind richtig
D. Nur 1, 2 und 4 sind richtig
E. Nur 1, 2 und 5 sind richtig

32.107 32.10.4 Fragentyp A

Welche Maßnahmen ergreifen Sie in der Ambulanz, wenn eine Navikularefraktur durch Lokalbefund und Röntgenbild nicht eindeutig auszuschließen ist?

A. Salbenapplikation, elastische Binde anlegen, in 1 Woche zur Röntgenkontrolle wiederbestellen
B. Anlegen eines Kahnbeingipses und nach 14 Tagen zur Röntgenkontrolle wiederbestellen
C. Operative Klärung des unklaren Befundes innerhalb der nächsten 48 h
D. Prophylaktische transkutane Fixation mit Kirschner-Drähten
E. Anlegen einer dorsalen Gipsschiene für 1 Woche. Dann erneute Prüfung des Lokalbefundes

32.108 32.10.4 Fragentyp A

Welche Aussage über die Behandlung von Fingerluxationen ist richtig?

A. Umschläge, Salben sowie Anlegen einer elastischen Binde für einige Tage
B. Reposition, prüfen, ob Seitenbänder stabil, wenn nicht, für 4 Wochen Gips anlegen mit wöchentlicher Röntgenkontrolle
C. Reposition und Ruhigstellen mit zirkulärem Gips für 3 Wochen
D. Reposition, Röntgenkontrolle, bei stabilen Seitenbändern 14 Tage auf einer Schiene ruhigstellen
E. Nach Prüfung der Seitenbänder und Röntgen in 2 Ebenen bei entsprechendem Befund blutige Reposition, da mit Gips keine Ruhigstellung erfolgt

32.109
32.110   32.10.4   Fragentyp E

Ein 21jähriger Fensterputzer, der vor 2 Tagen von der Leiter auf seine ausgestreckte rechte Hand gefallen ist, kommt jetzt zu Ihnen in die Ambulanz, weil er Schmerzen in der rechten Hand verspürt. Außerdem ist sie bläulich angeschwollen. Nach kurzer Inspektion und Erfragen des Unfallhergangs schicken Sie den Patienten zum Röntgen (Abb. 36, 37 und 38)

32.109

Auf den angefertigten Röntgenbildern können Sie keine Frakturen erkennen. Welche Maßnahmen führen Sie daraufhin durch?

A. Auftragen von Lasonil auf die Schwellung sowie Stabilisierung des Handgelenks mit einer elastischen Binde
B. Rezeptur von Lasonil und Tanderil, Patient soll wiederkommen, wenn nach 1 Woche noch Schmerzen bestehen
C. Anlegen einer dorsalen Gipsschiene für 2 Wochen, dann erneut Vorstellen
D. Ruhigstellung im Gilchrist-Verband, 1 Woche arbeitsunfähig schreiben, dann wiedervorstellen
E. Keine der genannten Maßnahmen

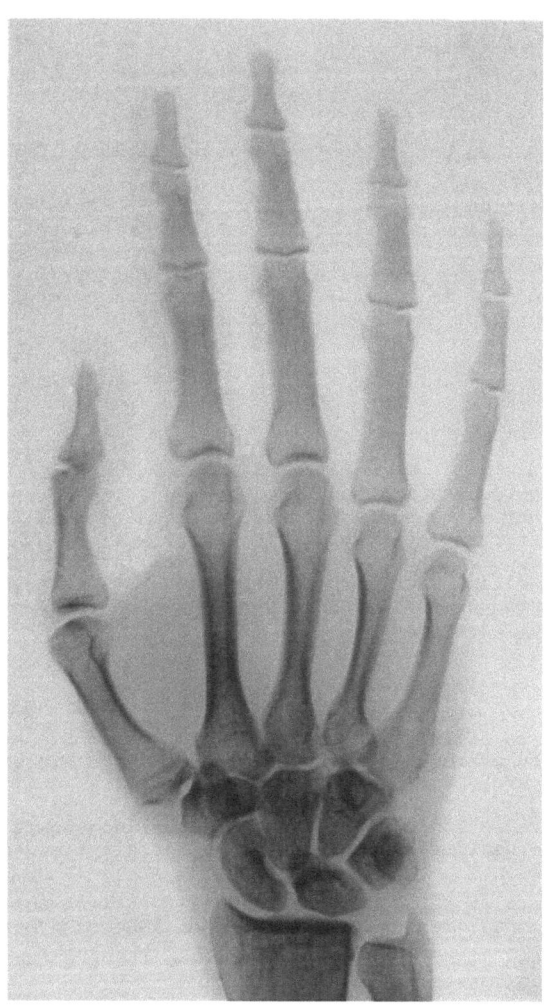

Abb. 36

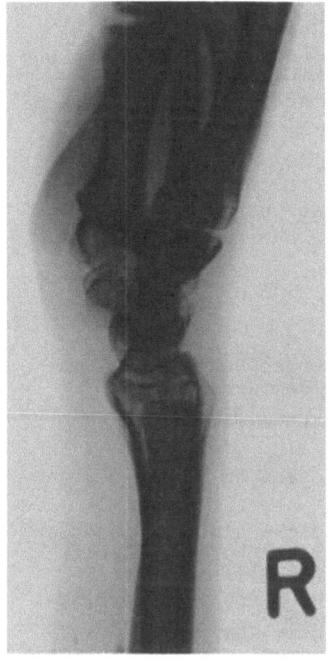 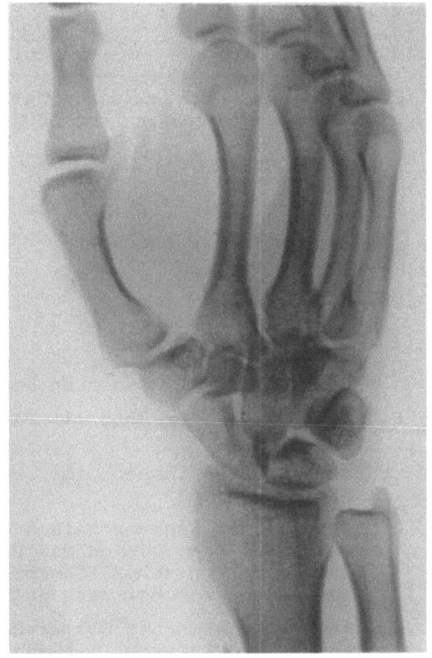

Abb. 37 Abb. 38

32.110

Am Nachmittag in der Röntgenbesprechung sieht Ihr Oberarzt die 3 Röntgenbilder und erkennt

A. eine Lunatummalazie
B. eine Bennett-Fraktur
C. eine Kahnbeinfraktur
D. einen M. Kienböck
E. eine perilunäre Handgelenkluxation nach dorsal

32.111
32.112
32.113   32.10.4   Fragentyp B

Ordnen Sie den Erkrankungen der Liste 1 die jeweils richtige Beschreibung der Liste 2 zu.

Liste 1

32.111 Tendovaginitis stenosans (de Quervain)

32.112 Akute Peritenonitis

32.113 Schnellender Finger

Liste 2

A. Schmerzhaftes, rauhes, knirschendes Sehnenspiel, meistens an den Strecksehnen über dem Handgelenk

B. Nachtschmerz der Hand mit Parästhesien, atrophischer Tenar

C. Schmerzhaftes Sehnenspiel, meistens am Unterarm, ohne Knirschphänomen

D. Sehnen- oder Sehnenscheidenverdickung der Beugesehnen von Finger oder Daumen mit Einschränkung der Gleitfähigkeit. Typisches Schnapphänomen in den Mittel- und Endgelenken bei Beugung bzw. Streckung der Finger

E. Stechende, ziehende Schmerzen beim Abspreizen des Daumens und Zufassen mit dem Daumen. Typische Schmerzlokalisation über dem Processus styloideus radii.

32.114   32.10.4   Fragentyp A

Die häufigste Fraktur der Handwurzelknochen ist die

A. Navikularefraktur

B. Fraktur des Os hamatum

C. Lunatumfraktur

D. Fraktur des Os trapezium

E. Fraktur des Os triquetrum

32.115   32.10.4   Fragentyp D

Welche Behandlungsmethoden haben sich bei einem frischen geschlossenen Strecksehnenabriß des 3. Fingers bewährt?

1) Perkutane transartikuläre Fixation mit Kirschner-Draht in Überstreckstellung
2) Ruhigstellung in maximaler Überstreckung für 5 - 6 Wochen auf der Winterstein-Schiene
3) Reposition unter Längszug und Gipsschiene in Beugestellung für 8 Tage
4) Sehnenraffung über dem Mittelglied und anschließende Ruhigstellung in Gips für 2 Wochen

Wählen Sie bitte die zutreffende Aussagenkombination.

A. Nur 1 und 2 sind richtig
B. Nur 4 ist richtig
C. Nur 1, 2 und 4 sind richtig
D. Nur 1 und 3 sind richtig
E. Alle Aussagen sind richtig

32.116　　　　　　　　32.10.4　　　　Fragentyp A

Die erfolgreichste Therapie des Karpaltunnelsyndroms ist

A. die Resektion des Ulnakopfes
B. die Ruhigstellung sowie Gabe von Antiphlogistika oder Injektion von Kortikoiden
C. die Exzision des Retinaculum flexorum
D. die totale Aponeurektomie mit anschließender intensiver Übungstherapie
E. die partielle oder totale Fasziektomie

32.117　　　　　　　　32.10.4　　　　Fragentyp C

Ein geschlossener Strecksehnenabriß am Mittelfingerendglied wird konservativ mit einer Stack-Schiene versorgt, sorgt,

weil

Strecksehnenabrisse am Finger nur konservativ behandelt werden.

32.118   32.10.4   Fragentyp A

Eine 20jährige Frau erscheint mit einem geröteten und geschwollenen Fingerendglied des rechten Zeigefingers in der Ambulanz. Sie gibt an, daß sie seit einigen Tagen einen klopfenden Schmerz in diesem Bereich verspüre. Ein Trauma sei ihr nicht bekannt.
Befund: Rötung, Schwellung des Fingerendgliedes, schmerzhafte aktive Bewegungshemmung, Nagelbett frei.
Welches ist die wahrscheinlichste Diagnose bei unauffälligem Röntgenbild?

A. Panaritium subcutaneum

B. Ruptur der tiefen Beugesehne

C. Kragenknopfpanaritium

D. Akute Peritenonitis

E. Keine der genannten Diagnosen

32.119   32.10.4   Fragentyp A

Zur Therapie eines subkutanen Panaritiums eines Fingerendgliedes gehört nicht

A. das Herauspräparieren der Nekrosen

B. die Austastung mit Sonde zur Erkennung eines Kragenknopfabszesses

C. die Drainage mittels Gummilasche zur Gegenseite des Fingergliedes

D. die Ruhigstellung mit einer volaren Schiene

E. die Tetanusprophylaxe

32.120   32.10.4   Fragentyp A

Nach kurzem Schlaf wacht ein 48jähriger Patient auf, weil er ziehende Schmerzen vom Daumen bis zum Zeigefinger beider Hände verspürt. Die Schmerzen strahlen bis in den Unterarm aus. Durch Massieren und Schütteln werden die Schmerzen besser. Im Daumenbereich bis zum 2. Finger besteht volar ein Sensibilitätsverlust. Frakturzeichen negativ. Welche Diagnose stellen Sie?

A. M. Sudeck

B. Scalenus anterior-Syndrom

C. Amyotrophische Lateralsklerose
D. M. Raynaud
E. Keine der genannten Diagnosen

32.121 32.11.1 Fragentyp E

Welche der Skizzen (Abb. 39) zeigt einen doppelten Vertikalbruch (Malgaigne-Fraktur)?

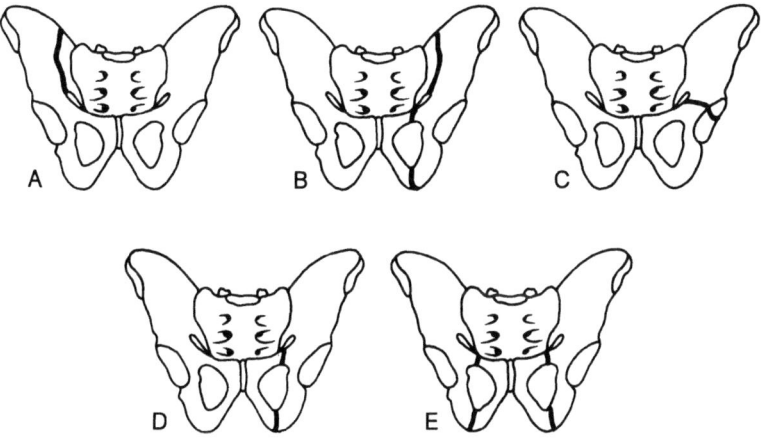

Abb. 39

32.122　　　　　　　32.11.1　　　　　Fragentyp D

Welche Beckenfrakturen werden in der Regel operativ versorgt?

1) Ruptur des Iliosakralgelenks
2) Symphysenlockerung unter der Geburt
3) Beckenschaufelfraktur
4) Vollständige Beckenringfraktur ohne wesentliche Dislokation

Wählen Sie bitte die zutreffende Aussagenkombination.

A. Nur 1 ist richtig
B. Nur 2 und 4 sind richtig
C. Nur 1, 2 und 3 sind richtig
D. Nur 2, 3 und 4 sind richtig
E. Alle Aussagen sind richtig

32.123　　　　　　　32.11.1　　　　　Fragentyp D

Zu den Komplikationen bei Beckenringbrüchen zählt (zählen)

1) hämorrhagischer Schock
2) Mastdarm- und Harnblasenverletzungen
3) Harnröhrenabriß
4) Verletzung des N. ischiadicus

Wählen Sie bitte die zutreffende Aussagenkombination.

A. Nur 4 ist richtig
B. Nur 1, 3 und 4 sind richtig
C. Nur 1 ist richtig
D. Nur 2, 3 und 4 sind richtig
E. Alle Aussagen sind richtig

32.124　　　　　　　32.11.2　　　　　Fragentyp A

Die Pauwels-Einteilung von medialen und intermediären Schenkelhalsfrakturen erfolgt aufgrund

A. der Länge der Frakturlinie
B. des Ausmaßes der intrakapsulären Bruchlinie
C. der Größe des Valguswinkels
D. des Winkels zwischen Frakturlinie und der Horizontalen
E. keines der genannten Kriterien

32.125 32.11.2 Fragentyp D

Welche Femurhalsfrakturen liegen intrakapsulär?

1) Subtrochantere Frakturen
2) Mediale Frakturen
3) Pertrochantere Frakturen
4) Laterale Frakturen

Wählen Sie bitte die zutreffende Aussagenkombination.

A. Nur 1, 2 und 3 sind richtig
B. Nur 1, 3 und 4 sind richtig
C. Nur 2 ist richtig
D. Nur 1, 3 und 4 sind richtig
E. Nur 2 und 4 sind richtig

32.126 32.11.2 Fragentyp C

Bei Adduktionsfrakturen des Oberschenkelhalses kommt es als Spätkomplikation in 10 - 20% der Fälle zu Kopfnekrosen mit eventuellem Kopfeinbruch,

weil

die Durchblutung des Femurkopfes hauptsächlich aus dem Lig. capitis femoris stammt.

32.127   32.11.2   Fragentyp E

Welche der nachfolgend skizzierten AO-Winkelplatten stellt nach dem AO-Manual eine Kondylenplatte dar?

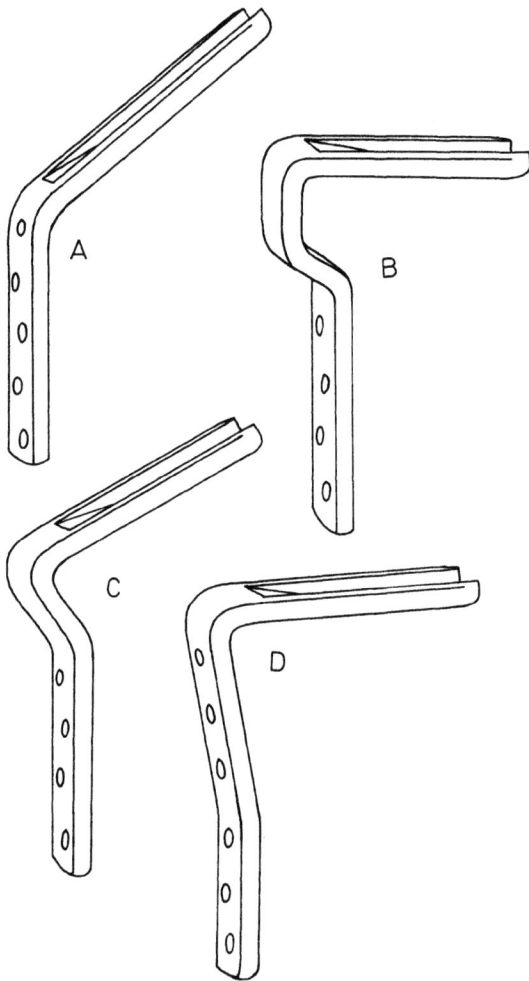

Abb. 40

E. Keine der Skizzen

32.128 32.11.2 Fragentyp D

Welche Aussagen über das Prinzip der operativen Versorgung von Oberschenkelhalsfrakturen nach AO sind richtig?

1) Abduktionsfrakturen sollten in Adduktionsfrakturen verändert werden.
2) Kapselhämatome müssen ausgeräumt werden.
3) Der reponierte Schenkelhalskopf kann mit Spongiosaschrauben oder 130°-Winkelplatte fixiert werden.
4) Bei pertrochanteren Frakturen hat sich neben der Winkelplatte auch die Nagelung nach Ender-Simon-Weidner bewährt.

Wählen Sie bitte die zutreffende Aussagenkombination.

A. Nur 3 und 4 sind richtig
B. Nur 2 und 3 sind richtig
C. Nur 1, 3 und 4 sind richtig
D. Nur 2, 3 und 4 sind richtig
E. Alle Aussagen sind richtig

32.129 32.11.2 Fragentyp D

Bei medialen Oberschenkelhalsfrakturen sind anerkannte Osteosyntheseverfahren

1) die Alloarthroplastik
2) die Küntscher-Trochanternagelung
3) die Fixation mit Spongiosaschrauben
4) die Fixation mit 90°-AO-Winkelplatten
5) die Fixation mit dem Smith-Petersen-Dreilamellennagel

Wählen Sie bitte die zutreffende Aussagenkombination.

A. Nur 1, 3 und 5 sind richtig
B. Nur 1, 2, 3 und 5 sind richtig
C. Nur 1, 3, 4 und 5 sind richtig
D. Nur 1, 2 und 3 sind richtig
E. Alle Aussagen sind richtig

32.130
32.131   32.11.2   Fragentyp E

Sie stellen bei einer 65jährigen Frau in altersentsprechendem Allgemein- und Kräftezustand die in Abb. 41 skizzierte Oberschenkelfraktur fest.

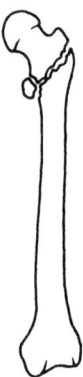

Abb. 41

32.130

Welche Aussage(n) über diese Bruchform ist (sind) richtig?

1) Bei Abriß des Trochanter minor ist diese Fraktur praktisch immer instabil.
2) Die oben dargestellte Fraktur ist eine typische Verletzung im Alter.
3) Auffallendstes Symptom dieser Fraktur sind Beinverkürzung und Einwärtsrotation.
4) Beim Entstehungsmechanismus dieser Fraktur sind indirekte Krafteinwirkungen im Sinne von Adduktion und Auswärtsrotation vorherrschend.

Wählen Sie bitte die zutreffende Aussagenkombination.

A. Nur 1, 2 und 3 sind richtig

B. Nur 1, 2 und 4 sind richtig

C. Nur 2 und 4 sind richtig

D. Nur 1 ist richtig

E. Nur 2 und 3 sind richtig

32.131

Das Operationsverfahren der Wahl bei dieser Patientin ist

A. die Ender-Nagelung
B. die Osteosynthese mit 130°-Winkelplatte
C. die Osteosynthese mit 95°-Winkelplatte
D. die perkutane Spickdrahtosteosynthese
E. keine der genannten Operationsverfahren

32.132		
32.133		
32.134	32.11.2	Fragentyp F

Die nachfolgenden Röntgenbilder (Abb. 42 und 43) stammen von einem 52jährigen Malermeister, der bei der Arbeit von der Leiter gefallen ist.

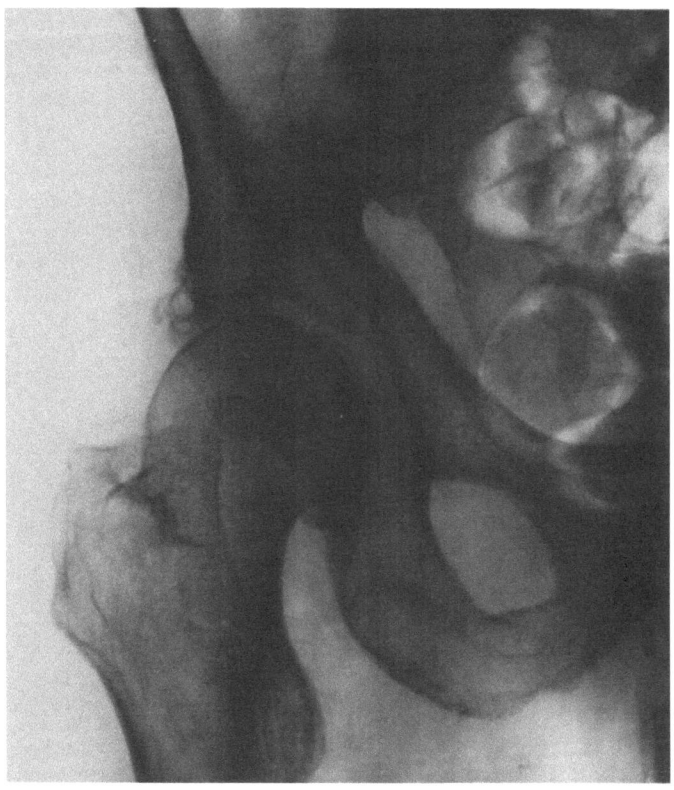

Abb. 42

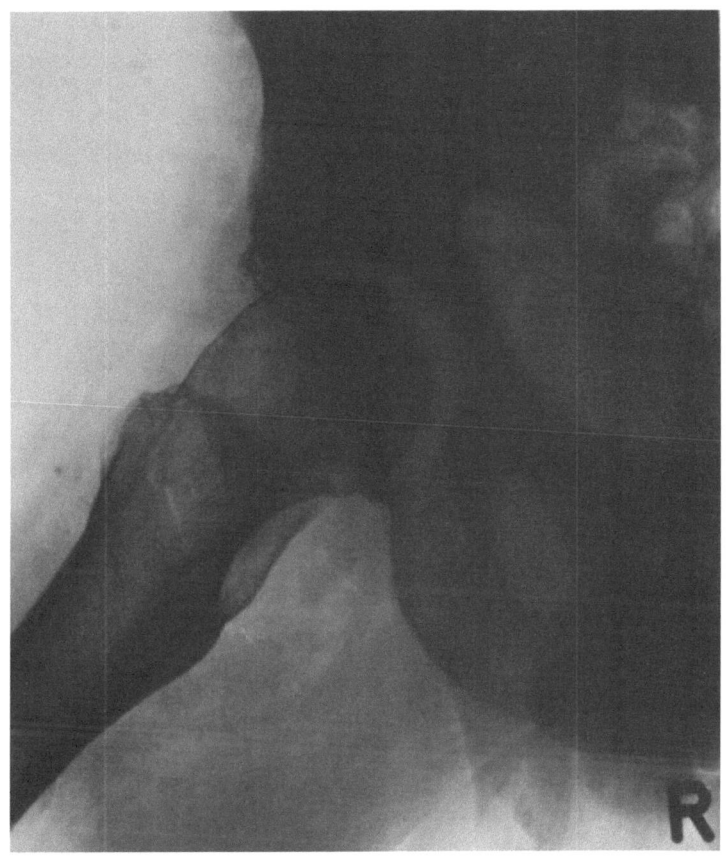

Abb. 43

32.132

Welche Therapie käme im Fall der Abb. 42 und 43 in Frage?

A. Totalendoprothese
B. Stabilisierung durch AO-Platte
C. Stabilisierung mit 130°-Winkelplatte und Spongioschrauben

D. Stabilisierung mit 95°-Winkelplatte

E. Prinzipiell konservative Behandlung

32.133

Die Diagnose der in Abb. 42 und 43 dargestellten Fraktur lautet

A. Koxarthrose ohne Fraktur

B. Pertrochantere Oberschenkelfraktur

C. Mediale Schenkelhalsfraktur (Abduktionstyp)

D. Subtrochantere Fraktur

E. Mediale Schenkelhalsfraktur (Adduktionstyp)

32.134

Bei der in den Abb. 42 und 43 dargestellten Fraktur des 52jährigen Patienten besteht eine absolute Indikation zur Osteosynthese,

weil

die richtig gewählte Form der Osteosynthese bei Schenkelhalsfrakturen einen alte Menschen wenig belastenden Eingriff darstellt.

32.135   32.11.2   Fragentyp D

Welche Befunde können bei einer suprakondylären dislozierten Oberschenkelfraktur in der Regel erhoben werden?

1) Kniegelenkserguß und Varusstellung

2) Typische Bajonettstellung der Fragmente

3) Oberschenkelverkürzung und starke Schwellung

4) Distales Fragment nach dorsal gekippt

5) Steinmann-Zeichen I und II positiv

Wählen Sie bitte die zutreffende Aussagenkombination.

A. Nur 1, 2 und 5 sind richtig

B. Nur 2 und 3 sind richtig

C. Nur 1 und 3 sind richtig

D. Nur 3 und 4 sind richtig

E. Nur 1 und 5 sind richtig

32.136	32.11.2	Fragentyp C

Die Versorgung einer queren Femurschaftfraktur bei einem 8jährigen Mädchen darf nicht mit der Marknagelung mit "klassischer Nagellage" durchgeführt werden,

weil

bei der Marknagelung des Femurs bei einem 8jährigen Mädchen die Epiphysenfugen des Trochanter major, die in diejenigen des Schenkelhalses übergehen, verletzt werden.

32.137 32.138	32.11.2	Fragentyp E

Ein 35jähriger Vertreter wird nach einem Auffahrunfall zu Ihnen in die Ambulanz gebracht.
Sie stellen anhand der Röntgenbilder und des klinischen Untersuchungsbefundes die in Abb. 44 skizzierte Verletzung fest. Weitere Frakturen und Weichteilverletzungen bestehen nicht.

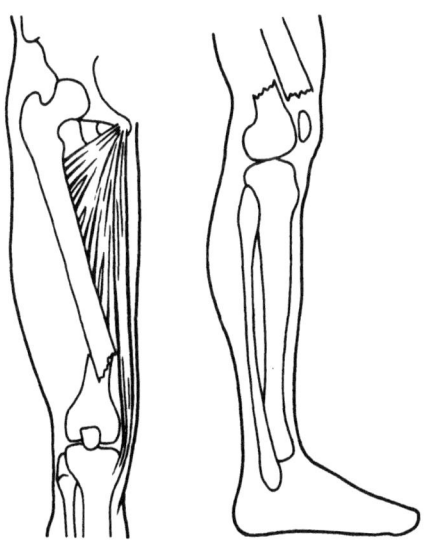

Abb. 44

32.137

Welche Aussagen über diese abgebildete Fraktur sind richtig?

1) Durch das Abweichen des proximalen Fragments nach ventral kann es zu einer Verletzung der Streckmuskeln am Kniegelenk kommen.
2) Durch den Zug des M. gastrocnemius kommt es zu der typischen Rekurvationsstellung.
3) Der oben geschilderte Entstehungsmechanismus ist typisch für diese Fraktur
4) Bei dieser Fraktur kann es zur Verletzung der A. femoralis bzw. poplitea kommen.

Wählen Sie bitte die zutreffende Aussagenkombination.

A. Nur 1, 2 und 3 sind richtig

B. Nur 1, 2 und 4 sind richtig

C. Nur 2 und 4 sind richtig

D. Nur 1, 3 und 4 sind richtig

E. Alle Aussagen sind richtig

32.138

Welche Therapie käme in diesem Fall am ehesten in Frage?

A. Reine Schraubenosteosynthese

B. Osteosynthese mit Kondylenplatte

C. Osteosynthese mit Abstützplatte (T- oder L-Platte)

D. Osteosynthese mit 130°-Winkelplatte

E. Marknagelung

32.139   32.11.2   Fragentyp D

Welche Aussage(n) über die Versorgung distaler Femurfrakturen ist (sind) richtig?

1) Suprakondyläre Querbrüche werden mit einer 95°-Kondylenplatte stabilisiert.
2) Bei Gelenkbeteiligung müssen erst Stufen von > 1 cm ausgeglichen werden.
3) Die häufig verletzte A. poplitea und der N. peronaeus müssen sofort versorgt werden.
4) Bei allen Kondylenbrüchen muß die Gelenkfläche wiederhergestellt werden.

Wählen Sie bitte die zutreffende Aussagenkombination.

A. Nur 1 ist richtig
B. Nur 2, 3 und 4 sind richtig
C. Nur 1, 2 und 3 sind richtig
D. Nur 1, 3 und 4 sind richtig
E. Alle Aussagen sind richtig

32.140   32.11.2   Fragentyp E

Ein verunfallter Patient hat einen röntgenologisch nachgewiesenen Oberschenkelmehrfragmentbruch in Schaftmitte (Abb. 45).
Welche Versorgung würden Sie am ehesten durchführen?

A. Druckplattenosteosynthese und Schrauben
B. Klassische Oberschenkelmarknagelung nach Küntscher
C. Extensionsbehandlung mit Tibiakopfextraktion
D. Reine Schraubenosteosynthese
E. 95°-Winkelplatte und Schrauben

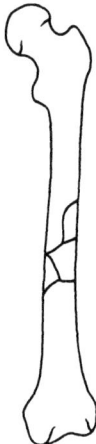

Abb. 45

32.141
32.142   32.11.2   Fragentyp B

Ordnen Sie den Luxationsformen der Liste 1 die jeweils richtige Beschreibung der Liste 2 zu.

Liste 1

32.141 Luxatio iliaca

32.142 Luxatio ischiadica

Liste 2

A. Bein stark außenrotiert, gestreckt und verkürzt
B. Bein innenrotiert, leicht adduziert, verkürzt und flektiert
C. Bein stark innenrotiert, adduziert
D. Geringe Außenrotation des Beines ohne Verkürzung, Patient ist gehfähig
E. Bein außenrotiert, verkürzt und abduziert

32.143 32.11.2 Fragentyp D

Welche Hüftgelenkluxation sollte operativ angegangen werden?

1) Zentrale Hüftgelenkluxationsfraktur mit funktionell relevanten Dislokationen
2) Luxatio suprapubica
3) Luxatio iliaca mit Schenkelkopffraktur
4) Luxatio ischiadica mit frakturiertem Azetabulum

Wählen Sie bitte die zutreffende Aussagenkombination.

A. Nur 2, 3 und 4 sind richtig
B. Nur 1 und 2 sind richtig
C. Nur 3 und 4 sind richtig
D. Nur 1, 3 und 4 sind richtig
E. Nur 4 ist richtig

32.144 32.11.2 Fragentyp C

Hüftgelenkluxationen sollten notfallmäßig versorgt werden,

weil

bei Hüftgelenkluxationen eine aktive Beinbewegung nicht mehr möglich ist.

32.145	32.148		
32.146			
32.147		32.11.3	Fragentyp E

Ein 56jähriger Mann, der die Kellertreppe heruntergefallen ist, kommt zu Ihnen in die Ambulanz. Er klagt über Schmerzen im Knie. Außerdem kann er das gestreckte Bein nicht mehr anheben. Nach Inspektion und Palpation des betroffenen Knies lassen Sie Röntgenaufnahmen in 2 Ebenen anfertigen. Abb. 46 zeigt die seitliche Aufnahme.

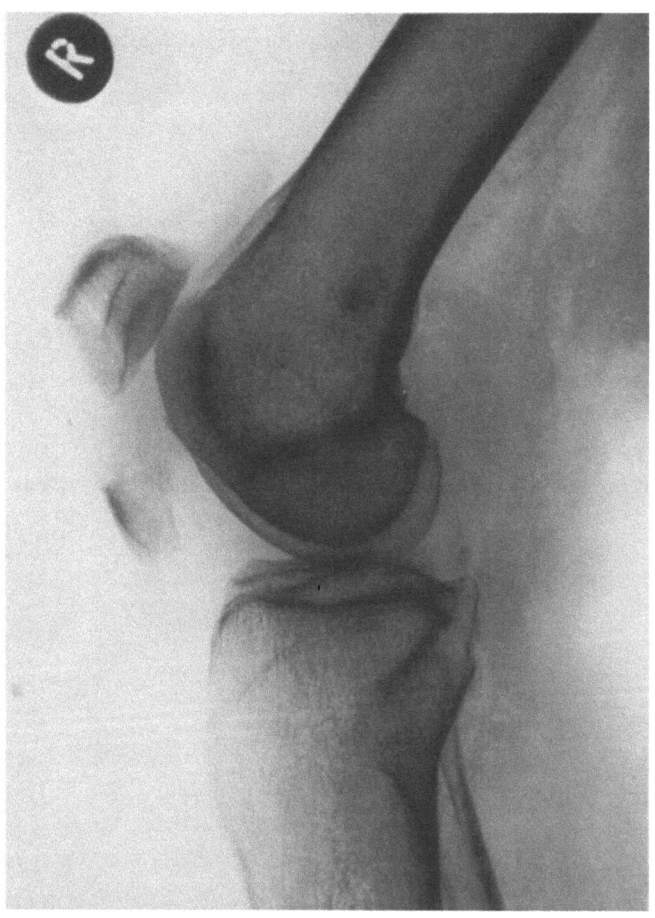

Abb. 46

32.145

Wie beurteilen Sie diese Röntgenaufnahme?

1) Es besteht eine Chondropathia patellae
2) Es besteht eine typische Patellaquerfraktur
3) Es besteht Verdacht auf eine "flake fracture"
4) Stellung und Konturen der Femurkondylen sind in Ordnung

Wählen Sie bitte die zutreffende Aussagenkombination.

A. Nur 1 ist richtig
B. Nur 2 und 4 sind richtig
C. Nur 2 und 3 sind richtig
D. Nur 1 und 3 sind richtig
E. Nur 3 und 4 sind richtig

32.146

In Abb. 47 und 48 sehen Sie je ein Schema einer operativen Versorgung der in Abb. 46 gezeigten Verletzung. Diese operative Versorgung ist ein typisches Beispiel für

A. die perkutane Bohrdrahtspickung
B. Achtercerclagen
C. Die Zuggurtungsosteosynthese
D. Die Kirschner-Draht-Spickung
E. keines der genannten Verfahren

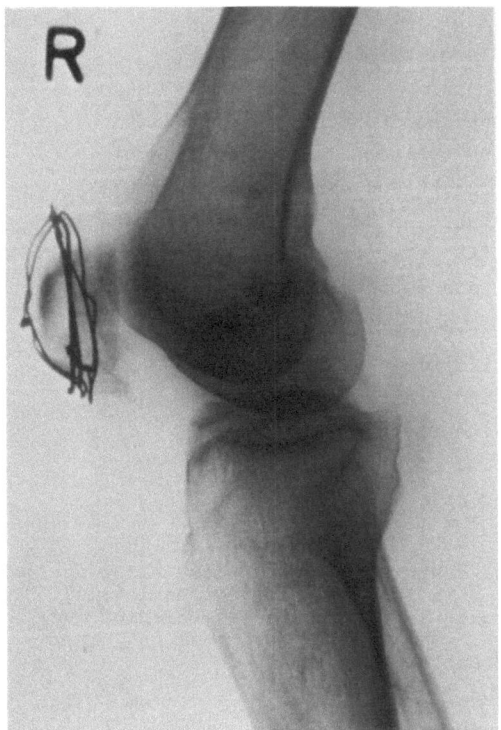

Abb. 47

32.147

Welche Fraktur wird nach demselben Prinzip versorgt?

A. Pertrochantere Fraktur
B. Bennett-Fraktur
C. Olekranonfraktur
D. Radiuskopffraktur
E. Tibiakopffrakturen

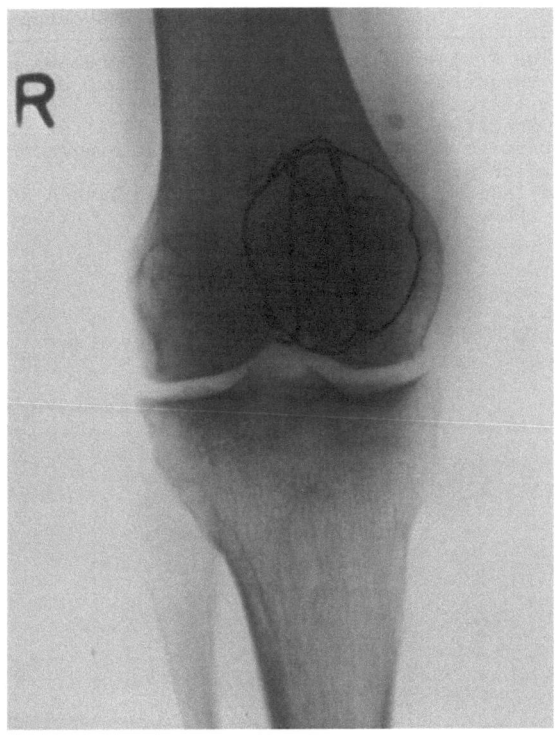

Abb. 48

32.148

Die in Abb. 47 ersichtliche operative Verdrahtung führt durch die Druckwirkung auf den Frakturspalt zu einer guten Frakturheilung,

<u>weil</u>

durch die in Abb. 47 ersichtliche Drahtführung eine Druckwirkung der Femurkondylen verhindert wird.

32.149 32.11.3 Fragentyp A

Die sog. "tanzende Patella" ist ein Hinweis für das Vorliegen

A. einer Baker-Zyste
B. eines M. Osgood-Schlatter
C. eines subkutanen Entzündungsprozesses im Bereich des Kniegelenks
D. einer periartikulären Verletzung
E. eines Kniegelenkergusses

32.150   32.11.3   Fragentyp E

Eine 72jährige Frau wird Ihnen in der Unfallambulanz von
der Tochter vorgestellt, da sie nach einem Sturz über
Schmerzen im linken Knie klagt.
Neben einer Schürfwunde über der linken Patella ist die
aktive und passive Beweglichkeit schmerzhaft eingeschränkt.
Keine Ergußzeichen. Meniskuszeichen negativ.
Anschließend lassen Sie Röntgenaufnahmen des linken Knies
durchführen (Abb. 49 und 50).

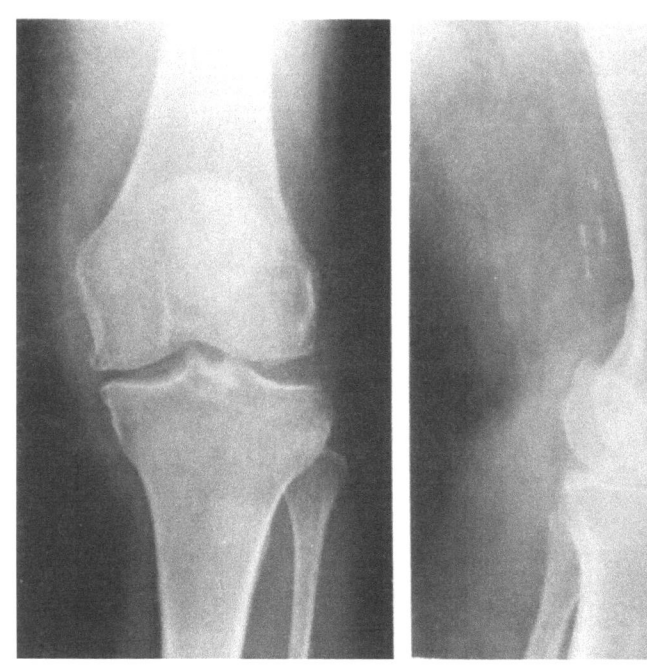

Abb. 49   Abb. 50

Welche Diagnose stellen Sie aufgrund der Röntgenbilder?

A. Ruptur der Kreuzbänder
B. Tibiakopfimpressionfraktur
C. Patellafraktur
D. Arthrosis deformans
E. Femurkondylenfraktur

32.151 32.11.3 Fragentyp D

Die operative Versorgung der Tibiakopfimpressionsfraktur umfaßt

1) Anheben des Gelenkplateaus
2) Unterfütterung mit autologer Spongiosa
3) Fixation durch Abstützplatte (T- oder L-Platte)
4) Fixation mit Spongiosaschrauben
5) Fixation mit Kondylenplatte

Wählen Sie bitte die zutreffende Aussagenkombination.

A. Nur 1, 2 und 3 sind richtig
B. Nur 1, 2 und 5 sind richtig
C. Nur 1 und 5 sind richtig
D. Nur 1, 2, 3 und 4 sind richtig
E. Nur 1 und 3 sind richtig

32.152   32.11.3   Fragentyp A

Ein 24jähriger Patient wird in die Ambulanz gebracht. Es besteht ein Verdacht auf eine offene Unterschenkelfraktur 2. Grades. Sie stellen eine auffällige Achsenfehlstellung des Unterschenkels sowie eine abnorme Beweglichkeit fest. Wie gehen Sie weiter vor?

A. Lokalanästhesie, Untersuchen der Wunde, anschließend Röntgen in 2 Ebenen

B. Unter Bildwandlerkontrolle Injektion von Kontrastmittel in die Wunde

C. Untersuchung der Wunde mit sterilen Handschuhen unter Bildwandlerkontrolle

D. Steriles Abdecken, Röntgen des Unterschenkels in 2 Ebenen, operative Versorgung

E. In Lokalanästhesie Wundversorgung, anschließend Röntgen in 2 Ebenen und Anlegen eines Spaltgipses für 3 Wochen

32.153   32.11.3   Fragentyp E

Anerkanntes Versorgungsprinzip der undislozierten Tibiaschaftfraktur (Abb. 51) eines 22jährigen Mannes ist

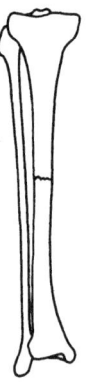

A. 3wöchige Liegegipsbehandlung, anschließend Sarmiento-Gips

B. Operativ durch reine Schraubenosteosynthese

C. Plattenosteosynthese

D. Gipsfixation für 4 - 5 Wochen

E. Marknagelosteosynthese

Abb. 51

32.154		32.11.3		Fragentyp D

Welche der im folgenden genannten Tibiaschaftfrakturen mit Komplikationen müssen in der Regel operativ versorgt werden? Frakturen mit

1) folgender Pseudarthrosenbildung
2) Verletzung des N. peronaeus communis
3) Verletzung des N. tibialis
4) Tibialis-anterior-Syndrom

Wählen Sie bitte die zutreffende Aussagenkombination.

A. Nur 1, 2 und 3 sind richtig
B. Nur 1 und 3 sind richtig
C. Nur 2, 3 und 4 sind richtig
D. Nur 1, 3 und 4 sind richtig
E. Alle Aussagen sind richtig

32.155		32.11.3		Fragentyp C

Die traumatisch bedingte Patellaluxation erfolgt praktisch immer nach lateral,

weil

der mediale Meniskus mit dem medialen Seitenband verwachsen ist.

32.156		32.11.3		Fragentyp A

Röntgenzeichen der Arthrosis deformans sind alle außer

A. Spongiosaverdichtung im subchondralen Bereich
B. Osteophytenbildung
C. Verbreiterung des Gelenkspalts
D. Bildung von sog. "Geröllzysten" in der Spongiosa
E. Entrundung und Verbreiterung des Gelenkkopfes

32.157   32.11.3   Fragentyp C

Sicher nachgewiesene Meniskuslappen- oder Längsrisse werden in der Regel operativ rekonstruiert,

<u>weil</u>

der Meniskus zu den bradytrophen Geweben zählt.

32.158
32.159
32.160   32.11.3   Fragentyp E

Ein 24jähriger Student hat sich bei einem Skiunfall die in Abb. 52 schematisch dargestellte Knieverletzung zugezogen.

32.158

Welcher Untersuchungsbefund dürfte bei diesem Patienten erhoben werden?

1) Mäßiger Abduktionsschmerz medial
2) Schmerzhafte Innenrotation
3) Hämatom auf der medialen Kniegelenkseite
4) Schneidersitz schmerzfrei möglich (Payr-Zeichen)

Wählen Sie bitte die zutreffende Aussagenkombination.

A. Nur 1 und 2 sind richtig
B. Nur 2 und 4 sind richtig
C. Nur 1, 2 und 3 sind richtig
D. Nur 1 und 3 sind richtig
E. Nur 3 ist richtig

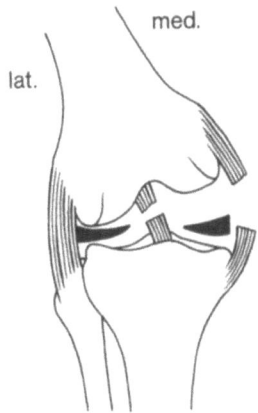

Abb. 52

32.159

Bei der Untersuchung der oben dargestellten Knieverletzung dürfte der Periostschmerz fehlen,

<u>weil</u>

der mediale Meniskus mit dem medialen Seitenband verwachsen ist.

32.160

Bei der Untersuchung der oben dargestellten Knieverletzung dürfte eine "vordere Schublade" von über 1 cm nachweisbar sein,

<u>weil</u>

bei einer kombinierten Ruptur von vorderem Kreuzband und medialem Seitenband die vordere Schublade gewöhnlich über 1 cm beträgt.

32.161   32.11.3   Fragentyp D

Zu einem deutlichen sog. "Schubladenphänomen" des Kniegelenks kommt es bei

1) isoliertem Abriß der Seitenbänder des Kniegelenks
2) Ruptur der Quadrizepssehne
3) Abriß des vorderen Kreuzbandes bei gleichzeitiger Verletzung des tibialen Kollateralbandes
4) Tibiakopfimpressionsfrakturen
5) Patellaluxationen

Wählen Sie bitte die zutreffende Aussagenkombination.

A. Nur 1 und 5 sind richtig
B. Nur 4 ist richtig
C. Nur 3 ist richtig
D. Nur 3 und 4 sind richtig
E. Nur 1, 2, 3 und 4 sind richtig

32.162   32.11.3   Fragentyp D

Welche Aussage(n) über die Behandlung von Bandverletzungen im Kniegelenk ist (sind) richtig?

1) Läßt sich der Gelenkspalt um mindestens 10° nach lateral aufklappen, ist eine operative Indikation zur Wiederherstellung des Seitenbandes gegeben.
2) Aus therapeutischen Gründen sollte zwischen Zerrung, Überdehnung und Ruptur unterschieden werden.
3) Eine Bandplastik ist prinzipiell der Bandnaht überlegen.
4) Ein rupturiertes mediales Seitenband ist immer zu ersetzen.

Wählen Sie bitte die zutreffende Aussagenkombination.

A. Nur 1 und 2 sind richtig
B. Nur 1, 2 und 4 sind richtig
C. Nur 2 ist richtig
D. Nur 1 ist richtig
E. Alle Aussagen sind richtig

32.163   32.11.3   Fragentyp C

Zerrungen des medialen Seitenbandes am Kniegelenk führen zu einer schmerzbedingten Beugehemmung,

weil

das mediale Seitenband bei Beugung im Kniegelenk gespannt wird.

32.164   32.11.3   Fragentyp C

Die primäre operative Versorgung von Kreuzbandrissen ist einer konservativen Behandlung besonders bei jüngeren Patienten vorzuziehen,

weil

Kreuzbandrisse oft mit Seitenband- und Meniskusverletzungen kombiniert sind.

32.165   32.11.3   Fragentyp C

Die Überdehnung der Seitenbänder am Kniegelenk erfordert in der Regel eine operative Intervention,

weil

eine nichtbehandelte Überdehnung der Seitenbänder am Kniegelenk zu einer Insuffizienz des Bandapparats mit Instabilität des Kniegelenks führen kann.

32.166   32.11.3   Fragentyp D

Symptome einer Achillessehnenruptur sind

1) fehlender Achillessehnenreflex
2) plötzlicher geräuschvoller Schmerz
3) palpable Delle im Verlauf derAchille
4) Plantarflexion aufgehoben

Wählen Sie bitte die zutreffende Aussagenkombination.

A. Nur 3 und 4 sind richtig
B. Nur 1 und 3 sind richtig
C. Nur 1, 2 und 3 sind richtig
D. Nur 2, 3 und 4 sind richtig
E. Alle Aussagen sind richtig

32.167   32.11.4   Fragentyp A

Für die Klassifizierung der Malleolarfrakturen in Typ A - C nach Weber-Danis spielt keine Rolle

A. Fraktur der Talusrolle
B. Ruptur des Lig. deltoideum
C. Ruptur der Membrana interossea zwischen Tibia und Fibula
D. Ruptur der Syndesmosenbänder
E. Fraktur des Malleolus fibularis

32.168   32.11.4   Fragentyp C

Knöchelfrakturen mit Beteiligung des lateralen Knöchels müssen grundsätzlich operativ versorgt werden,

weil

die Fibula der Leitstab des oberen Sprunggelenks ist.

32.169
32.170   32.11.4   Fragentyp F

In einem Röntgenbild sehen Sie eine isolierte Außenknöchelfraktur mit Verschiebung der Fragmente gegeneinander um doppelte Schaftbreite. Lokalisation der Fraktur ca. 8 cm oberhalb der Spitze des Außenknöchels.

32.169

Welcher Frakturtyp liegt vor?

A. Danis-Weber A
B. Danis-Weber B
C. Danis-Weber C
D. Pilon-tibiale-Fraktur
E. Laterorotationsbruch

32.170

Welche Therapie käme in diesem Fall in Frage?

A. Manuelle Reposition und Gips für 3 Monate
B. Spickdrahtosteosynthese
C. Zuggurtungsosteosynthese
D. Verplattung
E. Keine der genannten Methoden

32.171
32.172
32.173   32.11.4   Fragentyp F

Die nachfolgenden Röntgenbilder (Abb. 53 und 54) zeigen die AO-versorgte Malleolarfraktur einer 30jährigen Frau, die in einem Kaufhaus ausgerutscht und hingestürzt ist.

32.171

Welche Fraktur liegt vor?

A. Weber A-Fraktur
B. Weber A-Fraktur mit Abriß des Volkmann-Dreiecks
C. Weber B-Fraktur
D. Pilon-tibiale-Fraktur
E. Trimalleoläre Luxationsfraktur

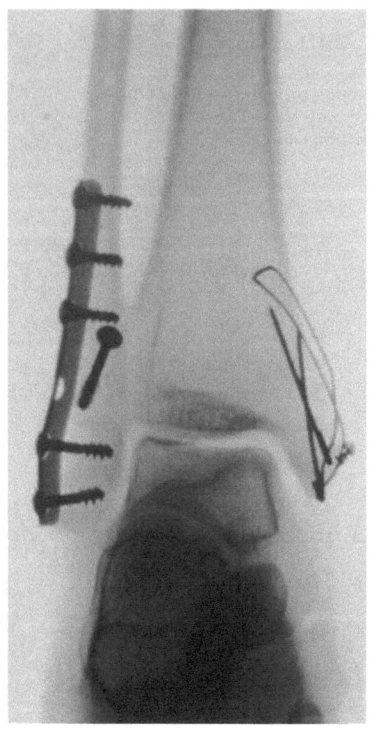 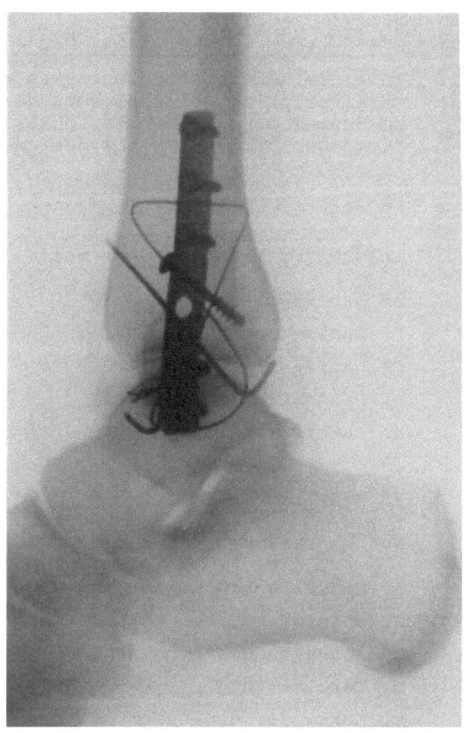

Abb. 53　　　　　　　　　　Abb. 54

32.172

Welche Aussagen über die operative Versorgung der in Abb. 53 und 54 dargestellten Fraktur sind richtig?

1) Für die Operation war ein Hautschnitt von ca. 10 cm Länge in Verlängerung der vorderen Tibiakante notwendig.
2) Die Fixation des medialen Malleolus erfolgte nach dem Prinzip der Zuggurtung.
3) Die Fibula liegt nicht in der Incisura tibiae.
4) Am lateralen Malleolus hat sich aus der kleinen Platte eine Schraube gelöst und liegt frei auf dem Knochen.
5) Die Fixation des lateralen Malleolus erfolgte vor der Fixation des medialen Malleolus.

Wählen Sie bitte die zutreffende Aussagenkombination.

A. Nur 1, 2, 3 und 5 sind richtig
B. Nur 2, 3 und 5 sind richtig
C. Nur 2 und 5 sind richtig
D. Nur 2, 3 und 4 sind richtig
E. Nur 1, 2, 4 und 5 sind richtig

32.173

Welche Nachbehandlung nach operativer Versorgung (Osteosynthese mit kleiner Platte, Cerclage, Bandnaht) dieser Fraktur würden Sie vorschlagen?

1) Redon-Drain am 2. postoperativen Tag ziehen.
2) Für 1 Woche postoperativ Unterschenkelgipslonguette und hochlagern.
3) Ab der 2. postoperativen Woche krankengymnastische Behandlung
4) Ab 2. Woche kein Gips, Fraktur ist belastungsstabil, voll arbeitsfähig.
5) Insgesamt 6 Wochen Unterschenkelgips, dann belastungsstabil.

Wählen Sie bitte die zutreffende Aussagenkombination.

A. Nur 1, 2, 3 und 5 sind richtig
B. Nur 1, 2 und 3 sind richtig
C. Nur 1 und 3 sind richtig
D. Nur 1, 2 und 4 sind richtig
E. Nur 2 und 4 sind richtig

32.174 32.11.4 Fragentyp D

Beurteilen Sie die in Abb. 55 gezeigte Fraktur. Es liegt eine

1) Fraktur infolge eines Supinationstraumas vor
2) Fraktur infolge eines Pronationstraumas vor
3) Weber-A-Fraktur vor
4) Ruptur des Lig. deltoideum vor
5) Weber B-Fraktur vor
6) Pilon-tibiale-Fraktur vor

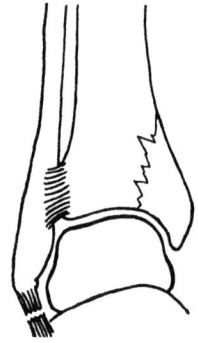

Abb. 55

Wählen Sie bitte die zutreffende Aussagenkombination.

A. Nur 6 ist richtig
B. Nur 1 und 4 sind richtig
C. Nur 2, 4 und 6 sind richtig
D. Nur 1 und 3 sind richtig
E. Nur 4 und 5 sind richtig

32.175 32.11.4 Fragentyp D

Die Therapie der Talusfraktur umfaßt folgende Grundsätze:

1) Bei dislozierten Frakturen ist eine unverzügliche Reposition anzustreben.
2) Die operative Fixation kann mit Spongiosaschrauben oder Bohrdraht erfolgen.
3) Bei konservativer Behandlung erfolgt Ruhigstellung in Gips für 4 Wochen und Nichtbelastung des Fußes für mindestens 12 Wochen.
4) Eine frühe Belastbarkeit nach Primärversorgung ist anzustreben.

Wählen Sie bitte die zutreffende Aussagenkombination.

A. Nur 1, 2 und 3 sind richtig
B. Nur 1, 2 und 4 sind richtig
C. Nur 1 und 4 sind richtig

D. Nur 3 ist richtig

E. Nur 2 und 3 sind richtig

32.176 32.11.4 Fragentyp D

Welche Aussagen über Frakturen im Mittelfußbereich sind richtig?

1) Frakturen im Mittelfußbereich werden meistens durch direkte Gewalteinwirkung verursacht.
2) Ermüdungsbrüche (Marschfrakturen) können am Metatarsale 2 - 4 vorkommen.
3) Bei der operativen oder konservativen Behandlung ist auf die Wiederherstellung des transversalen und longitudinalen Fußgewölbes zu achten.
4) Auf eine achsengerechte Stellung der Metatarsaleköpfchen muß geachtet werden.

Wählen Sie bitte die zutreffende Aussagenkombination.

A. Nur 1, 2 und 3 sind richtig

B. Nur 1, 2 und 4 sind richtig

C. Nur 1 und 4 sind richtig

D. Nur 2 und 3 sind richtig

E. Alle Aussagen sind richtig

32.177 32.11.4 Fragentyp C

Basisfrakturen des Os metatarsale V müssen in der Regel operativ (Drahtspickung oder Schraube) versorgt werden,

weil

Frakturen des Os metatarsale V durch den Ansatz des M. peronaeus brevis unter Zug stehen.

33. Verbandslehre

33.001   33   Fragentyp D

Zu den Verbänden bzw. Gipsverbänden an der oberen Extremität gehören der

1) Burri-Gips
2) Desault-Verband
3) Velpeau-Verband
4) Gilchrist-Verband
5) Sarmiento-Gips

Wählen Sie bitte die zutreffende Aussagenkombination.

A. Nur 2, 3 und 4 sind richtig
B. Nur 1, 2 und 3 sind richtig
C. Nur 2 und 5 sind richtig
D. Nur 1 und 2 sind richtig
E. Alle Aussagen sind richtig

33.002
33.003
33.004   33   Fragentyp B

Ordnen Sie den verschiedenen Verbandtypen der Liste 1 diejenigen Gelenke zu, die mit diesem Verband ruhiggestellt werden (Liste 2).

Liste 1	Liste 2
33.002 Desault-Verband	A. Ellbogen
33.003 Testudo-Verband	B. Ellbogen, Schulter
33.004 Velpeau-Verband	C. Handgelenk, Ellbogen
	D. Schultergelenk
	E. Keines der aufgeführten Gelenke

33.005
33.006   33   Fragentyp B

Ordnen Sie den Verbänden bzw. Schienen der Liste 1 diejenigen Gelenke der Liste 2 zu, die damit ruhiggestellt werden.

Liste 1

33.005 Blount-Verband
33.006 Frankfurter Schiene

Liste 2

A. Ellbogen und Handgelenk
B. Ellbogen
C. Schultergelenk
D. Schultergelenk, Handgelenk, Ellbogen
E. Keines der genannten Gelenke

33.007   33   Fragentyp D

Für die Gipsfixierung einer frischen Fraktur gilt:

1) Nach Anlegen des Gipsverbandes sollte die Extremität hochgelagert werden.
2) Ein geschlossener zirkulärer Gipsverband für die ersten 4 Tage stabilisiert die Fraktur am besten.
3) Der Gipsverband soll in der Regel die benachbarten Gelenke mit ruhigstellen.
4) Der Gipsverband muß belastungsstabil sein.

Wählen Sie bitte die zutreffende Aussagenkombination.

A. Nur 1 und 3 sind richtig
B. Nur 1, 3 und 4 sind richtig
C. Nur 1, 2 und 3 sind richtig
D. Nur 2 und 3 sind richtig
E. Alle Aussagen sind richtig

33.008　　　　　　　　33　　　　　　　　Fragentyp D

Eine Unterschenkelschaftfraktur soll nach der Fixation im Oberschenkelgips für 6 Tage mit einem Sarmiento-Gips versorgt werden.
Welche Aussagen über den Sarmiento-Gips sind richtig?

1) Beim Gipsanlegen müssen Knie- und Fußgelenk um 90° flektiert sein.
2) Die Zehen werden von der Gipsmodellierung ausgespart.
3) Es müssen die Femurkondylen, das Lig. patellae und das Tibiaplateau sorgfältig anmodelliert werden.
4) Der erhärtete Gips wird so zurechtgeschnitten, daß das Kniegelenk um 80° flektiert werden kann.

Wählen Sie bitte die zutreffende Aussagenkombination.

A. Nur 1, 2 und 3 sind richtig

B. Nur 2, 3 und 4 sind richtig

C. Nur 1, 3 und 4 sind richtig

D. Nur 1, 2 und 4 sind richtig

E. Nur 1 und 3 sind richtig

33.009
33.010　　　　　　　　33　　　　　　　　Fragentyp B

Ordnen Sie den Verbänden der Liste 1 die jeweils typischen Indikationen der Liste 2 zu.

　　Liste 1

33.009 Rucksackverband

33.010 Velpeau-Verband

　　Liste 2

A. Skapulafraktur ohne Beteiligung des Gelenks oder des Skapulahalses, nach reponierter Schulterluxation

B. Geschlossene Klavikularfraktur

C. Subkapitale Humerusfraktur mit in guter Stellung eingestauchtem Kopf, Abriß des Tuberculum majus bei älteren Patienten, postoperativ nach Akromioklavikularluxation

D. Gut reponierbare, distale, geschlossene Humerusfraktur ohne Begleitverletzungen und ohne Gelenkbeteiligung

E. Keine der genannten Indikationen

33.011	33	Fragentyp A

Welcher Gips wird folgendermaßen angelegt?

Nach Polsterung des Unterarms Anwinkeln von 2 Gipsbinden von distal nach proximal, wobei die distale Gipstour bis zu den Fingergrundgelenken reicht. Den Daumen in Opposition (Glasgriff) bis zum Endgelenk eingipsen. Verstärkung des Gipses mit volarer Gipslonguette und Komplettierung mit 1 - 2 Gipsbinden. Gutes Anmodellieren des noch feuchten Gipses in der Hohlhand, so daß Faustschluß der Finger noch möglich ist. Gipsspaltung und Umwickeln mit elastischen Binden.

A. Zirkulärer Unterarmgips
B. Navikulargips
C. Iselin-Gips
D. Steigbügelverband des Daumens
E. Dorsale Unterarmgipsschiene

33.012	33
	32.10.3	Fragentyp D

Die dorsale Unterarmgipsschiene wird angelegt bei

1) der stabilen, verkeilten, distalen Radiusfraktur, bei der eine Reposition nicht notwendig ist
2) nach ventral dislozierter Radiusschaftfraktur ohne Weichteilverletzung
3) Distorsionen des Daumens
4) Frakturen der Metakarpalia, die gut reponiert gehalten werden können
5) Navikularefrakturen

Wählen Sie bitte die zutreffende Aussagenkombination.

A. Nur 1 ist richtig
B. Nur 1 und 2 sind richtig
C. Nur 1, 2 und 5 sind richtig
D. Nur 4 und 5 sind richtig
E. Nur 3 und 4 sind richtig

Antwortenschlüssel

1. Topographische Anatomie

1.001	B	1.037	C	1.073	E
1.002	D	1.038	C	1.074	E
1.003	C	1.039	D	1.075	A
1.004	B	1.040	C	1.076	B
1.005	D	1.041	B	1.077	C
1.006	E	1.042	E	1.078	E
1.007	B	1.043	A	1.079	B
1.008	C	1.044	D	1.080	C
1.009	B	1.045	C	1.081	B
1.010	C	1.046	D	1.082	C
1.011	B	1.047	A	1.083	A
1.012	A	1.048	B	1.084	E
1.013	D	1.049	E	1.085	C
1.014	C	1.050	E	1.086	B
1.015	B	1.051	B	1.087	C
1.016	E	1.052	D	1.088	A
1.017	D	1.053	E	1.089	C
1.018	B	1.054	C	1.090	A
1.019	D	1.055	B	1.091	A
1.020	E	1.056	A	1.092	C
1.021	D	1.057	C	1.093	D
1.022	E	1.058	A	1.094	C
1.023	A	1.059	B	1.095	D
1.024	C	1.060	E	1.096	A
1.025	D	1.061	B	1.097	B
1.026	D	1.062	D	1.098	C
1.027	A	1.063	C	1.099	D
1.028	C	1.064	D	1.100	C
1.029	A	1.065	E	1.101	B
1.030	C	1.066	A	1.102	C
1.031	A	1.067	A	1.103	E
1.032	E	1.068	E	1.104	A
1.033	E	1.069	C	1.105	C
1.034	C	1.070	B	1.106	A
1.035	C	1.071	B	1.107	E
1.036	D	1.072	A		

2. Indikationen und Kontraindikationen des operativen Eingriffs

2.001	B	2.005	C	2.008	D
2.002	B	2.006	D	2.009	C
2.003	A	2.007	B	2.010	B
2.004	A				

3. Asepsis, Antisepsis, Hospitalismus

3.001	D	3.003	C	3.005	A
3.002	E	3.004	A		

4. Grundprinzipien der Operationstechnik

4.001	B	4.010	B	4.019	C
4.002	E	4.011	A	4.020	E
4.003	C	4.012	C	4.021	A
4.004	B	4.013	E	4.022	D
4.005	B	4.014	A	4.023	C
4.006	C	4.015	B	4.024	A
4.007	B	4.016	B	4.025	E
4.008	D	4.017	A	4.026	D
4.009	A	4.018	D		

5. Prinzipien der Vor- und Nachbehandlung bei operativen Eingriffen und bei Traumen

5.001	A	5.005	E	5.008	E
5.002	A	5.006	B	5.009	E
5.003	E	5.007	C	5.010	E
5.004	D				

6. Wundheilung und Wundbehandlung

6.001	B	6.007	C	6.012	B
6.002	C	6.008	A	6.013	C
6.003	B	6.009	D	6.014	A
6.004	A	6.010	D	6.015	A
6.005	D	6.011	A	6.016	E
6.006	A				

7. Pathophysiologische Grundlagen beim operativen Eingriff und Trauma

7.001	B	7.005	B	7.009	C
7.002	C	7.006	B	7.010	E
7.003	B	7.007	C	7.011	A
7.004	D	7.008	C	7.012	C

7.013 D	7.019 C	7.025 A
7.014 A	7.020 B	7.026 D
7.015 B	7.021 A	7.027 C
7.016 E	7.022 A	7.028 A
7.017 B	7.023 C	7.029 A
7.018 C	7.024 C	7.030 C

8. Chirurgische Infektionslehre

8.001 B	8.013 A	8.024 E
8.002 B	8.014 B	8.025 A
8.003 A	8.015 B	8.026 C
8.004 C	8.016 E	8.027 E
8.005 C	8.017 C	8.028 A
8.006 A	8.018 A	8.029 B
8.007 E	8.019 D	8.030 B
8.008 B	8.020 C	8.031 B
8.009 A	8.021 B	8.032 C
8.010 D	8.022 C	8.033 B
8.011 A	8.023 D	8.034 C
8.012 E		

9. Schock

9.001 C	9.004 E	9.007 E
9.002 D	9.005 A	9.008 B
9.003 C	9.006 E	9.009 D

10. Chirurgische Diagnostik, Klassifikation und Behandlung von Tumoren

10.001 E	10.011 E	10.021 C
10.002 E	10.012 C	10.022 A
10.003 B	10.013 C	10.023 E
10.004 B	10.014 D	10.024 D
10.005 A	10.015 B	10.025 C
10.006 A	10.016 A	10.026 E
10.007 D	10.017 B	10.027 E
10.008 E	10.018 A	10.028 E
10.009 D	10.019 C	10.029 D
10.010 D	10.020 D	10.030 E

11. Chirurgische Begutachtung

11.001 C	11.007 E	11.013 B
11.002 D	11.008 C	11.014 B
11.003 B	11.009 A	11.015 B
11.004 B	11.010 C	11.016 C
11.005 E	11.011 A	11.017 C
11.006 C	11.012 E	11.018 A

445

| 11.019 | A | 11.021 | B | 11.023 | A |
| 11.020 | E | 11.022 | A | | |

12. Kopf, Gehirn, Rückenmark und periphere Nerven

12.001	D	12.049	C	12.097	E
12.002	B	12.050	A	12.098	C
12.003	C	12.051	B	12.099	E
12.004	A	12.052	E	12.100	E
12.005	E	12.053	C	12.101	E
12.006	E	12.054	B	12.102	D
12.007	D	12.055	C	12.103	B
12.008	B	12.056	D	12.104	D
12.009	D	12.057	C	12.105	C
12.010	D	12.058	C	12.106	D
12.011	E	12.059	E	12.107	C
12.012	D	12.060	E	12.108	D
12.013	C	12.061	A	12.109	D
12.014	E	12.062	C	12.110	A
12.015	C	12.063	C	12.111	C
12.016	B	12.064	D	12.112	C
12.017	C	12.065	C	12.113	C
12.018	E	12.066	C	12.114	A
12.019	B	12.067	D	12.115	D
12.020	C	12.068	D	12.116	B
12.021	B	12.069	E	12.117	C
12.022	A	12.070	B	12.118	C
12.023	C	12.071	C	12.119	A
12.024	A	12.072	B	12.120	B
12.025	D	12.073	D	12.121	E
12.026	E	12.074	C	12.122	C
12.027	C	12.075	B	12.123	D
12.028	A	12.076	E	12.124	A
12.029	A	12.077	E	12.125	E
12.030	A	12.078	B	12.126	A
12.031	D	12.079	A	12.127	A
12.032	E	12.080	B	12.128	A
12.033	A	12.081	C	12.129	B
12.034	B	12.082	E	12.130	C
12.035	C	12.083	C	12.131	E
12.036	B	12.084	D	12.132	C
12.037	D	12.085	D	12.133	B
12.038	D	12.086	B	12.134	B
12.039	D	12.087	C	12.135	E
12.040	A	12.088	A	12.136	B
12.041	B	12.089	A	12.137	A
12.042	D	12.090	D	12.138	C
12.043	D	12.091	D	12.139	A
12.044	A	12.092	B	12.140	A
12.045	B	12.093	E	12.141	E
12.046	E	12.094	A	12.142	D
12.047	A	12.095	D	12.143	C
12.048	C	12.096	C	12.144	A

Antwortenschlüssel

Antwortenschlüssel

12.145	E	12.150	A	12.155	B
12.146	D	12.151	D	12.156	A
12.147	C	12.152	D	12.157	E
12.148	A	12.153	A	12.158	B
12.149	B	12.154	B	12.159	B

13. Thorax

13.001	C	13.017	A	13.033	C
13.002	C	13.018	B	13.034	A
13.003	B	13.019	C	13.035	B
13.004	D	13.020	D	13.036	E
13.005	D	13.021	B	13.037	B
13.006	A	13.022	D	13.038	D
13.007	D	13.023	B	13.039	A
13.008	D	13.024	D	13.040	A
13.009	D	13.025	C	13.041	E
13.010	A	13.026	C	13.042	B
13.011	B	13.027	B	13.043	B
13.012	A	13.028	C	13.044	A
13.013	E	13.029	D	13.045	E
13.014	B	13.030	D	13.046	A
13.015	B	13.031	E	13.047	E
13.016	B	13.032	B		

14. Herz

14.001	E	14.013	B	14.024	C
14.002	D	14.014	B	14.025	B
14.003	D	14.015	E	14.026	D
14.004	B	14.016	E	14.027	E
14.005	E	14.017	C	14.028	D
14.006	B	14.018	D	14.029	E
14.007	C	14.019	C	14.030	D
14.008	C	14.020	A	14.031	C
14.009	E	14.021	D	14.032	A
14.010	D	14.022	D	14.033	B
14.011	C	14.023	C	14.034	D
14.012	A				

15. Gefäße

15.001	D	15.010	E	15.019	D
15.002	A	15.011	D	15.020	B
15.003	C	15.012	B	15.021	A
15.004	C	15.013	B	15.022	A
15.005	B	15.014	D	15.023	D
15.006	D	15.015	C	15.024	E
15.007	D	15.016	B	15.025	E
15.008	B	15.017	E	15.026	D
15.009	C	15.018	C	15.027	B

15.028	B	15.037	D	15.045	B
15.029	A	15.038	B	15.046	E
15.030	D	15.039	D	15.047	E
15.031	E	15.040	C	15.048	D
15.032	C	15.041	B	15.049	C
15.033	A	15.042	B	15.050	A
15.034	C	15.043	A	15.051	C
15.035	A	15.044	B	15.052	B
15.036	D				

16. Gesicht und Mundhöhle

16.001	E	16.006	E	16.011	C
16.002	A	16.007	D	16.012	D
16.003	B	16.008	A	16.013	D
16.004	C	16.009	B	16.014	C
16.005	B	16.010	B		

17. Hals

17.001	C	17.013	D	17.025	E
17.002	A	17.014	C	17.026	A
17.003	A	17.015	C	17.027	B
17.004	D	17.016	C	17.028	C
17.005	A	17.017	B	17.029	E
17.006	C	17.018	E	17.030	B
17.007	A	17.019	C	17.031	B
17.008	D	17.020	B	17.032	D
17.009	C	17.021	B	17.033	E
17.010	A	17.022	C	17.034	C
17.011	E	17.023	E	17.035	E
17.012	B	17.024	C	17.036	B

18. Brustdrüse

18.001	C	18.009	C	18.017	C
18.002	C	18.010	A	18.018	A
18.003	E	18.011	B	18.019	E
18.004	E	18.012	E	18.020	D
18.005	E	18.013	D	18.021	E
18.006	E	18.014	C	18.022	D
18.007	C	18.015	D	18.023	B
18.008	C	18.016	E		

19. Speiseröhre

19.001	C	19.005	B	19.009	B
19.002	D	19.006	E	19.010	D
19.003	A	19.007	C	19.011	C
19.004	A	19.008	D	19.012	B

19.013 D	19.020 C	19.027 C
19.014 B	19.021 B	19.028 A
19.015 A	19.022 C	19.029 C
19.016 B	19.023 A	19.030 B
19.017 C	19.024 A	19.031 C
19.018 B	19.025 B	19.032 D
19.019 A	19.026 B	

20. Zwerchfell

20.001 D   20.002 A

21. Magen, Duodenum

21.001 A	21.011 E	21.021 E
21.002 C	21.012 D	21.022 E
21.003 C	21.013 E	21.023 E
21.004 B	21.014 D	21.024 E
21.005 D	21.015 C	21.025 C
21.006 B	21.016 C	21.026 E
21.007 B	21.017 A	21.027 B
21.008 A	21.018 B	21.028 A
21.009 A	21.019 A	21.029 B
21.010 E	21.020 D	21.030 E

22. Dünndarm

22.001 E	22.006 E	22.010 B
22.002 D	22.007 E	22.011 E
22.003 C	22.008 B	22.012 A
22.004 E	22.009 B	22.013 C
22.005 C		

23. Kolon

23.001 C	23.011 E	23.020 A
23.002 C	23.012 E	23.021 D
23.003 B	23.013 B	23.022 D
23.004 D	23.014 A	23.023 D
23.005 C	23.015 D	23.024 B
23.006 E	23.016 A	23.025 C
23.007 A	23.017 A	23.026 A
23.008 E	23.018 B	23.027 B
23.009 A	23.019 B	23.028 D
23.010 B		

24. Rektum und Anus

24.001 A	24.010 C	24.018 D
24.002 E	24.011 D	24.019 E
24.003 D	24.012 D	24.020 C
24.004 C	24.013 A	24.021 A
24.005 E	24.014 A	24.022 A
25.006 D	24.015 A	24.023 A
24.007 A	24.016 C	24.024 E
24.008 E	24.017 B	24.025 A
24.009 B		

25. Akutes Abdomen, Peritonitis und Ileus

25.001 A	25.016 D	25.031 A
25.002 C	25.017 D	25.032 E
25.003 B	25.018 E	25.033 C
25.004 D	25.019 E	25.034 B
25.005 B	25.020 A	25.035 B
25.006 E	25.021 B	25.036 C
25.007 C	25.022 C	25.037 C
25.008 E	25.023 A	25.038 B
25.009 E	25.024 A	25.039 B
25.010 D	25.025 A	25.040 C
25.011 C	25.026 D	25.041 A
25.012 B	25.027 B	25.042 B
25.013 B	25.028 C	25.043 C
25.014 B	25.029 D	25.044 E
25.015 E	25.030 E	

26. Leber

26.001 A	26.005 A	26.009 D
26.002 D	26.006 C	26.010 C
26.003 B	26.007 D	26.011 E
26.004 D	26.008 E	

27. Gallenblase und Gallenwege

27.001 E	27.006 E	27.010 A
27.002 E	27.007 D	27.011 A
27.003 E	27.008 D	27.012 B
27.004 B	27.009 E	27.013 A
27.005 E		

28. Pankreas

28.001 C	28.004 C	28.007 B
28.002 E	28.005 A	28.008 E
28.003 E	28.006 B	28.009 C

Antwortenschlüssel

28.010	D	28.014	E	28.018	B
28.011	E	28.015	C	28.019	E
28.012	A	28.016	A	28.020	A
28.013	C	28.017	A	28.021	A

29. Nebenniere

| 29.001 | B | 29.003 | C | 29.005 | B |
| 29.002 | D | 29.004 | A | 29.006 | E |

30. Milz

| 30.001 | B | 30.003 | B | 30.005 | A |
| 30.002 | A | 30.004 | E | | |

31. Hernien, Hydrozelen

31.001	A	31.006	D	31.010	D
31.002	D	31.007	D	31.011	D
31.003	E	31.008	E	31.012	C
31.004	B	31.009	A	31.013	D
31.005	D				

32. Unfallheilkunde

32.001	A	32.026	B	32.051	D
32.002	B	32.027	B	32.052	A
32.003	B	32.028	C	32.053	B
32.004	C	32.029	B	32.054	A
32.005	D	32.030	A	32.055	E
32.006	E	32.031	C	32.056	B
32.007	C	32.032	B	32.057	D
32.008	C	32.033	E	32.058	C
32.009	C	32.034	A	32.059	C
32.010	E	32.035	D	32.060	C
32.011	B	32.036	C	32.061	A
32.012	D	32.037	D	32.062	E
32.013	A	32.038	D	32.063	D
32.014	D	32.039	D	32.064	B
32.015	D	32.040	A	32.065	C
32.016	D	32.041	B	32.066	A
32.017	A	32.042	A	32.067	C
32.018	C	32.043	B	32.068	B
32.019	B	32.044	A	32.069	B
32.020	D	32.045	B	32.070	A
32.021	C	32.046	C	32.071	B
32.022	A	32.047	D	32.072	A
32.023	C	32.048	C	32.073	B
32.024	E	32.049	C	32.074	A
32.025	D	32.050	C	32.075	C

32.076	E	32.110	C	32.144	B
32.077	D	32.111	E	32.145	B
32.078	D	32.112	A	32.146	C
32.079	C	32.113	D	32.147	C
32.080	D	32.114	A	32.148	C
32.081	A	32.115	A	32.149	E
32.082	A	32.116	C	32.150	D
32.083	E	32.117	C	32.151	D
32.084	B	32.118	A	32.152	D
32.085	D	32.119	C	32.153	A
32.086	D	32.120	E	32.154	E
32.087	C	32.121	B	32.155	B
32.088	E	32.122	A	32.156	C
32.089	B	32.123	E	32.157	D
32.090	E	32.124	D	32.158	D
32.091	D	32.125	E	32.159	B
32.092	B	32.126	C	32.160	A
32.093	A	32.127	D	32.161	D
32.094	E	32.128	D	32.162	A
32.095	D	32.129	A	32.163	E
32.096	D	32.130	B	32.164	B
32.097	B	32.131	A	32.165	D
32.098	C	32.132	B	32.166	C
32.099	E	32.133	C	32.167	A
32.100	A	32.134	D	32.168	D
32.101	B	32.135	D	32.169	C
32.102	E	32.136	A	32.170	D
32.103	B	32.137	E	32.171	C
32.104	D	32.138	B	32.172	C
32.105	E	32.139	D	32.173	A
32.106	D	32.140	A	32.174	D
32.107	B	32.141	B	32.175	A
32.108	D	32.142	C	32.176	E
32.109	E	32.143	D	32.177	A

33. Verbandslehre

33.001	A	33.005	B	33.009	B
33.002	B	33.006	E	33.010	A
33.003	C	33.007	A	33.011	B
33.004	A	33.008	B	33.012	A

Anhang:
Fragen des Instituts
für Medizinische und Pharmazeutische
Prüfungsfragen (IMPP) in Mainz

1	1.3.1

Welche Aussage trifft zu?
Bei einem Mammakarzinom im oberen inneren Quadranten bilden die folgenden regionären Lymphknotengruppen die erste Station der lymphogenen Metastasierung:

(A) subklavikuläre Lymphknoten
(B) axilläre Lymphknoten
(C) skapuläre Lymphknoten
(D) anteriore pektorale Lymphknoten
(E) parasternale Lymphknoten

2	2.1

Ein ärztlich-operativer Eingriff ohne ausreichende Aufklärung des einwilligungsfähigen Patienten stellt eine Körperverletzung dar, selbst wenn er mit Zustimmung des Patienten erfolgt,

weil

der einen operativen Eingriff ausführende Arzt einen einwilligungsfähigen Patienten verständlich und umfassend aufklären muß, damit dessen Einwilligung rechtswirksam ist.

3 4 5	2.2.2

Ordnen Sie bitte dem in Liste 1 angegebenen Begriff die zugehörige Form der chirurgischen Indikation (Liste 2) zu.

Liste 1

3 Ösophagusatresie
4 Leistenhernie
5 Vergrößerter Halslymphknoten

Liste 2

a) absolute Indikation
b) relative Indikation
c) prophylaktische Indikation
d) diagnostische Indikation
e) kosmetische Indikation

6	3.1

Welche Aussage über Sterilisationsvorgänge von chirurgischen Instrumenten trifft nicht zu?

(A) Das Auskochen bietet sich als geeignete Sterilisationsmethode an, wenn die Instrumente mindestens 1 h bei 100 °C bleiben.

(B) Mit einem 15% Äthylenoxyd - 85% CO_2-Gemisch ist bei einem Druck von 6,5 bar (650 kPa) und 55°C eine Sterilisation optischer Instrumente und elektrischer Geräte möglich.

(C) Autoklaven sind Sterilisationsgeräte, bei denen Dampf zur Erzielung höherer Temperaturen unter Druck gebracht wird.

(D) Die von der Industrie gelieferten Einmalartikel sind in der Regel mit γ-Strahlen sterilisiert.

(E) Bei Heißluftsterilisation ist eine Temperatur von 100°C nicht ausreichend.

7	3.1
	3.2

Beurteilen Sie folgende Aussagen zur Sterilisation und Desinfektion:

(1) Die Heißluftsterilisation erfordert bei gleicher Einwirkungszeit höhere Temperaturen als die Autoklavierung (z.B. 180°C : 120°C).

(2) Instrumente sollen bei der Autoklavierung unverpackt, bei der Äthylenoxidbehandlung dagegen immer verpackt sterilisiert werden.

(3) Desinfektionsmaßnahmen sind stets so vorzunehmen, daß unabhängig von der präsenten Keimflora alle pathogenen Mikroorganismen (Bakterien, Viren, Pilze) inaktiviert werden.

(4) Thermische Desinfektionsmaßnahmen erfordern wegen der Resistenz der Sporen von Clostridium tetani und Clostridium perfringens Dampftemperaturen von über 120°C (bei 30 min Einwirkungszeit).

(A) nur 1 ist richtig

(B) nur 1 und 2 sind richtig

(C) nur 1 und 3 sind richtig

(D) nur 2 und 4 sind richtig

(E) nur 1, 2 und 4 sind richtig

8	3.2

Welchen Zweck verfolgt die hygienische Händedesinfektion?

(1) Abtötung der residenten Hautflora
(2) Abtötung von Keimen der transienten Hautflora
(3) Vorbereitung zur Operation
(4) Abtötung aller vegetativen Hautkeime

(A) nur 1 ist richtig
(B) nur 2 ist richtig
(C) nur 2 und 3 sind richtig
(D) nur 1, 2 und 4 sind richtig
(E) 1 - 4 = alle sind richtig

9	3.3

Welche der genannten Erreger spielen zur Zeit eine sehr große Rolle bei Hospitalismus?

(1) Streptococcus faecalis
(2) Pseudomonas aeruginosa
(3) Staphylococcus aureus
(4) Aspergillus fumigatus
(5) Klebsiella species

(A) nur 1 und 3 sind richtig
(B) nur 1 und 4 sind richtig
(C) nur 2, 3 und 5 sind richtig
(D) nur 1, 2, 4 und 5 sind richtig
(E) 1 - 5 = alle sind richtig

10   4.3.7

Welche der genannten Methoden der Hautverpflanzung
eignet sich zur Rekonstruktion der Nase?

(A) Crosslegplastik

(B) Spalthautlappen

(C) Wolfe-Krause-Lappen

(D) Rundstiellappen

(E) Z-Plastik

11   5.1.2

Welche Aussage trifft zu?
Welche der folgenden Infusionslösungen ist bei Magenausgangsstenose mit längerdauerndem Erbrechen zunächst
angezeigt?

a) hypertone Glukoselösung

b) Dextran

c) Ringer-Lösung

d) 5%ige Glukose

e) Aminosäurelösung

12   5.1.3

Welche Aussage(n) zur medikamentösen Thromboseprophylaxe
trifft (treffen) zu?

(1) Die Anwendung von Dextran ist wegen der Gefahr der
    Kreislaufbelastung postoperativ kontraindiziert.

(2) Zur Beherrschung heparinbedingter Blutung muß
    Prothrombinkonzentrat verabreicht werden.

(3) Kumarinderivate dürfen nur parenteral verabreicht
    werden.

(4) In der postoperativen Phase hat sich eine hoch-
    dosierte Heparinisierung mit 30 - 40 000 E/Tag
    als beste Prophylaxe erwiesen.

(5) Kumarinbedingte Blutungen im Operationsgebiet
    werden durch Protaminsulfat gestillt.

(A) Keine der Aussagen trifft zu.
(B) nur 1 ist richtig
(C) nur 3 und 5 sind richtig
(D) Nur 2, 4 und 5 sind richtig
(E) nur 1, 2, 3 und 4 sind richtig

---

13   5.1.3

Eine medikamentöse Thromboseprophylaxe mit Antikoagulanzien ist postoperativ grundsätzlich kontraindiziert,

weil

Antikoagulanziengaben postoperativ ein nicht zu verantwortendes Blutungsrisiko darstellen.

---

14   5.2.2

Welche Aussage trifft zu?
Bei einem jungen Mann mit einer Gehirnerschütterung, Brustkorbprellung und Oberschenkelbruch rechts entwickelt sich 3 Tage nach dem Unfall eine zunehmende Ateminsuffizienz und Somnolenz. An der Haut sind petechiale Blutungen erkennbar.
Die wahrscheinlichste Diagnose lautet:

a) Verbrauchskoagulopathie mit Blutungsneigung
b) Fettembolie
c) Epidurales Hämatom
d) multiple kleine Lungenembolien
e) Kontusionspneumonie

15	5.2.2

Welche Aussage trifft zu?
Ein Bauarbeiter wird wegen einer Oberschenkelschaftfraktur mit Schürfwunden der Haut durch eine Extensionsbehandlung versorgt. Drei Tage nach Beginn der Behandlung treten folgende Symptome auf:
Diffuse Schweißausbrüche, nestelnde Bewegungen der Finger und Hände, Tremor von Fingern und Händen, optische und akustische Sinnestäuschungen.
Welche Diagnose ist am wahrscheinlichsten?

a) Schüttelfrost bei Sekundärinfektion
b) Fettembolie
c) Arteriosklerose
d) Alkoholentzugsdelir
e) beginnender Wundstarrkrampf

16	6.2.1

Die primäre Wundheilung wird durch folgende Vorgänge charakterisiert:

1. Ausfällung von Fibrin
2. Austritt von Lymphe und Leukozyten aus Lymphspalten und Kapillaren in die Wunde
3. Bildung von Eiter aus Gewebstrümmern und Leukozyten
4. Einwachsen von Kapillaren in die Fibrinschicht
5. Epithelisierung

a) 2 und 3 sind richtig
b) 4 und 5 sind richtig
c) 2, 4 und 5 sind richtig
d) 1, 2, 4 und 5 sind richtig
e) 1 - 5 = alle sind richtig

17	6.2.1

Welche Aussage über die Wundheilung trifft nicht zu?

a) In der proliferativen Wundheilungsphase werden Fibroblasten durch Fibrinniederschläge ersetzt.

b) Die Reißfestigkeit ist weitgehend abhängig vom Grad der Kollagenproduktion und steigt unter normalen Bedingungen vom 4. - 14. Tag an.
c) Sehnennähte beanspruchen einen wesentlich längeren Zeitraum bis zum Eintritt einer ausreichenden mechanischen Belastungsfähigkeit als Hautnähte.
d) Wundkontraktion bei sekundärer Wundheilung bewirkt, daß nach abgeschlossener Heilung die eigentliche Narbe kleiner ist als der ursprüngliche Gewebsdefekt.
e) Narbenkeloide können neben kosmetischen auch zu schweren funktionellen Störungen führen.

18 6.2.2

Welche Aussage trifft zu?
Bei den Wundwärzchen (Granula) im Rahmen einer Sekundärheilung handelt es sich um

a) kleine Fibrinpfröpfe im Stadium der Organisation
b) Blutschorf
c) Gefäßschlingen, die von jugendlichen Bindegewebszellen umgeben sind
d) Leukozytenkonglomerate
e) kleine Keloidnarben

19 6.2.2

Die Wundheilung kann verzögert werden durch

1. Infektion des Wundgebietes
2. Minderdurchblutung
3. Bewegungen
4. Eiweißmangel (z.B. nach Verbrennungen)

a) 1 und 2 sind richtig
b) 1 und 4 sind richtig
c) 2 und 4 sind richtig
d) 1, 3 und 4 sind richtig
e) alle sind richtig

20 6.2.2

Welches Medikament stört die Wundheilung?

a) Vitamin C
b) Glukortikoide
c) Albumin
d) Vitamin B
e) Keines der Genannten

21 6.3

Welche Aussage trifft zu?
Welche Maßnahme ist bei der Behandlung einer frischen
größeren Wunde am Unterschenkel entbehrlich?

a) lokale Antibiotikabehandlung
b) Ruhigstellung
c) Tetanusprophylaxe
d) Exzision der Wundränder
e) Desinfektion der Wundränder

22 6.3

Welche Aussage trifft nicht zu?
Zur ärztlichen Versorgung einer frischen Weichteilverletzung gehören:

a) Ausschneidung der Wunde
b) Wundverschluß
c) Tetanusprophylaxe
d) Ruhigstellung des verletzten Körperteils
e) Salbenverband

23 6.3

Welche Aussage trifft zu?
Das Débridement (Wundtoilette) einer frischen Wunde
erfolgt am geeignetsten durch

a) Enzyme
b) Elektrokauterisation
c) Spülung mit Kochsalz und lokale Antibiotikabehandlung
d) Exzision mit Skalpell
e) bei einer frischen Wunde ist kein Débridement notwendig, sondern nur Antibiotikabehandlung erforderlich

24   7.1.1
___

Eine hypertone Dehydratation nach langdauernder intensiver Entwässerungstherapie ist gekennzeichnet durch

1. erhöhten Hämatokritwert
2. erhöhte Serumnatriumwerte
3. hohes spezifisches Gewicht des Urins
4. verminderte Diurese

a) 1 und 2 sind richtig
b) 1 und 4 sind richtig
c) 3 und 4 sind richtig
d) 2, 3 und 4 sind richtig
e) 1 - 4 = alle sind richtig

25   7.1.1
___

Ein Erwachsener benötigt innerhalb von 24 h postoperativ mindestens 40 ml Wasser/kg Körpergewicht (korrigierter Basisbedarf),

weil

der Korrekturbedarf (Flüssigkeitsverluste durch Fieber, Drainagen usw.) durchschnittlich mit 30 ml Wasser/kg Körpergewicht veranschlagt wird.

26	7.1.2

Welche Aussage trifft nicht zu?
Als Ursache einer postoperativen metabolischen Azidose kommen in Betracht:

(A) gastraler Sekretverlust

(B) intestinaler Sekretverlust

(C) Diabetes mellitus

(D) Niereninsuffizienz

(E) Mehranfall von Laktat

27	7.1.3

Eine postoperative katabole Stoffwechsellage ist charakterisiert durch

1. Abbau körpereigener Gewebe durch Proteolyse
2. erhöhte Kaliumverluste im Urin
3. Glykogenolyse und Glukoneogenese
4. negative Stickstoffbilanz
5. endogene Wasserfreisetzung

a) 1 und 2 sind richtig

b) 1, 4 und 5 sind richtig

c) 2, 3 und 4 sind richtig

d) 3, 4 und 5 sind richtig

e) 1 - 5 = alle sind richtig

28	8.1.1

Welche Aussage über die Tollwuterkrankung trifft nicht zu?

a) Nach Ausbruch der Erkrankung beim Menschen ist eine spezifische Therapie nicht mehr erfolgreich.

b) Bereits bei begründetem Verdacht muß eine Tollwutschutzimpfung durchgeführt werden.

c) Die Behandlung geschieht durch hochdosierte Antibiotikagabe.

d) Die Diagnose ist möglich durch den Nachweis von
   Negrikörperchen in Ganglienzellen des Hirns erkrankter Tiere.
e) Die Inkubationszeit kann bis zu 60 Tagen oder darüber
   betragen.

29	8.3

Der Nachweis von Clostridium perfringens in einer Wunde
ist in der Regel bedeutungslos,

weil

die Ausbildung des spezifischen Krankheitsbildes "Gas-
oedem" an ganz bestimmte Milieubedingungen gebunden ist.

30	8.3

Die Prognose der Gasbrandinfektion wurde seit Anwendung
der hyperbaren Oxygenierung verbessert,

weil

durch die Behandlung des Gasbrandes mit hyperbarem
Sauerstoff die gefürchtete Atemlähmung verhindert wird.

31	8.4

Welche Aussage trifft zu?
Die Behandlung einer nachgewiesenen Aktinomykose erfolgt
nach folgenden Grundsätzen:

a) Breite operative Eröffnung und Nachbehandlung mit
   Nystatin
b) Immunsuppressive Therapie über 3 Wochen
c) Hochdosierte Antibiotikatherapie, ggf.
   kombiniert mit Abszeßdrainage
d) Radikale Exzision des Krankheitsherdes unter Mitnahme infizierter Lymphknoten
e) Kombinationsbehandlung mit Antisera und Amphotericin

32 8.4

Welche Aussage trifft zu?
Die Aktinomykose beim Menschen ist am häufigsten lokalisiert in

a) den Halsweichteilen

b) dem Zentralnervensystem

c) dem Darm

d) der Lunge

e) der Leber

33 8.7

Welche Aussage trifft zu?
Sie stellen bei einem Kranken mit einer schmerzhaften Schwellung eines Kniegelenks eine Eiterung im Kniegelenk fest.
Hierbei handelt es sich um

a) eine Phlegmone

b) einen Abszeß

c) eine Osteomyelitis

d) ein Empyem

e) Keine der Aussagen ist richtig

34 8.7

Welche Aussage trifft zu?
Die definitive Behandlung eines Karbunkels erfolgt am besten durch

a) Längsschnitt

b) Exzision aller Nekrosen

c) Stichinzision

d) Querschnitt

e) Zugsalbenverband

35	8.7

Der Karbunkel ist im Nacken besonders häufig,

weil

der Karbunkel eine Streptokokkeninfektion von Haarbälgen darstellt.

36	
37	8.7

Charakterisieren Sie mit Hilfe der Liste 2 folgende Einzelbilder (Liste 1) der pyogenen Infektion:

Liste 1   Liste 2

36 Fortschreitende Zellgewebsentzündung ohne Bildung eines Granulationswalls

a) Abszeß
b) Phlegmone

37 Fortschreitende Streptokokkeninfektion der Hautlymphspalten

c) Furunkel
d) Erysipel
e) Empyem

38	8.7

Welche Form des Milzbrandes ist beim Menschen die häufigste?

a) Milzbrandmeningitis
b) Lebermilzbrand
c) Hautmilzbrand
d) Darmmilzbrand
e) Lungenmilzbrand

39	8.7

Welche der folgenden Aussagen trifft nicht zu?

a) Abszeß   = durch Granulationsgewebe abgegrenzter Eiterherd
b) Empyem   = Eiteransammlung in präfomierten Höhlen
c) Phlegmone = durch eine Membran abgegrenzte Entzündung
d) Furunkel   = von einer Haarbalgdrüse ausgehende eitrige Entzündung
e) Karbunkel = multiple konfluierende eitrige Nekrosen der Subkutis

40	9.1.1

Bei langsamer Blutung, wie z.B. bei gastrointestinaler Sickerblutung wird ein größerer Blutverlust (ca. 25% des zirkulierenden Gesamtvolumens) vertragen, ehe ein Blutdruckabfall eintritt,

weil

bei langsamer Blutung der transkapilläre Flüssigkeitseinstrom vom interstitiellen Raum her einen gewissen Volumenersatz bewirkt und gleichzeitig der periphere Gefäßwiderstand ansteigt.

41	9.1.1

Welche Aussage trifft nicht zu?
Die Verminderung des Stromzeitvolumens ist den Spätstadien aller Schockformen gemeinsam. Folgende pathophysiologischen Vorgänge sind hieran beteiligt:

a) akuter Anstieg des Lungengefäßwiderstandes
b) Verminderung des Herzschlagvolumens
c) Verminderung des venösen Rückstroms
d) Zunahme des peripheren Gesamtwiderstandes
e) Abnahme des zirkulierenden Blutvolumens

42	9.1.2

Bei schwerem septischem Schock tritt ein Abfall der Fibrinogenkonzentration ein,

weil

im schweren Schock der Fibrinogenkatabolismus gegenüber dem Fibrinogenanabolismus überwiegt.

43	9.1.2
	9.1.1

Beim manifesten Schock beachtet man häufig eine Tachypnoe,

weil

durch die Tachypnoe beim manifesten Schock die metabolische Azidose kompensiert werden soll.

44	9.2.1

Im kardiogenen Schock vergrößert sich die Differenz zwischen Körperkern- und Körperschalentemperatur,

weil

im kardiogenen Schock als Folge der verminderten Durchblutung in der Peripherie die Hauttemperatur sinkt.

45	9.2.2

Beim protrahierten Schock mit erhaltener Nierentätigkeit ist eine Infusion mit niedermolekularem Dextran (Rheomacrodex) angezeigt,

weil

niedermolekulares Dextran (Rheomacrodex) die Blutbahn schneller wieder verläßt als höhermolekulares Dextran (Maxrodex).

46	9.2.2

Im schweren Schock dient Heparin der Unterbrechung des intravaskulären Gerinnungsvorgangs,

weil

Heparin die Serotoninfreisetzung aus den Plättchenaggregaten hemmt.

47	9.2.2

Welche Aussage trifft zu?
Die stündliche Urinausscheidung eines Erwachsenen während der Schocktherapie sollte mindestens betragen:

(A) 10 ml/h
(B) 30 ml/h
(C) 50 ml/h
(D) 70 ml/h
(E) 90 ml/h

48	9.2.2

Während der kontrollierten Beatmung ist die Kontrolle der Blutgaspartialdrücke notwendig,

weil

trotz Hyperventilation eine arterielle Hypoxämie bestehen kann.

49	9.3

Welche Aussage trifft nicht zu?
Welcher der folgenden Befunde spricht nach einer Operation für einen Volumenmangel?

a) Blutdruck von 90 mm Hg systolisch
b) Trockene Zunge

c) Erniedrigter zentraler Venendruck
d) Gestaute Venen
e) Hb-Wert von 7 g% (4,3 mmol/l)

---

50   9.3

Bei langsamer Blutung, wie z.B. bei gastrointestinaler Sickerblutung, wird ein größerer Blutverlust (ca. 25% des zirkulierenden Gesamtvolumens) vertragen, ehe ein Blutdruckabfall eintritt,

weil

bei langsamer Blutung der transkapilläre Flüssigkeitseinstrom vom interstitiellen Raum her einen gewissen Volumenersatz bewirkt und gleichzeitig der periphere Gefäßwiderstand ansteigt.

---

51   10.4

Welche Antwort trifft zu?
Bei der Klassifizierung eines Mammakarzinoms im TNM-System bedeutet T_2

(A) Tumor < 1 cm
(B) Tumor > 2 cm
(C) Tumor mit palpablen verschieblichen Lymphknoten
(D) Tumor von harter Konsistenz
(E) Tumor nur an der Brustwand fixiert

---

52   10.5

Welches der nachstehenden Karzinome hat in der Regel nach Radikaloperation die beste Prognose?

(A) Bronchialkarzinom
(B) Pankreaskopfkarzinom
(C) Ösophaguskarzinom
(D) Magenkarzinom
(E) Sigmakarzinom

53 10.5

Für welche der genannten Geschwulste ist die Enukleation oder lokale Exzision nicht radikal genug?

(A) Naevus naevocellularis der Haut

(B) gestielter Dickdarmpolyp mit Proliferationstendenz

(C) Fibroadenom der Brustdrüse

(D) szirrhöses Mikrokarzinom der Brustdrüse

(E) autonomes Adenom der Schilddrüse

54 10.5

Bei einem stenosierenden Antrumkarzinom des Magens mit vereinzelten kleinen Lebermetastasen wurde eine subtotale Magenresektion unter Mitnahme des großen Netzes durchgeführt. Welches wäre die treffendste Bezeichnung für diesen Eingriff?

(A) Resektion en bloc

(B) Kontinuitätsresektion

(C) Palliativresektion

(D) Radikaloperation

(E) Tumorexstirpation

55 10.6

Welche Aussage trifft zu?
Welche Behandlungsmethode kommt für das nicht infiltrierend wachsende Konvexitätsmeningeom in Betracht?

(A) nur Bestrahlung

(B) nur Exstirpation

(C) nur Entlastungstrepanation

(D) Bestrahlung und Zytostatika

(E) Exstirpation und Bestrahlung

56	10.6

Welche Aussage trifft zu?
Die Strahlenbehandlung ist gewöhnlich der erste therapeutische Schritt bei

(A) Chorionkarzinomen
(B) Meningeosarkomen
(C) Schilddrüsenkarzinomen
(D) Vaginalkarzinomen
(E) Fibrosarkomen

57	10.6

Die Tumorlokalisation beeinflußt die Art der Therapie (Operation oder Strahlenbehandlung) beim Ösophaguskarzinom nicht,

weil

die Operation beim Ösophaguskarzinom immer die Methode der Wahl ist.

58	10.6

Bei lokalisierten malignen Lymphomen in den Lymphknoten des Körperstamms ist die Strahlenbehandlung einer Operation gewöhnlich vorzuziehen,

weil

eine vollständige operative Entfernung aller Lymphknoten des Körperstamms nicht möglich ist.

59	10.6

Die Strahlenbehandlung des Stimmlippenkarzinoms im Stadium I (T_1) ist der operativen Behandlung gleichwertig,

weil

die Zahl der Lokalrezidive und die Überlebensraten annähernd gleich sind.

60 10.6

Die zur Beherrschung eines bösartigen Tumors notwendige Strahlendosis ist von mehreren Faktoren abhängig:

(1) der Größe des Tumors
(2) der Histologie
(3) dem Malignitätsgrad
(4) der Fraktionierung der Dosis
(5) der Sauerstoffversorgung (Durchblutung) des Tumors

(A) nur 3 und 4 sind richtig
(B) nur 1, 2 und 4 sind richtig
(C) nur 1, 2, 3 und 4 sind richtig
(D) nur 2, 3, 4 und 5 sind richtig
(E) 1 - 5 = alle sind richtig

61 11.1

Welche Aussage trifft zu?
Die Mittel für die gesetzliche Unfallversicherung werden in der BRD aufgebracht

(A) durch eine Umlage der allgemeinen Rentenversicherung
(B) durch Beiträge, die Arbeitgeber und Arbeitnehmer zu gleichen Teilen leisten
(C) allein durch Beiträge der Arbeitnehmer
(D) Beiträge der Arbeitnehmer, ergänzt durch Zuschüsse des Staates
(E) allein durch Beiträge der Arbeitgeber

62 11.2

Die Begutachtung der Berufsunfähigkeit (im Rentenrecht) fordert vom Arzt eine Gegenüberstellung der Fähigkeiten des Rente begehrenden Versicherten mit denen eines gesunden Versicherten ähnlicher Ausbildung,

weil

Voraussetzung für die Gewährung einer Berufsunfähigkeitsrente ist, daß der Versicherte nur drei Viertel der Leistung eines Gesunden erbringen kann.

63	11.2

Welche Aussage trifft nicht zu?
Die Bundesknappschaft als Träger der Unfallversicherung der im Bergbau Beschäftigten hat folgende Aufgaben:

(A) Zahlung von Renten bei Berufs- und Erwerbsunfähigkeit

(B) Herausgabe und Überwachung der Einhaltung von Unfallverhütungsvorschriften

(C) Umschulung von durch Arbeitsunfall oder Berufskrankheit geschädigten Arbeitnehmern

(D) Zahlung von Renten bei Erwerbsminderung durch Arbeitsunfall oder Berufskrankheit

(E) Zahlung von Übergangsrenten an Versicherte, die wegen Gefahr der Entstehung, des Wiederauflebens oder der Verschlimmerung einer Berufskrankheit die gefährdende Tätigkeit aufgeben müssen

64	11.2

Welche Aussage trifft zu?
Ein Bauarbeiter erleidet bei seiner Arbeit eine kleine Platzwunde am Daumen. Nach Versorgung durch den Arzt für Allgemeinmedizin will er sofort seine Arbeit wieder aufnehmen. Dies ist möglich

(A) ohne weiteres

(B) nur nach vorheriger Untersuchung bei einem H-Arzt

(C) nur nach vorheriger Untersuchung bei einem D-Arzt

(D) nur nach Meldung des Unfalls durch den Allgemeinarzt an die Berufsgenossenschaft

(E) auf eigene Verantwortung unter Verlust des Versicherungsschutzes

65 11.2

Ein Arbeiter erleidet auf dem Wege von der Fabrik nach Hause einen Unfall, der einen Dauerschaden mit Minderung der Erwerbsfähigkeit von 40% hinterläßt.
Welche gesetzliche Versicherung ist zur Zahlung einer Unfallrente verpflichtet?

a) die Landesversicherungsanstalt für Arbeiter

b) die private Unfallversicherung

c) die Allgemeine Ortskrankenkasse

d) die Berufsgenossenschaft

e) keine Aussage trifft zu

66 12.1.1

Traumatische Hirnabszesse können entstehen

(1) bei frontolateralen Verletzungen

(2) bei offenen Hirnverletzungen

(3) viele Jahre nach Schußverletzungen

(4) bei transorbitalen Verletzungen

(A) nur 2 ist richtig

(B) nur 1 und 4 sind richtig

(C) nur 2 und 3 sind richtig

(D) nur 1, 2 und 4 sind richtig

(E) 1 - 4 = alle sind richtig

67 12.1.1

Welche Aussage trifft nicht zu?
Ursachen einer intrakraniellen Drucksteigerung können sein:

(A) eine Stenose des Aquädukts

(B) ein Hirnabszeß

(C) ein intraselläres Hypophysenadenom

(D) ein Kleinhirntumor

(E) Tumoren des Großhirns

68 12.1.2

Welche Aussage trifft nicht zu?
Die klassischen Zeichen für das Vorliegen eines Kleinhirnbrückenwinkeltumors (Beispiel Neurinom) sind:

(A) Hypoglossusparese
(B) Fazialisparese
(C) Hypakusis
(D) Gleichgewichtsstörungen
(E) Eiweißerhöhung im Liquor

69 12.1.2

Welche Aussage trifft nicht zu?
Charakteristische Symptome einer intrakraniellen Drucksteigerung sind:

(A) Kopfschmerz
(B) Halbseitenlähmung
(C) Erbrechen
(D) Übelkeit
(E) Stauungspapille

70 12.1.2

Ein Patient zeigt eine organische Wesensveränderung, gesteigerten intrakraniellen Druck, Anosmie und zerebrale Anfälle. Ein Hirntumor ist nachgewiesen worden. Welche Lokalisation ist die wahrscheinlichste?

(A) Stirnhirn
(B) Parietalhirn
(C) Schläfenhirn
(D) Okzipitalhirn
(E) Kleinhirn

71   12.1.2

Welche Aussage trifft zu?
Wenn bei einem Rechtshänder eine homonyme Hemianopsie, psychomotorische Anfälle und eine sensorische Aphasie beobachtet werden, so spricht das für einen linksseitigen Krankheitsprozeß

(A) frontobasal
(B) hochfrontal
(C) temporal
(D) parietal
(E) okzipital

72   12.1.4

Welche Aussage trifft zu?
Eine akute Visusverschlechterung beim Hypophysentumor

(A) kommt nicht vor
(B) stellt eine dringliche Operationsindikation dar
(C) bedarf gefäßerweiternder Präparate und Ruhe
(D) bedarf blutdrucksteigernder Präparate
(E) bedarf blutdrucksteigernder Präparate in Kombination mit Kortison

73   12.2.1

Welche Aussage trifft nicht zu?
Anämische Hirninfarkte

(A) betreffen häufig das Gebiet der A. cerebri media
(B) treten auch auf bei extrakraniellem Verschluß einer A. carotis interna
(C) können durch Blutdruckabfall bei Sklerose der Zerebralarterien ausgelöst werden
(D) führen oft zur Koagulationsnekrose
(E) sind im Vernarbungsstadium durch Zystenbildung und/oder Fasergliose gekennzeichnet

74	12.2.1

Welche Aussage trifft nicht zu?
Intrakranielle sackförmige Aneurysmen finden sich
an folgenden Arterien:

(A) A. meningea media

(B) A. cerebri media

(C) A. basilaris

(D) A. communicans anterior

(E) A. communicans posterior

75	12.2.1

Welche Aussage trifft zu?
Die häufigste Quelle der spontanen Subarachnoidalblutung ist/sind

(A) die arteriosklerotisch veränderten Hirngefäße

(B) das Angioblastom

(C) das Glioblastom

(D) das sackförmige Aneurysma einer Hirnbasisarterie

(E) das arteriovenöse Rankenangiom

76	12.2.2

Welches Symptom tritt bei der Subarachnoidalblutung
meistens zuerst auf?

(A) Halbseitenlähmung

(B) generalisierte Krampfanfälle

(C) plötzliche Kopfschmerzen

(D) Sensibilitätsstörungen

(E) Bewußtlosigkeit

77 12.3.1

Welche Aussage trifft zu?
Bei einer fronto-basalen Liquorfistel ist die operative Behandlung eine dringliche Maßnahme

(A) zur Beseitigung der Gefahr einer Meningitis

(B) zur Verhinderung eines intrakraniellen Unterdrucks

(C) wegen des zu erwartenden Liquorverlusts

(D) zur Vorbeugung gegen Kopfschmerzen

(E) Keine Antwort ist richtig

78 12.3.1

Für die Prognose einer offenen Schädelhirnverletzung spielen eine entscheidende Rolle

(1) das Zeitintervall zwischen Unfall und chirurgischer Versorgung

(2) die Säuberung der Wundhöhle von Fremdkörpern

(3) die sorgfältige Blutstillung

(4) der exakte Duraverschluß

(5) die sofortige Deckung des Schädeldachdefekts mittels Plastik

(A) nur 1 und 2 sind richtig

(B) nur 1 und 4 sind richtig

(C) nur 2 und 4 sind richtig

(D) nur 1, 2, 3 und 4 sind richtig

(E) 1 - 5 = alle sind richtig

79 12.3.1

Welche Aussage trifft zu?
Bei einer stark blutenden Kopfschwartenwunde ist die Methode der Wahl zur Blutstillung folgende:

a) durchgreifende Naht mit Einschluß des Periosts

b) Anlegen von Klemmen und Koagulation durch Diathermie

c) Naht, welche bis zur Galea durchgreift, aber das Periost nicht erfaßt.

d) Anlegen von Klemmen und Unterbindung der blutenden Gefäße

e) Naht, welche nur das Corium erfaßt und gut adaptiert

---

80   12.3.2

Ein Verletzter wird nach einem Motorradunfall gegen Mitternacht ins Krankenhaus gebracht. Er war nach Angabe der Polizei etwa 6 - 10 min lang bewußtlos. Jetzt ist der Mann wach und neurologisch unauffällig. Es besteht eine Amnesie für das Unfallereignis.
Sie finden Hautabschürfungen an der linken Stirn und eine Schwellung der Kopfschwarte in der linken Regio temporalis.
Welche diagnostische Maßnahme ist zuerst angezeigt?

a) Elektroenzephalogramm

b) Carotisangiographie

c) Tomographie des Schläfenbeins

d) Röntgenaufnahmen des Schädels

e) Hirnszintigramm

---

81   12.3.2

Welche Aussage trifft zu?
Nach Schädel-Hirn-Trauma wird eine akut bedrohliche Situation erkennbar durch

a) sekundäre Bewußtseinstrübung

b) Nackensteifigkeit

c) Anosmie

d) Austritt von Blut und Liquor aus der Nase

e) Keine dieser Aussagen trifft zu

82 12.3.3

Welche Aussage trifft zu?
Vor einer Dreiviertelstunde ereignete sich ein Motorradunfall. Der Verunfallte soll einige Minuten lang bewußtlos gewesen sein. Jetzt ist er bewußtseinsklar. Sie finden multiple Schürfwunden im Gesicht und eine Prellmarke an der Stirn. Es fällt Ihnen eine rechtsseitige Ptose auf. Die rechte Halsseite ist geschwollen und blutunterlaufen. Sie diagnostizieren eine schlaffe Lähmung des rechten Arms.
Welches ist die wahrscheinlichste Ursache der Armlähmung?

a) Epidurales Hämatom

b) Subdurales Hämatom

c) Verletzung des Plexus brachialis

d) Hirnkontusion

e) Querschnittsläsion des Halsmarks

83 12.3.3

Welche Aussage trifft zu?
Das epidurale Hämatom wird am häufigsten hervorgerufen durch eine Blutung aus

(A) Knochenfragmenten

(B) intrakraniellen Brückenvenen

(C) dem Sinus cavernosus

(D) der A. cerebri media

(E) der A. meningea media

84 12.3.3

Ein Patient im Alter von über 60 Jahren wird mit einer seit ca. 14 Tagen sich entwickelnden Verlangsamung und seit 3 Tagen progredienter Schläfrigkeit und Bewußtseinstrübung ins Krankenhaus eingewiesen. Sie erfahren zur Vorgeschichte, daß er sich etwa vor 6 Wochen beim Aussteigen aus dem Auto den Kopf an der Dachkante des Pkw gestoßen hat, aber dabei und unmittelbar danach außer Kopfschmerzen keine Symptome hatte.
Welche dringliche Verdachtsdiagnose stellen Sie?

(A) traumatische Subarachnoidalblutung

(B) subdurales Hämatom

(C) Commotio cerebri

(D) zerebrale Durchblutungsstörung

(E) epidurales Hämatom

---

85 12.5.1

Aquäduktstenosen können zum Hydrocephalus internus führen,

weil

der Verschluß der Foramina Monroi zur Abflußbehinderung des Liquors führt.

---

86 12.6.2

Bei Verdacht auf einen raumfordernden Prozeß im Spinalkanal sind folgende diagnostischen Maßnahmen durchzuführen:

(1) neurologische Untersuchung

(2) Röntgenaufnahmen der Wirbelsäule

(3) Untersuchung des Lumballiquors mit Passageprüfung

(4) Blasenkatheterisierung und Bestimmung des Resturins

(A) nur 2 ist richtig

(B) nur 1 und 2 sind richtig

(C) nur 2 und 3 sind richtig

(D) nur 1, 3 und 4 sind richtig

(E) 1 - 4 = alle sind richtig

87 12.7.2

Das beim medialen Bandscheibenvorfall L 5/S 1 auftretende Kaudasyndrom zeigt folgende Symptome:

(1) Reithosenanästhesie
(2) Blasen-Mastdarm-Störungen
(3) nur distale Paraparese
(4) Paraparese der gesamten unteren Extremitäten
(5) fehlende PSR
(6) fehlende ASR

(A) nur 1 und 2 sind richtig
(B) nur 1, 3 und 6 sind richtig
(C) nur 1, 2, 3 und 6 sind richtig
(D) nur 1, 4, 5 und 6 sind richtig
(E) nur 2, 4, 5 und 6 sind richtig

88
89 12.7.2

Ordnen Sie jeder der in Liste 1 genannten Schädigungen des Nervensystems den für sie charakteristischen Lähmungstyp in Liste 2 zu.

Liste 1

88 traumatische Schädigung der Cauda equina
89 einseitige traumatische Schädigung des Plexus lumbosacralis

Liste 2

(A) spastische Paraplegie
(B) schlaffe Paraplegie und Blasen-Mastdarm-Störungen
(C) schlaffe Lähmung eines Beins
(D) spastische Lähmung eines Beins
(E) Paraplegie ohne Blasen-Mastdarm-Störungen

90   12.7.2

Nach vorausgegangener Ischialgie tritt eine akute Kaudakompression durch Massenprolaps des Discus intervertebralis L 5/S 1 auf. Wenige Stunden danach begibt sich der Patient in ärztliche Behandlung.
Welche Feststellung ist die wahrscheinlichste?

(A) Es liegt eine totale Harnverhaltung vor.

(B) Es besteht ein Blasenautomatismus, d.h. der Patient entleert normale Urinportionen, aber beherrscht deren Abgang nicht.

(C) Es gehen wiederholt unwillkürlich kleine Portionen Urin ab, wobei die Blase gleichzeitig voll ist.

(D) Die Miktion ist ungestört.

(E) Der Patient läßt dauernd Urin unter sich, wobei die Blase praktisch leer ist.

91   12.8.2

Das spinale Schocksyndrom ist gekennzeichnet durch

(1) schlaffe Para- oder Tetraparese

(2) vollständigen Sensibilitätsausfall unterhalb der Schädigung

(3) Blasen- und Mastdarmlähmung (Retention)

(4) erhaltene Reflexe

(A) nur 1 und 2 sind richtig

(B) nur 1 und 3 sind richtig

(C) nur 1, 2 und 3 sind richtig

(D) nur 2, 3 und 4 sind richtig

(E) 1 - 4 = alle sind richtig

92   12.8.3

Welche Aussage trifft zu?
Ein auf thorakalem Niveau Querschnittsgelähmter muß regelmäßig umgelagert werden,

a) um eine Fehlstellung der Extremitäten zu vermeiden
b) um eine Aspirationspneumonie zu verhüten
c) um die Blasen- und Mastdarmentleerung zu fördern
d) um einen Dekubitus zu verhindern
e) Keine der Aussagen ist richtig

93   12.9.1

Welche Aussage trifft zu?
Die häufigste nichttraumatische Ursache der distalen Medianuslähmung ist

(A) ein Vitamin-B-Mangel
(B) die Einschnürung des N. medianus im sog. Karpaltunnel
(C) ein Tumor des peripheren Nerven
(D) eine periphere Durchblutungsstörung
(E) eine Neuritis

94   12.9.2

Der sog. Riesenzelltumor (Riesenzellfibroblastom) der Sehnenscheide ist eine bösartige Geschwulst,

weil

er in der Regel die umgebende Bindegewebskapsel durchbricht.

95   12.10.1

Wodurch ist die idiopathische Trigeminusneuralgie gekennzeichnet?

(1) anfallartige Schmerzen in dem Versorgungsgebiet eines oder mehrerer Äste des Nervs
(2) Auslösung der Schmerzanfälle durch äußere Reize
(3) Hypästhesie
(4) Lähmung einer Gesichtshälfte
(5) Flimmerskotom

(A) nur 1 ist richtig
(B) Nur 1 und 2 sind richtig
(C) nur 1, 2 und 5 sind richtig
(D) nur 1, 2, 3 und 5 sind richtig
(E) 1 - 5 = alle sind richtig

96   12.10.1

Welche Aussage trifft zu?
Ein älterer Patient leidet an blitzartig auftretenden kurzdauernden Schmerzen in der linken Oberlippe und Wange.
Es handelt sich am wahrscheinlichsten um

(A) eine Trigeminusneuralgie
(B) eine Arteriitis temporalis
(C) einen Tumor der hinteren Schädelgrube
(D) eine Affektion der Nasennebenhöhlen und der Zähne
(E) eine Zahnpulpitis

97   13.1.2

Welche Indikation besteht für die Mediastinoskopie bei der chirurgischen Therapie der Lungenneoplasien?

(A) Frage der Beteiligung des Herzbeutels vor erweiterter Pneumonektomie
(B) Abklärung eines Subclavian-steal-Syndroms
(C) Frage der Beteiligung mediastinaler Lymphknoten
(D) Abgrenzung eines Pancoast-Tumors
(E) Abklärung einer oberen Einflußstauung

98   13.2.1

Nach einem stumpfen Thoraxtrauma durch Prellung am Lenkrad erscheint das rechte Lungenunterfeld im Röntgenbild getrübt mit diffusen weichfleckigen Verdichtungsherden. Ihre Differentialdiagnose umfaßt:

(1) Aspiration
(2) Lungenkontusion
(3) Bronchusabriß
(4) Hämatothorax
(5) Schocklunge

(A) nur 2 ist richtig
(B) nur 3 ist richtig
(C) nur 1 und 2 sind richtig
(D) nur 3 und 4 sind richtig
(E) 1 - 5 = alle sind richtig

99   13.3.1

Welche Aussage trifft zu?
Die Trichterbrust führt in der Mehrzahl der Fälle zu

(A) erheblicher Einschränkung der Lungenfunktion
(B) Herzinsuffizienz
(C) pulmonaler Hypertonie
(D) Dysphagie
(E) keiner der obigen Störungen

100   13.4.1

Welche Aussage trifft zu?
Eine phlegmonöse Mediastinitis entsteht am häufigsten

(A) hämatogen
(B) nach perforierenden Verletzungen des Ösophagus
(C) lymphogen
(D) bronchogen
(E) pulmogen

101   13.4.2

Welche Aussage trifft zu?
Bei einem 65jährigen Patienten findet sich bei der Thoraxdurchleuchtung ein pulsierender Tumor im oberen hinteren Mediastinum.
Die weitere Diagnostik sollte bestehen in

(A) Aortographie
(B) Mediastinoskopie
(C) Probethorakotomie
(D) Szintigraphie der Lunge
(E) Bronchographie

102   13.4.2

Welche Aussage trifft nicht zu?
Bei einem Tumor im vorderen Mediastinum stehen differentialdiagnostisch im Vordergrund:

(A) Struma retrosternalis
(B) Lymphom
(C) Thymom
(D) neurogener Tumor
(E) Teratom

103 13.4.2

Bei einem 50jährigen Mann tritt langsam zunehmend eine symmetrische schwere venöse Einflußstauung der oberen Extremitäten auf.
Welches Krankheitsbild kommt ursächlich in Frage?

(1) maligner Mediastinaltumor
(2) retrosternale Struma
(3) Herzinsuffizienz
(4) Achselvenenstau
(5) Perikarditis

(A) nur 2 ist richtig
(B) nur 1 und 2 sind richtig
(C) nur 2 und 3 sind richtig
(D) nur 3, 4 und 5 sind richtig
(E) 1 - 5 = alle sind richtig

104 13.5.2

Welche Aussage trifft nicht zu?
Die folgenden Behandlungsverfahren kommen bei der Bronchiektasenerkrankung in Frage:

(A) Resektionsbehandlung
(B) mukolytische Behandlung
(C) Lagerungsdrainage
(D) gezielte antibakterielle Behandlung
(E) Thorakoplastik

105 13.5.2

Welche Aussage trifft zu?
In 10% der Fälle ist bei einer Lungentuberkulose nach ausreichender chemotherapeutischer Behandlung eine operative Sanierung erforderlich. Das heute am meisten geübte Verfahren ist die

(A) Thorakoplastik
(B) Anlage eines künstlichen Pneumothorax

(C) Lungen(teil)resektion
(D) Phrenikusexhärese
(E) Paraffinplombe

---

106   13.5.3

Welches der folgenden Organe wird bei der Fernmetastasierung des Bronchialkarzinoms am häufigsten befallen?

(A) Nebennierenrinde
(B) Skelett
(C) Leber
(D) Milz
(E) Pankreas

---

107   14.1.3

Ein asymptomatischer persistierender Ductus arteriosus sollte auch bei einem geringen Shunt operiert werden wegen:

(1) einer möglichen Aneurysmabildung
(2) des drohenden pulmonalen Hochdrucks
(3) einer möglichen subakuten bakteriellen Endokarditis
(4) Gefahr von Thrombenbildung
(5) Volumenbelastung des rechten Ventrikels

(A) nur 1 ist richtig
(B) nur 2 ist richtig
(C) nur 3 ist richtig
(D) nur 1 und 4 sind richtig
(E) nur 2 und 5 sind richtig

108   14.1.3

Ein persistierender Ductus arteriosus ist am häufigsten assoziiert mit einem/einer

(A) Ventrikelseptumdefekt

(B) Aortenisthmusstenose

(C) Trikuspidalklappenatresie

(D) Vorhofseptumdefekt

(E) Pulmonalisklappenatresie

109   14.1.3

Findet sich ein frühsystolisches Geräusch über dem II. ICR linksparasternal, so sprechen für das Vorliegen eines Vorhofseptumsdefekts und gegen ein akzidentelles Geräusch:

(1) fixierte, weite Spaltung des II. Herztons mit Betonung des Spaltungsanteils

(2) rR'-Konfiguration des QRS in der EKG-Ableitung V_1

(3) Beobachtung "tanzender Hili" bei der Röntgendurchleuchtung der Lungen

(4) arterielle Gefäßüberfüllung im Röntgenbild des Thorax

(5) Nachweis einer Rezirkulationswelle in der Farbstoffverdünnungskurve

(A) nur 1 und 2 sind richtig

(B) nur 1, 3 und 5 sind richtig

(C) nur 2, 3 und 4 sind richtig

(D) nur 1, 2, 3 und 5 sind richtig

(E) 1 - 5 = alle sind richtig

110   14.1.4

Bei welchem angeborenen Vitium findet sich eine vermehrte Lungendurchblutung und eine zentrale Zyanose?

(A) Isthmusstenose der Aorta postduktal

(B) Transposition der großen Gefäße (Typ I)

(C) Ductus Botalli persistens
(D) Fallot-Tetralogie
(E) Ventrikelseptumdefekt

111 14.1.8

Bei welchen der folgenden Herzrhythmusstörungen kann eine Schrittmacherbehandlung indiziert sein?

(1) Syndrom des kranken Sinusknotens
(2) Kammerbigeminus
(3) Vorhofflattern
(4) Totaler AV-Block
(5) Bradyarrhythmie bei digitalispflichtiger Herzinsuffizienz

(A) nur 4 ist richtig
(B) nur 1 und 4 sind richtig
(C) nur 2 und 3 sind richtig
(D) nur 1, 4 und 5 sind richtig
(E) 1 - 5 = alle sind richtig

112 14.2

Welche operative Maßnahme ist angezeigt und möglich bei konstriktiver Perikarditis?

(A) Perikardpunktion
(B) Perikardfensterung
(C) Perikardresektion über dem rechten und linken Ventrikel
(D) Perikardresektion im Bereich der Hohlvenen
(E) Keine der aufgezählten Maßnahmen

113 15.1.1

Chronische Folgezustände von Arterienverletzung können sein:

(1) arteriovenöse Fistel
(2) arterielles Aneurysma
(3) Arterienthrombose
(4) Arteriospasmus
(5) Arteriosklerose

(A) nur 2 ist richtig
(B) nur 1 und 3 sind richtig
(C) nur 1, 2 und 3 sind richtig
(D) nur 2, 4 und 5 sind richtig
(E) alle Aussagen sind richtig

114 15.1.1

Welche ist die erste Maßnahme bei einer starken arteriellen Blutung?

a) die digitale Kompression der Arterienverletzung
b) das Hochlagern der verletzten Extremität
c) die Schnellinfusion von Blutersatzlösung
d) das Anlegen eines Druckverbandes
e) die proximale Kompression der Arterie mit Tourniquet

115 15.1.2

Die Symptome eines akuten Arterienverschlusses der Extremitäten sind

(1) Schmerz
(2) Blässe der betroffenen Extremität
(3) Pulsverlust
(4) Parästhesie
(5) Schwellung

(A) nur 3 und 5 sind richtig

(B) nur 2 und 3 sind richtig

(C) nur 2 und 4 sind richtig

(D) nur 1, 2, 3 und 4 sind richtig

(E) nur 1, 3, 4 und 5 sind richtig

116   15.1.2

Welche Aussage trifft zu?
Bei der Behandlung der akuten Embolie der
A. femoralis ist die Methode der Wahl

(A) Heparinisierung

(B) Bypassoperation

(C) Endarteriektomie

(D) Sympathektomie

(E) Embolektomie

117 - 120   15.1.3

Bitte ordnen Sie den in Liste 1 genannten Durchblutungsstörungen der unteren Extremität (Stadien nach Fontaine) die in Liste 2 aufgeführten Therapieverfahren zu.

Liste 1

117 Unterschenkelarterienverschlüsse (Stadium III)

118 langstreckiger A. femoralis-superficialis-Verschluß (Stadium II - III)

119 A.-iliaca-externa-Verschluß (Stadium II)

120 Digitalarterienverschlüsse (Stadium IV)

Liste 2

(A) lumbale Sympathektomie

(B) autologer Venenbypass

(C) Thrombendarteriektomie mit oder ohne Patchplastik

(D) Unterschenkelamputation

(E) Zehenamputation

121	15.1.3
	15.1.7

Ein 60jähriger Mann hat seit Jahren eine ausgedehnte Varikosis. In den letzten 2 Jahren zunehmend Wadenkrämpfe bei längerem Gehen. An der Innenseite des distalen Unterschenkels des rechten Beins besteht eine Ulkusbildung.
Welche Untersuchung/en ist/sind zur diagnostischen Absicherung erforderlich?

(A) Ergometertest

(B) Phlebographie

(C) Untersuchung mit der Doppler-Sonde

(D) Arteriographie und Venographie

(E) Untersuchung mit radioaktiv markiertem Albumin

122	15.1.4

35jähriger Patient, Raucher, Autounfall mit Brustprellung vor 8 Monaten, 3 Tage ambulant behandelt, jetzt zeitweilig reißender Thoraxschmerz. Röntgenbefund: faustgroße rundliche Verschattung links para-mediastinal.
Welche Diagnose ist am wahrscheinlichsten?

(A) Aortenaneurysma (sog. falsches Aneurysma)

(B) Ösophagusdivertikel

(C) Bronchuskarzinom

(D) M. Hodgkin

(E) Tuberkulom

123	15.1.4

Welches Behandlungsverfahren ist bei einem 65jährigen Hypertoniker (RR 200/90 mm Hg) mit einem infrarenalen faustgroßen Aortenaneurysma zu empfehlen?

(A) zentrale Aortenligatur mit beidseitigem axillofemoralem Bypass

(B) alleinige konservative Behandlung mit medikamentöser Blutdrucksenkung

(C) Aneurysmorrhaphie

(D) Exstirpation mit Ersatz durch Gefäßprothese

(E) Einscheidung mit einem Kunststoffnetz (zum Schutz vor Ruptur)

124 15.1.4

Welche Aussage trifft zu?
Die häufigste Lokalisation von sack- bzw. spindelförmigen Aortenaneurysmen ist:

(A) Aorta ascendens

(B) Aortenbogen

(C) Aorta thoracica

(D) Aorta abdominalis suprarenal

(E) Aorta abdominalis infrarenal

125 15.1.7

Die Verödungstherapie der oberflächlichen Krampfadern bei primärer Varikosis hat zum Ziel die

(1) thrombotische Verlegung der Rami communicantes

(2) Verödung der Vv. perforantes

(3) lokale Verklebung der Venenintima der Varizen selbst

(4) Nekrose der injizierten Vene

(A) nur 1 ist richtig

(B) nur 2 ist richtig

(C) nur 3 ist richtig

(D) nur 2 und 4 sind richtig

(E) nur 1, 2 und 3 sind richtig

126	15.1.7

Als Voraussetzung für die Indikation zur operativen Varizenbehandlung gilt der klinische Nachweis der intakten Durchgängigkeit des tiefen Venensystems. Dieser Nachweis erfolgt durch

(1) Trendelenburg-Test

(2) Palpation

(3) Perthes-Test

(4) Phlebographie

(5) Radioisotopenmethoden

(6) Temperaturmessung

(A) nur 1 und 5 sind richtig

(B) nur 3 und 4 sind richtig

(C) nur 1, 4 und 5 sind richtig

(D) nur 2, 5 und 6 sind richtig

(E) nur 3, 4 und 6 sind richtig

127 128 129	16.2

Ordnen Sie bitte den in Liste I genannten Speicheldrüsen das sie am häufigsten betreffende Krankheitsbild (Liste 2) zu.

Liste 1	Liste 2
127 Submandibularis	(A) benigne Tumoren
128 Parotis	(B) Sialadenitis bei Sialolithiasis
129 Sublingualis	
	(C) maligne Tumoren
	(D) Ranula
	(E) Speichelfistel

130	16.2

Das Geschwulststroma der sog. Speicheldrüsenmischtumoren (pleomorphe Adenome) läßt erkennen

(1) myxoides Gewebe ähnlich der Wharton-Sulze der Nabelschnur
(2) Strukturen nach Art des Fettgewebes
(3) viel Muskelgewebe
(4) viele unreife Knochenbälkchen
(5) lymphadenoide Strukturen
(6) Strukturen ähnlich hyalinem Knorpel

(A) nur 6 ist richtig
(B) nur 1 und 6 sind richtig
(C) nur 1, 5 und 6 sind richtig
(D) nur 2, 3 und 5 sind richtig
(E) nur 1, 2, 4, 5 und 6 sind richtig

131   17.2.3

Für die Differentialdiagnose des solitären Schilddrüsenknotens ist die Feinnadelpunktion mit zytologischer Untersuchung wichtig im Hinblick auf folgende Aussagen:

(1) Auch speichernde (warme) Knoten können maligne sein.
(2) Eine Schilddrüsenzyste kann durch Punktion zusätzlich entleert werden.
(3) Kalte Knoten sind bis etwa 15% der Fälle maligne.
(4) Dem Operateur hilft ein positiver zytologischer Befund (Malignität) bei der Operationsplanung.

(A) nur 1 und 2 sind richtig
(B) nur 3 und 4 sind richtig
(C) nur 1, 2 und 4 sind richtig
(D) nur 2, 3 und 4 sind richtig
(E) 1 - 4 = alle sind richtig

132 17.2.3

Das autonome Adenom

(1) ist anhand eines charakteristischen TRH-Testresultats eindeutig diagnostizierbar
(2) stellt sich als "heißer Knoten" vor oder/und nach Suppression der Schilddrüse dar
(3) geht immer mit der typischen klinischen Hyperthyreosesymptomatik einher
(4) findet sich vorwiegend bei Frauen
(5) wird operativ oder mit Radiojod behandelt

(A) nur 1 und 2 sind richtig
(B) nur 3 und 4 sind richtig
(C) nur 2, 4 und 5 sind richtig
(D) nur 1, 3, 4 und 5 sind richtig
(E) 1 - 5 = alle sind richtig

133 17.2.3

Welche Aussage trifft zu?
Das gut abgegrenzte solitäre autonome Adenom der Schilddrüse wird bei einer 30jährigen Patientin behandelt durch

(A) subtotale Resektion der Schilddrüse
(B) eine vorsichtige Favistan-Behandlung
(C) Schilddrüsenhormonsubstitution
(D) Enukleation des Adenoms
(E) Radiojodbehandlung

134 17.2.4

Welche Aussage trifft zu?
Als Ursache multipler szintigraphisch nachweisbarer Knochenmetastasen wird zytologisch ein folliculäres Schilddrüsenkarzinom des rechten Seitenlappens gefunden. Die beste Behandlung ist eine

(A) Hemithyreoidektomie und ^{131}J-Therapie
(B) totale Thyreoidektomie und ^{131}J-Therapie

(C) totale Thyreoidektomie und externe Röntgenbestrahlung

(D) totale Thyreoidektomie und zytostatische Behandlung

(E) ^{131}J-Therapie und Zytostatika

---

135   17.2.4

Welche der genannten Arten von Schilddrüsentumoren hat die schlechteste Prognose?

(A) dekompensiertes toxisches Adenom

(B) anaplastisches Karzinom

(C) medulläres Karzinom mit amyloidhaltigem Stroma

(D) papilläres Karzinom

(E) follikuläres Karzinom

---

136   17.2.4

Welches der aufgeführten Symptome gibt einen ersten Hinweis auf das Vorliegen einer Struma maligna?

(A) unverschiebliche Struma

(B) fixierte Haut

(C) Schluckbeschwerden

(D) solitärer Knoten

(E) Hinterhauptschmerz

137   17.3.1

Die Diagnose eines primären Hyperparathyreoidismus wird durch folgende Laborbefunde gestützt:

(1) Hyperkalzämie
(2) Hyperphosphatämie
(3) erhöhte Phosphatausscheidung im Urin
(4) Hyperkalzurie
(5) erhöhte alkalische Phosphatase im Serum

(A) nur 2 und 4 sind richtig
(B) nur 1, 2 und 5 sind richtig
(C) nur 1, 3 und 4 sind richtig
(D) nur 1, 2, 3 und 4 sind richtig
(E) nur 1, 3, 4 und 5 sind richtig

138   18.1.1

Welche Aussage trifft nicht zu?
Eine Gynäkomastie kann verursacht werden durch:

(A) Prostatakarzinom
(B) Chorionepitheliom
(C) Nebennierenrindenkarzinom
(D) Sertoli-Zelltumor
(E) Leydig-Zelltumor

139   18.1.3
         18.1.4
         18.2.3

Welche Aussage trifft zu?
Die subkutane Mastektomie und kosmetische Sofortversorgung mit Endoprothese ist ein geeignetes Operationsverfahren bei

(A) solitärer Zyste der Brustdrüse
(B) proliferierender fibrös-zystischer Mastopathie
(C) szirrhösem Mammakarzinom ($T_1N_0M_0$)

(D) tiefsitzendem Mammakarzinom

(E) Fibroadenom

140　　　　　　　　　　　　18.2.1

Welche Aussage trifft nicht zu?
Im Alter von 40 bis 50 Jahren besteht ein überdurchschnittliches Risiko, an Brustkrebs zu erkranken für Frauen

(A) mit proliferierender Mastopathie

(B) nach subkutaner einseitiger Mastektomie wegen proliferierender Mastopathie

(C) die 2 Kinder gestillt haben

(D) die nicht gestillt haben

(E) mit einer an Brustkrebs erkrankten Mutter oder Schwester

141　　　　　　　　　　　　18.2.2

Welche Aussage über den Wert der Mammographie trifft nicht zu?

(A) Sie erlaubt mit hoher Treffsicherheit eine Unterscheidung gutartiger und bösartiger Tumoren in der Brustdrüse.

(B) Sie ermöglicht die Erkennung eines noch nicht tastbaren Brustkrebses.

(C) Sie läßt Rückschlüsse auf den histologischen Typ des Mammakarzinoms zu.

(D) Sie hat in der Diagnostik des Brustkrebses eine größere Treffsicherheit als die Thermographie.

(E) Sie ist eine wertvolle Methode zur Früherkennung des Brustkrebses.

142   18.2.3

Bei einer 35jährigen Patientin in sonst gutem Allgemeinzustand findet sich linksseitig ein Mammakarzinom im Stadium $T_2N_1M_0$.
Welche Behandlung ist angezeigt?

(A) Tumorexzision und zytostatische Behandlung

(B) Radikaloperation, evtl. Nachbestrahlung

(C) subkutane Mastektomie und Bestrahlung

(D) lokale Tumorexzision

(E) Radikaloperation, Bestrahlung, Ovarektomie

143   18.2.3

Welche Operationsmethode ist für die Behandlung des Mammakarzinoms (T_2) nicht geeignet?

(A) einfache Mastektomie

(B) erweiterte radikale Mastektomie

(C) Ablatio mammae

(D) radikale Mastektomie mit Ausräumung des axillären Fettgewebes

(E) subkutane Mastektomie

144   19.1.2

Welche Aussage trifft zu?
Das Pulsionsdivertikel der Speiseröhre ist

(A) eine Schleimhautausstülpung durch einen geschwächten Muskelschlauch

(B) ein Defekt der gesamten Speiseröhrenwand

(C) eine Hernie durch die Ösophagusserosa

(D) synonym mit einem Traktionsdivertikel

(E) gewöhnlich im mittleren Ösophagusdrittel lokalisiert

145   19.1.2

Welche Aussage trifft zu?
Ein Traktionsdivertikel der Speiseröhre ist

(A) meist am pharyngeösophagealen Übergang gelegen
(B) angeboren
(C) Folge entzündlicher Prozesse in der Nachbarschaft
(D) Folge von Verätzungen
(E) stets an der gleichen Stelle auf der Ösophagus-
    vorderwand gelegen

146   19.1.2

Welche Aussage trifft zu?
Beim zervikalen Ösophagusdivertikel ist die Therapie
der Wahl:

(A) Divertikelexzision und Nahtverschluß des Ösophagus
(B) Ernährungsfistel
(C) Sondenernährung
(D) Divertikeleinstülpung
(E) ösophagoskopische Sporndurchtrennung

147   19.1.2

Welche Aussage über Ösophagusdivertikel trifft nicht zu?

(A) Divertikel im Halsteil des Ösophagus machen selten
    Beschwerden und können belassen werden.
(B) Traktionsdivertikel in Höhe der Bifurkation entste-
    hen oft nach einer Hiluslymphknoten-Tbc.
(C) Das zervikale Zenker-Divertikel und das epiphrenische
    Divertikel sind Pulsionsdivertikel.
(D) Das zervikale Divertikel entwickelt sich meistens
    zur linken Seite hin.
(E) Traktionsdivertikel sind oft ein Zufallsbefund und
    werden nur bei Komplikation operiert.

148	19.1.5

Welche Aussage trifft zu?
Bei Refluxösophagitis

(A) ist der Ösophagussphinkter inkontinent
(B) droht die spontane Perforation
(C) ist eine Hiatusgleithernie eine wesentliche Voraussetzung
(D) ist die Spätfolge oft eine Achalasie
(E) ist eine Hyperazidität und -sekretion des Magensafts der wesentliche ätiologische Faktor

149	19.1.6

Welche Aussage trifft zu?
Wesentliches Ziel der Operation einer Hiatusgleithernie mit Ösophagitis ist

(A) die Herabsetzung der Magensäuresekretion
(B) die Verhinderung des Refluxes von Magensaft in den Ösophagus
(C) der Verschluß der Bruchlücke
(D) die Verlängerung des Ösophagus
(E) die Entfernung des Bruchsacks

150	19.1.6

Welche Aussage über die Hiatusgleithernie trifft nicht zu?

(A) Auf dem Boden einer chronischen Refluxösophagitis kann eine kardianahe Ösophagusstenose entstehen.
(B) Ein geeignetes Operationsverfahren ist die Fundoplikation.
(C) Jede Hiatusgleithernie muß wegen der Gefahr einer Refluxösophatitis operiert werden.
(D) Sodbrennen ist das Leitsymptom der Gleithernie mit Kardiainsuffizienz.
(E) Sofern keine Komplikation wie Stenose, Ulzeration, Blutung oder Karzinomverdacht vorliegen, besteht keine zwingende Operationsindikation.

151   19.1.6

Welcher Befund gehört nicht zu den möglichen Folgen einer Hiatusgleithernie?

(A) gastroösophagealer Reflux
(B) Magenvolvulus ("upside-down stomach")
(C) distale Ösophagusstenose
(D) sekundärer Brachyösophagus
(E) peptische Ösophagitis

152   19.1.7

Welche Aussagen über das Ösophaguskarzinom treffen zu?

(1) Männer erkranken häufiger als Frauen.
(2) Histologisch überwiegen Adenokarzinome.
(3) Die Prognose ist am besten beim operablen Tumor im distalen Drittel des Ösophagus.
(4) Bei Inoperabilität ist mit der Telekobaltbestrahlung eine vorübergehende Remission zu erzielen.
(5) Durch Radikaloperation werden in 50% Fünfjahresheilungen erzielt.

(A) nur 2 und 4 sind richtig
(B) nur 4 und 5 sind richtig
(C) nur 1, 3 und 4 sind richtig
(D) nur 1, 3 und 5 sind richtig
(E) 1 - 5 = alle sind richtig

153   20.1.2

Bei einer Zwerchfellverletzung nach stumpfem Bauchtrauma ist eine Operation indiziert,

weil

es bei einer Zwerchfellverletzung nach stumpfem Bauchtrauma sehr häufig zu einem abdominellen Organprolaps mit Inkarzeration und Strangulation kommt.

154 20.1.2

Welche Aussagen zur Diaphragmaverletzung sind richtig?

(1) Die typische Lokalisation der indirekten Zwerchfellruptur ist die linke Zwerchfellkuppe.

(2) Direkte Rupturen kommen in der Regel durch Schuß-, Stich- oder Pfählungsverletzungen zustande.

(3) Die indirekte Zwerchfellruptur wird bei Polytraumatisierten häufig verkannt.

(4) Im Vordergrund der Symptomatik stehen kardiorespiratorische und gastrointestinale Symptome.

(A) nur 1 und 3 sind richtig

(B) nur 3 und 4 sind richtig

(C) nur 1, 2 und 3 sind richtig

(D) nur 2, 3 und 4 sind richtig

(E) 1 - 4 = alle sind richtig

155 20.1.2

Welche Aussage trifft zu?
Die Hauptkomplikation eines traumatischen Zwerchfellrisses besteht durch:

(A) Inkarzeration abdomineller Organe

(B) thorakale Blutung

(C) Phrenikusparese

(D) abdominale Blutung

(E) Alle Aussagen sind richtig

156 21.1.2

Welches ist die beste chirurgische Behandlung der hypertrophischen Pylorusstenose beim Säugling?

(A) Vagotomie

(B) Pyloroplastik (Heinecke-Mikulicz)

(C) Gastroenterostomie

(D) Billroth-II-Operation

(E) Pylorotomie

157   21.1.3

Bei Verdacht auf Magenruptur nach stumpfen Bauchtrauma muß bei der Erstuntersuchung eine Abdomenübersichtsaufnahme im Stehen angefertigt werden,

weil

freie Luft unter dem Zwerchfell ein leicht erkennbares und sicheres Zeichen der Magenperforation ist.

158   21.1.4

Ein 56jähriger Mann hat nach Billroth-II-Resektion Oberbauchschmerzen rechts nach der Nahrungsaufnahme, die sich nach galligem Erbrechen bessern.
An welche Spätkomplikation müssen Sie denken?

(A) Ulcus pepticum jejuni

(B) Dumpingsyndrom

(C) Syndrom der zuführenden Schlinge

(D) Zollinger-Ellison-Syndrom

(E) Spätdumping

159   21.1.4

Welche Aussage trifft nicht zu?
Ursachen für ein postoperatives Anastomosenulkus nach Billroth-II-Resektion können sein

(A) verbliebener Antrumrest

(B) ungenügende Resektion

(C) Hyperparathyreoidismus

(D) ausgeprägtes Dumping

(E) Zollinger-Ellison-Syndrom

160	21.1.4

Welche Veränderung wird als eine pathophysiologische Grundlage für das Dumpingsyndrom (Frühdumping) angesehen?

(A) Hypochlorämie
(B) Hypoantriämie
(C) Hyperglykämie
(D) Hypovolämie
(E) Hypokalzämie

161	21.1.4

Welche der folgenden diagnostischen Maßnahmen hat für den Nachweis des Ulcus pepticum jejuni den höchsten Informationsgehalt?

(A) Bestimmung der Säuresekretion
(B) Bestimmung des Serumgastrinspiegels
(C) Bestimmung des Pepsingehalts im Magensaft
(D) Endoskopie mit Biopsie
(E) Röntgenuntersuchung (Magen-Darm-Passage)

162	22.1.1

Welche Aussage trifft zu?
Ein Meckel-Divertikel findet sich

(A) als Ausstülpung des Gallengangs
(B) am Duodenum
(C) am Ileum
(D) gehäuft nach abgelaufener Appendizitis
(E) am Colon transversum

163	22.1.1
	25.1.1

Welche Aussage trifft zu?
Ein 3jähriges Kind erkrankt plötzlich mit intermittierenden krampfartigen Leibschmerzen und Erbrechen; bei der Untersuchung des Leibes ist eine walzenförmige Resistenz im Mittelbauch tastbar; bei der rektalen Untersuchung etwas Blut am Finger.
Die wahrscheinlichste Diagnose lautet:

(A) ileozäkale Invagination

(B) Mesenterialinfarkt

(C) hämorrhagische Enterokolitis

(D) Entzündung des Meckel-Divertikels

(E) perityphilitischer Abszeß

164	23.1.3

Zeichen einer akuten Appendizitis sind in der Regel:

(1) Druckschmerz im rechten Unterbauch

(2) gehäufte Durchfälle

(3) Leukozytenanstieg

(4) ein Beginn mit Oberbauchschmerzen

(5) Erbrechen

(A) nur 1 und 5 sind richtig

(B) nur 1, 2 und 3 sind richtig

(C) nur 3, 4 und 5 sind richtig

(D) nur 2, 3 und 4 sind richtig

(E) nur 1, 3, 4 und 5 sind richtig

165 23.1.5

Welche Aussage trifft nicht zu?

Bei Enteritis regionalis Crohn findet (finden) sich häufig

(A) Fistelbildungen
(B) eine entzündliche Infiltration, die durch alle Wandschichten reicht
(C) Epitheloidzellgranulome
(D) eine segmentale Anordnung der Entzündungsgebiete
(E) Beginn der Erkrankung als ulzeröse Entzündung in Rektum und Sigmoid

166 23.1.6

Welche Aussage trifft zu?
Divertikel des Dickdarms findet man gehäuft im

a) Colon ascendens
b) Colon transversum
c) Colon descendens und Sigma
d) Rektum
e) Sigma

167 23.1.7

Welche Aussage trifft zu?
Dickdarmkarzinome kommen am häufigsten vor im

(A) Zäkum
(B) Colon ascendens
(C) Colon transversum
(D) Colon descendens
(E) Sigma

168 23.1.7

Welche chirurgische Behandlungsverfahren findet bei Karzinomen des Colon ascendens Anwendung?

(A) Hemikolektomie rechts
(B) Segmentresektion
(C) Kolektomie
(D) Abdominoperineale Resektion
(E) Teilresektion und Dünndarminterposition

169 23.1.8

Welche Darmerkrankung gilt als obligate Präkanzerose?

(A) juvenile Polypen
(B) Enteritis regionalis Crohn
(C) gestielter Dickdarmpolyp
(D) familiäre Polyposis
(E) Polyposis intestini - Peutz-Jeghers-Syndrom

170 23.1.8

Welche Aussage trifft zu?
Therapie der Wahl bei familiärer Polyposis coli ist

(A) regelmäßige Überwachung, lokale Resektion bei Auftreten einer malignen Entartung
(B) prophylaktische Anlage eines Anus praeter zur Kolonausschaltung
(C) Diätversorgung, Laxanzien
(D) (Prokto-)Kolektomie
(E) Ileotransversostomie bei maligner Entartung

171	24.1.4

Die Kontinenz ist beim Spalten einer hohen Analfistel nicht gefährdet,

weil

die hohe anale Fistel innerhalb der für die Kontinenz wichtigen puborektalen Schlinge des M. levator ani verläuft.

172	24.1.5

Die hohe Analfistel ist eine häufige Komplikation des Rektumkarzinoms,

weil

das Rektumkarzinom häufig alle Wandschichten des Rektums durchsetzt und zentral geschwürig zerfällt.

173	24.1.5

Rektumkarzinome metastasieren hämatogen überwiegend in die Leber,

weil

das Blut aus dem Plexus venosus rectalis in die Pfortader fließt.

174	24.1.5

Die chirurgische Entfernung adenomatöser Polypen des Rektums ist indiziert, weil diese Polypen

(A) Stuhlunregelmäßigkeiten verursachen

(B) eine potentielle Blutungsquelle sind

(C) präkanzerös sind

(D) zu Analfisteln führen

(E) einen Infektionsherd darstellen

175   25.1.1

Welche Erkrankungen können zur Symptomatik eines akuten Abdomens führen?

(1) Pneumonie
(2) essentielle Hyperlipidämie
(3) diabetische Azidose
(4) Periarteriitis nodosa
(5) Bleivergiftung

(A) nur 1 und 3 sind richtig
(B) nur 1 und 5 sind richtig
(C) nur 2, 3 und 5 sind richtig
(D) nur 1, 2, 3 und 5 sind richtig
(E) 1 - 5 = alle sind richtig

176   25.1.1
        30.1.1

Eine 54jährige Frau wird nach einem Verkehrsunfall mit folgenden Symptomen und Befunden eingeliefert: Blässe, Unruhe, linksseitiger Thorax- und Schulterschmerz, Schonatmung. Leichter Druckschmerz linker Oberbauch. Volumenmangelschock. Fraktur der 7. - 10. Rippe links. Sinus phrenicocolstalis frei.
Die wahrscheinlichste Diagnose lautet:

(A) Milzruptur
(B) retroperitoneales Hämatom
(C) Hämatothorax
(D) Mesenterialeinriß
(E) Leberruptur

177   25.1.2

Welche Aussage trifft nicht zu?
Leitsymptome der diffusen Peritonitis sind:

(A) Diarrhö

(B) Schocksymptome

(C) Erbrechen

(D) Bauchschmerzen

(E) diffuse Abwehrspannung

178   25.1.2

Zu einer diffusen Peritonitis gehören:

(1) bretthartes Abdomen

(2) Erbrechen

(3) Teerstühle

(4) Leukozytenanstieg

(5) Darmatonie

(A) nur 1, 2 und 3 sind richtig

(B) nur 1, 4 und 5 sind richtig

(C) nur 3, 4 und 5 sind richtig

(D) nur 1, 2, 3 und 4 sind richtig

(E) nur 1, 2, 4 und 5 sind richtig

179   25.1.2

Welche der nachfolgenden Maßnahmen sind zur Erstbehandlung der akuten Pankreatitis erforderlich?

(1) sofortige Laparotomie

(2) Magenschlauch

(3) Schockbehandlung

(4) Morphium

(5) Nulldiät

(A) nur 1 ist richtig
(B) nur 1 und 3 sind richtig
(C) nur 2 und 4 sind richtig
(D) nur 2, 3 und 5 sind richtig
(E) 1 - 5 = alle sind richtig

180 25.1.3

Welche Aussage über die Ileuskrankheit trifft zu?

(1) Lokale Zirkulationsstörungen der Darmwand bewirken eine Permeabilitätsstörung und sind der Ausgangspunkt einer Durchwanderungsperitonitis.
(2) Bilanzstörungen von Wasser und Elektrolyten stehen im Vordergrund der Ileuskrankheit
(3) Die verminderte Resorptionsleistung der Darmschleimhaut beim Ileus ist u.a. für die Hypovolämie verantwortlich
(4) Im Gegensatz zum paralytischen Ileus werden beim mechanischen Ileus ein Flüssigkeitsverlust und Exsikkose nicht beobachtet.

(A) nur 2 ist richtig
(B) nur 1 und 3 sind richtig
(C) nur 2 und 3 sind richtig
(D) nur 1, 2 und 3 sind richtig
(E) 1 - 4 = alle sind richtig

181 25.1.3

Welche Aussage trifft zu?
Das vorherrschende Symptom beim Dickdarmileus ist:

(A) Blutung
(B) Schleimabgang
(C) Meteorismus
(D) Erbrechen
(E) Anurie

182   25.1.3

Welche Aussage trifft nicht zu?
Beim ausgeprägten paralytischen Ileus finden sich folgende Symptome:

(A) Aortenpuls hörbar

(B) Kolikschmerz

(C) Zwerchfellhochstand

(D) fehlende Peristaltik

(E) Meteorismus

183   25.1.3

Mittels einer Übersichtsaufnahme des Abdomen beim stehenden Patienten läßt sich ein Darmverschluß nachweisen,

weil

in der Übersichtsaufnahme des Abdomens eine Luftsichel unterhalb eines Zwerchfellschenkels als eindeutiges Zeichen eines Darmverschlusses zur Darstellung kommt.

184   25.1.3

Welche Aussage trifft zu?
Bei einem Neugeborenen mit Mekoniumileus liegt folgender Verdacht nahe:

(A) Mukoviszidose

(B) Hirschsprung-Erkrankung

(C) partielle Analatresie

(D) Gallengangsatresie

(E) Achalasie

185   25.1.3

Welche Aussage trifft zu?
Bei Kleinkindern wird ein mechanischer Ileus am häufigsten verursacht durch

(A) Adhäsionen
(B) Invagination
(C) verschluckte Fremdkörper
(D) Tumor
(E) Kotsteine

---

186 26.1.2

Welche der genannten Shuntoperationen ist zur Behandlung der portalen Hypertension nicht geeignet?

(A) portokavale Anastomose
(B) splenorenale Anastomose
(C) splenomesenteriale Anastomose
(D) splenokavale Anastomose
(E) mesenteriocokavale Anastomose

---

187 26.1.4

Welche Aussage trifft zu?
Als Ursache einer Resistenz im linken Oberbauch findet sich intraoperativ ein Echinococcus-alveolaris-Befall der lateralen Segmente des linken Leberlappens. Die beste Therapie besteht in

(A) Probeexzision aus der erkrankten Leber, Beendigung des Eingriffs als Probelaparotomie wegen Inoperabilität
(B) Ableitung der Galle durch hepatodigestive Anastomose
(C) Enukleation der Parasitenblase nach Abtötung mit Formalin
(D) Resektion des linken Leberlappens
(E) Exstirpation der Zyste mit der Wirtkapsel

188 27.1.2

Welche röntgenologische Maßnahme ist bei einem stark ikterischen Patienten mit Verdacht auf Verschlußikterus angezeigt?

(A) Angiographie über die A. coeliaca
(B) Perkutane transhepatische Cholangiographie
(C) Intravenöses Cholangiogramm
(D) Orale Darstellung der Gallenblase
(E) Leberszintigramm

189 28.1.4

Welche Aussage trifft nicht zu?
Pankreaszysten

(A) entwickeln sich meist nach Pankreatitiden
(B) sind meist Pseudozysten
(C) verursachen Beschwerden überwiegend durch ihre Raumforderung
(D) werden bevorzugt marsupialisiert
(E) werden u.a. nach Bauchverletzungen beobachtet

190 28.1.5

Ein nicht operables Pankreaskarzinom muß zytostatisch behandelt werden,

weil

Pankreaskarzinome in über 60% auf eine zytostatische Behandlung mit Zyklophosphamid (Endoxan) oder/und Methotrexat ansprechen.

191	29.1.1

Welche der Aussagen trifft nicht zu?
Die folgenden Erkrankungen können ihre Ursache in einem Tumor der Nebennieren haben und chirurgisch behandelt werden:

(A) erworbene Form des adrenognitalen Syndroms (AGS)

(B) Phäochromozytom

(C) primärer Hyperaldosteronismus (Conn-Syndrom)

(D) Diabetes insipidus

(E) Cushing-Syndrom

192	29.1.2

Welcher der genannten Laborbefunde spricht für das Vorliegen eines Phäochromozytoms?

(A) erhöhte Ausscheidung von Vanillinmandelsäure im Urin

(B) erhöhte 17-Ketosteroidausscheidung im Urin

(C) erhöhte Gonadotropinausscheidung im Urin

(D) 17-Hydroxykortikosteroide im Urin

(E) positive Serotoninreaktion im Urin

193	
194	31.1.1

Die folgenden Angaben beziehen sich auf die Aufgaben Nr. 193-194.
Eine 75jährige Frau leidet seit 3 Tagen an heftigen Leibschmerzen mit Erbrechen; unterhalb des rechten Leistenbandes ist eine pflaumengroße schmerzhafte Schwellung zu tasten.

193

Die wahrscheinlichste Diagnose lautet:

(A) stenosierendes Sigmakarzinom mit Lymphknotenmetastase
(B) infizierter Leistenlymphknoten mit Sepsis
(C) inkarzerierte Leistenhernie
(D) Lymphogranuloma inguinale
(E) inkarzerierte Schenkelhernie

194

Als Behandlung ist erforderlich:

(A) Reposition in Narkose
(B) Operation in Narkose
(C) Herniotomie, ggf. mit Resektion einer infarzierten Dünndarmschlinge
(D) Inzision und hochdosierte Antibiotika
(E) Anus praeternaturalis

195	31.1.1

Welche Aussage über indirekte Leistenbrüche trifft zu?

(A) Der Bruchsack entspringt medial der A. femoralis.
(B) Diese Bruchform ist stets erworben.
(C) Eine synonyme Bezeichnung ist "medialer Leistenbruch".
(D) Der Bruchsack entspringt lateral der A. epigastrica inferior.

(E) Einklemmungen sind ähnlich häufig wie bei der
    Schenkelhernie.

196   31.1.1

Ein 68jähriger Patient kommt mit abdominellen Beschwerden zur stationären Aufnahme. Oberhalb des rechten Leistenbandes tastet man eine hühnereigroße, druckschmerzhafte Resistenz, die Haut ist in diesem Bereich infiltriert und gerötet. Der Patient gibt an, seit Jahren einen Leistenbruch zu haben, der gut reponibel war.
Welche Maßnahmen sind erforderlich?

(A) Operation ohne vorherige Repositionsversuche

(B) Röntgenaufnahme des Abdomens im Stehen

(C) Auflegen einer Eisblase und kurzfristige Kontrolle des Befundes

(D) diagnostische Punktion

(E) Repositionsversuch, notfalls in Narkose

197   31.1.1

Welche Aussage trifft zu?
Die Schenkelhernie tritt in der Regel aus

(A) im Verlauf des Samenstrangs bzw. des Lig.
    teres uteri

(B) durch die Lacuna vasorum medial der V. femoralis

(C) durch die Lacuna vasorum lateral der A. femoralis

(D) durch die Lacuna musculorum

(E) Keine der Aussagen trifft zu

198   31.1.1

Bei einem Patienten mit inkarzerierter Hernie ist die wichtigste Maßnahme

(A) Klärung des Operationsrisikos

(B) manuelle Reposition

(C) Schockbekämpfung

(D) Darmreinigung

(E) unverzügliche Operation

199   31.1.1

Die Littré-Hernie erfordert eine operative Behandlung,

weil

bei der Littré-Hernie die Gefahr eines mechanischen Ileus besteht.

200   32.1

Welche Aussage trifft zu?
Die Bildung eines Rollappens in der plastischen Chirurgie ist vorbereitend für eine

a) freie Gewebetransplantation

b) Z-Plastik

c) gestielte Plastik

d) Verschiebeplastik

e) Spalthautlappenplastik

201   32.1

Welche Aussage trifft zu?
Hauptursache für das Zustandekommen einer Volkmann-Kontraktur ist/sind

a) Zirkulationsbeeinträchtigung durch engen Gips

b) unzureichende Ruhigstellung

c) eine Verletzung des N. radialis

d) eine Verletzung des N. musculocutaneus

e) Muskelkontrakturen um die Fraktur

202   32.2.1

Der Schock bei einer frischen Verbrennung 3. Grades ist
aufzufassen als

1. hämorrhagischer Schock
2. anaphylaktischer Schock als Reaktion auf die durch
   die Verbrennung freigewordenen Eiweißspaltprodukte
3. Endotoxinschock durch Infektion mit endotoxinbilden-
   den Bakterien
4. Volumenmangelschock durch Austritt von eiweißhaltiger
   Flüssigkeit aus dem Gefäßsystem

a) nur 1 ist richtig
b) nur 4 ist richtig
c) 1 und 4 sind richtig
d) 3 und 4 sind richtig
e) 1 - 4 = alle sind richtig

203   32.3.2

Welche Aussage trifft zu?
Grünholzfrakturen finden sich am häufigsten bei

a) alten Menschen
b) Osteoporosen
c) Frakturen mit Osteomyelitis
d) Kompressionsfrakturen
e) Kindern

204   32.3.3

Welche Aussage trifft zu?
Wichtigstes Zeichen zur Abgrenzung einer Verrenkung
von einem Knochenbruch ist:

a) Intensität der Schmerzen
b) federnde Fixation
c) Schwellung
d) Störung oder Aufhebung der Gebrauchsfähigkeit
e) Formveränderung

205   32.3.5

Bei Knochenbrüchen der Extremitäten achte man besonders auf

1. Motilität von Fingern und Zehen
2. peripheren Puls
3. Temperaturdifferenz zwischen gesundem und verletztem Glied
4. Druck der Knochenbruchstücke auf die Haut
5. Sensibilität von Fingern und Zehen

a) 1 und 2 sind richtig
b) 2 und 4 sind richtig
c) 1, 3 und 4 sind richtig
d) 1, 2, 4 und 5 sind richtig
e) 1 - 5 = alle sind richtig

206   32.3.5

Welche Aussage trifft zu?
Überschüssiger Kallus bei der Frakturheilung ist meistens ein Zeichen für:

a) Sudeck-Knochendystrophie
b) sekundären Hyperparathyreoidismus
c) Osteomyelitis
d) Restbeweglichkeit der Fragmente
e) normalen Heilungsvorgang der immobilisierten Fragmente

207   32.3.5

Welche Aussage trifft zu?
Unter Sudeck-Syndrom versteht man

a) eine fleckförmige posttraumatische Muskelfibrose
b) eine posttraumatische Dystrophie bzw. Atrophie von Knochen und Weichteilen
c) ein thrombotisches Syndrom bei Frakturheilung

d) eine isolierte Muskelkontraktur nach knöcherner Verletzung
e) Drucknekrosen der Haut und reaktive Ostitis

---

208   32.3.6

Ein 2jähriger Junge ist an der Hand der Mutter gestolpert. Die Mutter hat das Kind dabei unwillkürlich am Arm hochgezogen. Seither schont das Kind den betroffenen Ellenbogen und kann ihn nicht strecken.
Die wahrscheinlichste Diagnose ist:

(A) suprakondylärer Bruch

(B) Monteggia-Fraktur

(C) Subluxatio capituli radii

(D) Plexuszerrung

(E) Ellenbogenluxation

---

209   32.5.1

Welches ist der größte Vorzug der Osteosynthesebehandlung gegenüber der Ruhigstellung im Gips?

(A) schnellere Ödemabschwellung

(B) frühere Belastbarkeit

(C) frühere Entlassung aus stationärer Behandlung

(D) Frühmobilisierung aller Gelenke

(E) schnellere Bruchheilung

210   32.5.1

Welche Aussage trifft zu?
Bei Schmerzen und Zirkulationsstörungen einer Extremität
im Gipsverband ist folgende Maßnahme indiziert:

(A) Spalten und Aufbiegen des Gipsverbandes
(B) Eisblase lokal
(C) Hochlagerung und Gabe von Saluretika
(D) durchblutungsfördernde Mittel
(E) Gabe von Analgetika

211   32.5.1

Bei Versorgung eines frischen Knochenbruchs mit Gipsverband muß der Verband möglichst fest zirkulär angelegt werden,

weil

bei Versorgung eines frischen Knochenbruchs mit Gipsverband eine absolute Ruhigstellung der Bruchstelle erstrebt werden muß.

212   32.5.2

Welche Aussage trifft zu?
Die akute hämatogene Osteomyelitis des Kindesalters
wird vorwiegend verursacht durch

a) Gonokokken
b) Pseudomonas aeruginosa
c) Mycobacterium tuberculosis
d) Staphylokokken
e) Streptokokken

213   32.5.5

Welche Aussage trifft nicht zu?
Massagebehandlung hat folgende lokale Wirkung:

(A) Muskelhypertrophie

(B) Tonisierung der Muskulatur

(C) Förderung des venösen und lymphatischen Rückstroms

(D) Durchblutungsförderung

(E) Stoffwechselanregung

214   32.5.5

Welche Aussage trifft nicht zu?
Eine übungsstabile Fixation von Frakturen gestatten
die nachfolgend genannten Verfahren:

(A) Schraubenosteosynthese

(B) Marknagelung

(C) Plattenosteosynthese

(D) Drahtextension

(E) Zuggurtung

215   32.8

Beurteilen Sie folgende Aussagen über das stumpfe Bauchtrauma:

(1) Das stumpfe Bauchtrauma ist an äußeren Verletzungen der Bauchdecke zu erkennen.

(2) Sofortige Operationsindikation ist gegeben bei nicht beherrschbarem oder wiederholtem Schockzustand.

(3) Symptome der Blutung und/oder Peritonitis sind die entscheidenden Wegweiser für die Operationsindikation.

(4) Die einzeitige und zweizeitige Milzruptur ist die häufigste Organverletzung nach stumpfem Bauchtrauma.

(A) nur 3 ist richtig

(B) nur 2 und 4 sind richtig

(C) nur 1, 2 und 3 sind richtig

(D) nur 2, 3 und 4 sind richtig

(E) 1 - 4 = alle sind richtig

216   32.9

Welche Aussage trifft zu?
Die häufigste Spätfolge von Beckenfrakturen im Bereich des Urogenitaltrakts ist ein(e):

(A) Beckenphlegmone

(B) Osteomyelitis

(C) Verschlußazoospermie

(D) Harnröhrenstriktur

(E) Meatusstenose

217   32.9

Welche Aussage trifft zu?
Die Konstellation urographisch stumme Niere bei fehlender Makrohämaturie beim Nierentrauma ist nahezu beweisend für:

(A) Nierenstielabriß

(B) subkapsuläres Hämatom

(C) intrapelvine Harnröhrenruptur

(D) intrarenales Hämatom

(E) Ureterabriß

218   32.10.1

Welche Aussage trifft nicht zu?
Die rezidivierende (habituelle) Schulterluxation

(A) kommt erstmalig auch ohne adäquates Trauma vor

(B) ereignet sich vorwiegend in Richtung nach vorne und unten

(C) tritt meist nach primärer traumatischer Luxation auf

(D) entwickelt sich häufig auf dem Boden einer konstitutionellen Dysplasie des Schultergelenks

(E) ist im Intervall symptomlos

219 32.10.1

Welche Aussage trifft nicht zu?
Begleitverletzungen, Komplikationen und Spätfolgen einer Schulterluxation können sein:

a) schmerzhaftes Schulterblattkrachen
b) die Abrißfraktur des Tuberculum majus
c) die Deltamuskellähmung durch Läsion des N. axillaris
d) der Immobilisationsschaden (Adduktionskontraktur) durch unzweckmäßige Ruhigstellung
e) die rezidivierende Schulterluxation

220 32.10.1

Ein 23jähriger Anstreicher erlitt bei einem Mehrfachtrauma eine Schulterverletzung. Nach Abklingen der Begleitverletzungen stellen Sie 2 Wochen nach dem Unfall fest, daß der linke Arm nur mit Schmerzen zur Horizontalen gehoben werden kann. Linksseitig steht die Klavikula etwas höher als rechts. Eine knöcherne Verletzung liegt nicht vor.
Es besteht wahrscheinlich eine

(A) Plexusschädigung
(B) Periarthritis humeroscapularis
(C) Oberarmkopfluxation
(D) Schulterprellung
(E) Schultereckgelenkverletzung (Akromioklavikulargelenkverletzung)

221 32.10.2

Welche Aussage trifft zu?
Bei Humerusschaftfrakturen mit Fallhand handelt es sich um eine Verletzung des

a) N. axillaris
b) N. radialis
c) N. medianus
d) N. musculocutaneus
e) N. ulnaris

222   32.10.3

Vorderarmschaftbrüche beim Erwachsenen werden vorzugsweise operativ stabilisiert,

weil

bei konservativer Behandlung von Vorderarmschaftbrüchen häufig Gefäß- und Nervenläsionen (Volkmann-Kontraktur) auftreten.

223   32.10.4

Welche Aussage trifft nicht zu?
Handgelenkschmerzen sind verursacht durch:

a) Ganglion des Handgelenks
b) Dupuytren-Kontraktur
c) Arthrosis deformans
d) deform verheilte Radiusfraktur
e) Lunatummalazie

224   32.10.4

Zu einer V-Phlegmone durch Ausbreitung eines Panaritiums des Daumens auf den 5. Finger kann es kommen,

weil

die Sehnenscheiden von Daumen und 5. Finger bis zum Handgelenk reichen und da oft miteinander kommunizieren.

225   32.10.4

Nach chirurgischer Behandlung (Spaltung) einer eitrigen Sehnenscheidenentzündung an der Hand ist eine Ruhigstellung der Finger nicht angebracht,

weil

bei einer eitrigen Sehnenscheidenentzündung die Gefahr besteht, daß die Sehnen mit ihrer Umgebung verwachsen.

226   32.11.2

Welche Aussage trifft zu?
Die posttraumatische Schenkelkopfnekrose tritt häufig auf

(A) nach Gefäßläsionen durch Nagelung
(B) nach zu früher Belastung
(C) bei jugendlichen Patienten mit Durchblutungsstörungen
(D) nach pertrochanterer Trümmerfraktur
(E) nach intraartikulärer medialer Schenkelhalsfraktur

227   33

Welche Aussage trifft nicht zu?
Gipsverbände sind indiziert zur

a) Ruhigstellung bei septischen Gelenkprozessen
b) Etappenredression
c) Frakturfixierung
d) Thromboseprophylaxe
e) Retention des Gelenks

228   32.11.4

Welche Aussage trifft nicht zu?
Die deform verheilte Fersenbeinfraktur

(A) schädigt und deformiert das untere Sprunggelenk
(B) ist Ursache für den traumatischen Plattfuß
(C) beeinträchtigt v.a. den Gang auf unebenem Gelände
(D) erfordert zur Ausschaltung der schmerzhaften Pro- und Supination einen orthopädischen Stiefel
(E) macht beim Versagen der konservativen Therapie eine Arthrodese des oberen Sprunggelenks erforderlich

Antwortenschlüssel zu den Fragen des IMPP

#		#		#	
1	E	45	B	89	C
2	A	46	C	90	B
3	A	47	B	91	B
4	B	48	A	92	D
5	D	49	D	93	B
6	A	50	A	94	E
7	A	51	B	95	B
8	B	52	E	96	A
9	C	53	D	97	C
10	D	54	C	98	E
11	C	55	B	99	E
12	A	56	D	100	B
13	E	57	E	101	A
14	B	58	A	102	D
15	D	59	D	103	B
16	D	60	E	104	E
17	A	61	E	105	C
18	C	62	C	106	B
19	E	63	A	107	C
20	B	64	A	108	B
21	A	65	D	109	E
22	E	66	E	110	B
23	D	67	C	111	D
24	E	68	A	112	C
25	C	69	B	113	C
26	A	70	A	114	A
27	E	71	C	115	D
28	C	72	B	116	E
29	A	73	D	117	A
30	C	74	A	118	B
31	C	75	D	119	C
32	A	76	C	120	E
33	D	77	A	121	D
34	B	78	D	122	A
35	C	79	C	123	D
36	B	80	D	124	C
37	D	81	A	125	C
38	C	82	C	126	B
39	C	83	E	127	E
40	A	84	B	128	A
41	A	85	B	129	D
42	A	86	E	130	B
43	A	87	C	131	E
44	A	88	B	132	C

Antwortenschlüssel zu den Fragen des IMPP

133	D	165	E	197	B
134	B	166	C	198	E
135	B	167	E	199	B
136	A	168	A	200	C
137	E	169	D	201	A
138	A	170	D	202	B
139	B	171	D	203	E
140	C	172	D	204	B
141	C	173	A	205	D
142	B	174	C	206	D
143	E	175	E	207	B
144	A	176	A	208	C
145	C	177	A	209	D
146	A	178	E	210	A
147	A	179	D	211	D
148	A	180	D	212	D
149	B	181	C	213	A
150	C	182	B	214	D
151	B	183	C	215	D
152	C	184	A	216	D
153	A	185	B	217	A
154	E	186	C	218	A
155	E	187	D	219	A
156	E	188	B	220	E
157	A	189	D	221	B
158	C	190	E	222	C
159	C	191	D	223	B
160	D	192	A	224	A
161	D	193	E	225	D
162	C	194	C	226	E
163	A	195	D	227	D
164	E	196	A	228	B

Unfallchirurgie

Von C. Burri, H. Beck, H. Ecke,
K. H. Jungbluth, E. H. Kuner,
A. Pannike, K. P. Schmit-Neuerburg,
L. Schweiberer, C. H. Schweikert,
W. Spier, H. Tscherne
Unter Mitarbeit von E. Diezemann,
J. Kilian, L. Kinzl, H. H. Pässler,
A. Rüter, D. Wolter
3., überarbeitete und erweiterte
Auflage. 1982. 228 Abbildungen,
11 Tabellen. XX, 398 Seiten
(Heidelberger Taschenbücher,
Band 145)
DM 36,-. ISBN 3-540-11027-5

Aus den Besprechungen:
„Eine ganze Reihe erfahrener Unfallchirurgen arbeiteten mit, um den Studenten ein Buch zur Verfügung zu stellen, das eine rasche Orientierung über fast alle Fragen der Traumatologie ermöglicht. Man kann den Autoren gratulieren, daß sie in so knapper Form Auskunft über diese moderne und wichtige Disziplin gaben. Bei aller Knappheit liest sich der Text ausgezeichnet. Die wichtigsten Faktoren sind berücksichtigt und die schematischen Zeichnungen hervorragend und für eine rasche Orientierung bestens geeignet. Mit diesem Band ist eine große Lücke unseres Schrifttums gefüllt."
*Archiv für Orthopädie
und Unfallchirurgie*

L. Leger, M. Nagel
Chirurgische Diagnostik
Krankheitslehre und Untersuchungstechnik

Mit einer Einleitung von
L. F. Hollender und einem Vorwort
von F. Kümmerle
Unter Mitarbeit von E. Stahl
Übersetzung des aus der französischen
Ausgabe verwendeten Textes von
U. Nagel
3., überarbeitete und erweiterte
Auflage. 1978. 644 Abbildungen,
XXV, 400 Seiten
DM 68,-. ISBN 3-540-08896-2

Aus den Besprechungen:
„Dieses Buch ist kein Ersatz für Lehrbücher der allgemeinen und speziellen Chirurgie, aber eine wertvolle Ergänzung, da es fachübergreifend (Chirurgie, Urologie, Orthopädie) Krankheiten mit chirurgischer Indikation darstellt... Eine große Zahl von Zeichnungen und Röntgenbildern erlauben es, das Wichtigste auf einen Blick zu erfassen. Als Ergänzung zu GK 3 und 4 sehr empfehlenswert."
Klinik-Info

„Zahlreiche gute Zeichnungen erlauben ein schnelles Verständnis von dem, was besonders betont zum Ausdruck gebracht werden soll. Auch finden sich gute Abbildungen und Tabellen. So erfüllt das Werk in vollem Umfang die gestellten Aufgaben und kann sehr empfohlen werden." *Folia Angiologica*

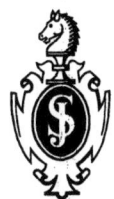

Springer-Verlag Berlin Heidelberg New York Tokyo

G. Heberer, W. Köle, H. Tscherne
Chirurgie
Lehrbuch für Studierende der Medizin und Ärzte

Mit erweitertem Hinweisindex zum neuen Gegenstandskatalog
Unter Mitarbeit zahlreicher Fachwissenschaftler
4., neu bearbeitete und erweiterte Auflage. 1983. 524 zum größten Teil farbige Abbildungen, 114 Tabellen sowie ein radiologischer Abschnitt mit 110 Abbildungen. XXXI, 811 Seiten
Gebunden DM 78,-
ISBN 3-540-11899-3

Aus den Besprechungen:
„Für die Güte des dargestellten Wissensstoffes bürgt neben den Herausgebern eine ganze Reihe international anerkannter Autoren. Mit ihrer Hilfe ist der vorliegende Überblick über den Gesamtwissensstoff der Chirurgie in so hervorragendem Maße gelungen, daß das sehr empfehlenswerte Buch wie aus einer Hand geschrieben wirkt." *Unfallchirurgie*

„Der ‚Heberer-Köle-Tscherne' gehört heute zu den Standardtexten der Chirurgie für den Studenten ebenso wie für die Weiterbildung und für die Organisation des Unterrichts."
Der Chirurg

„Man liest den straffen Text mit Vergnügen und orientiert sich bestens an den zahlreichen, ausgezeichneten schematischen Abbildungen."
Der praktische Arzt

Allgemeine und spezielle Chirurgie

Herausgeber: M. Allgöwer
Unter Mitarbeit zahlreicher Fachwissenschaftler
4., völlig neubearbeitete Auflage. 1982. 559 Abbildungen.
XXVII, 848 Seiten
DM 58,-. ISBN 3-540-11613-3

Aus den Besprechungen:
„Die Vorzüge dieses gut ausgestatteten und vorzüglich redigierten Werkes liegen in der klaren Darstellung unter Hinweglassen für den Studenten unwichtiger Einzelheiten..."
Zeitschrift für ärztliche Fortbildung

„... Wie in den früheren, ist auch in der neuen Auflage jedes Kapitel sehr übersichtlich gegliedert, und – was das Werk von jeher auszeichnete – die Pathophysiologie ist kurz, prägnant und umfassend dargestellt... Mit Hilfe dieses Buches kann der Lernende die Chirurgie und ihre Nachbargebiete in kurzer, prägnanter Form umfassend erarbeiten, und der Lehrende kann sich schnell anhand der Systematik der einzelnen Kapitel orientieren. Die vorliegende Neuauflage wird, wie die vergangenen Auflagen, ein Standardlehrbuch des chirurgischen Unterrichts bleiben."
Schweizerische Medizinische Wochenschrift

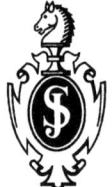

Springer-Verlag Berlin Heidelberg New York Tokyo

MIX
Papier aus verantwortungsvollen Quellen
Paper from responsible sources
FSC® C105338

If you have any concerns about our products,
you can contact us on
ProductSafety@springernature.com

In case Publisher is established outside the EU,
the EU authorized representative is:
**Springer Nature Customer Service Center GmbH
Europaplatz 3, 69115 Heidelberg, Germany**

Printed by Libri Plureos GmbH
in Hamburg, Germany